Susan Mumford

Die sanfte Heilmassage

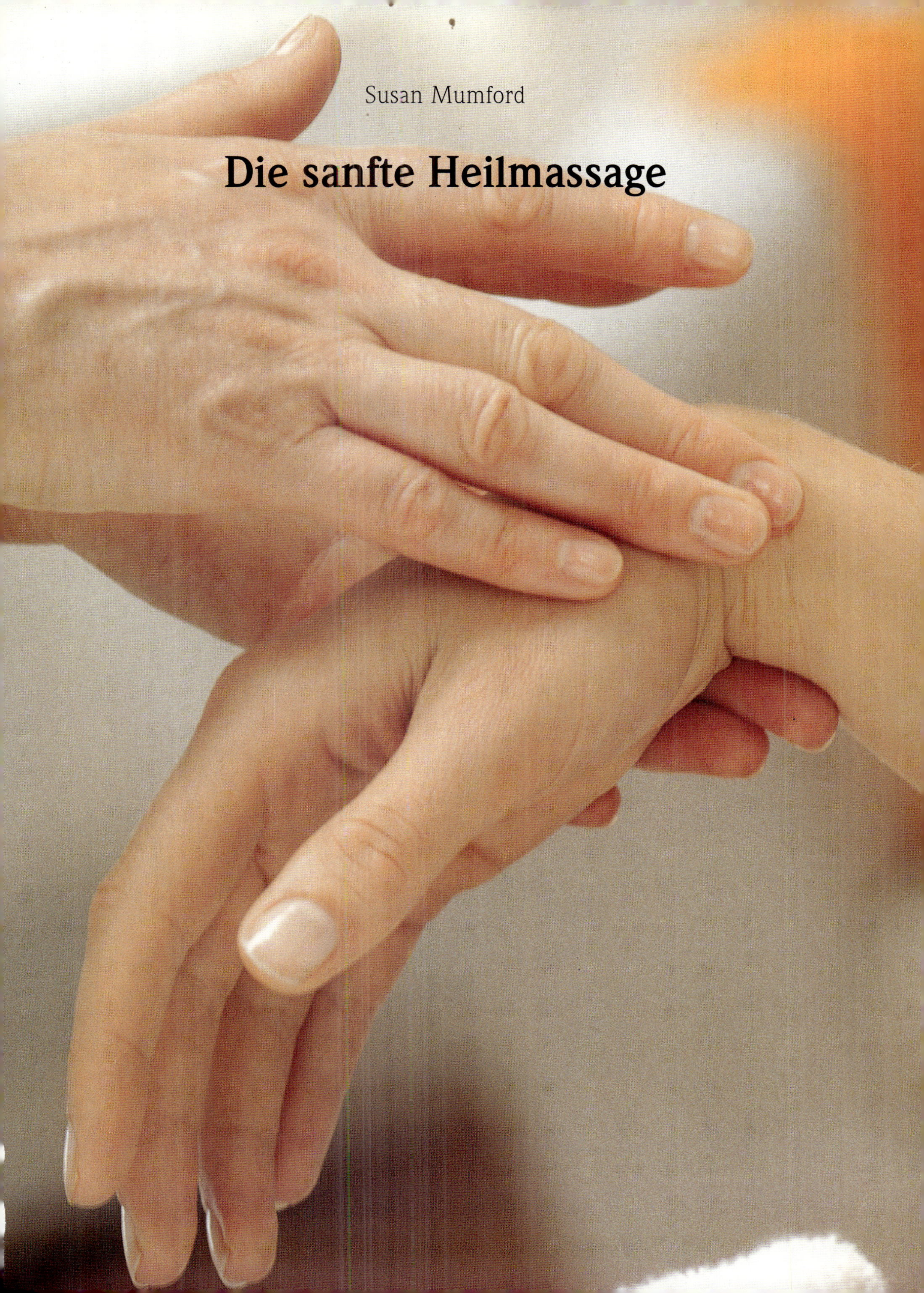

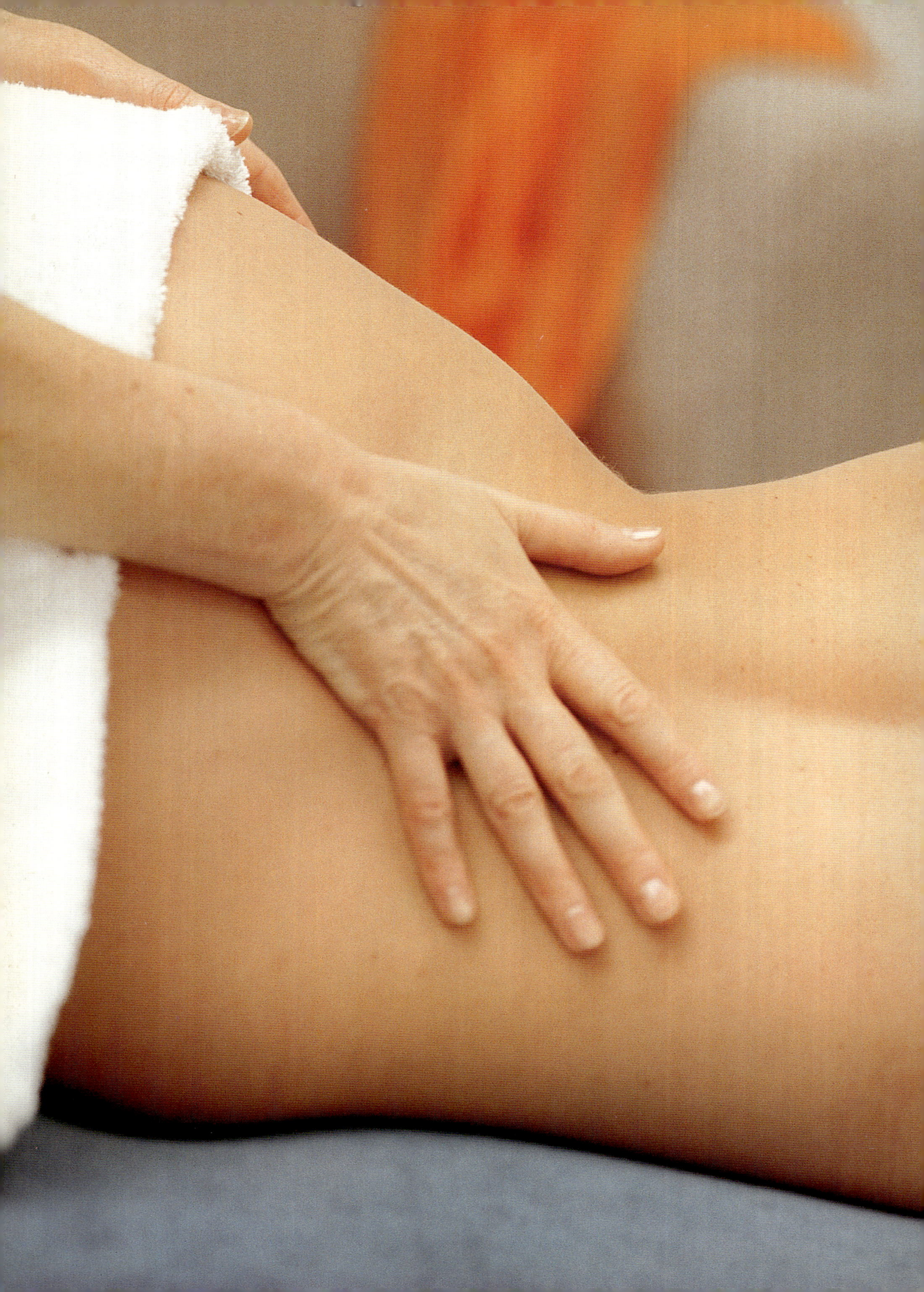

Susan Mumford

Die sanfte Heilmassage

Wohlfühlen · Entspannen · Heilen

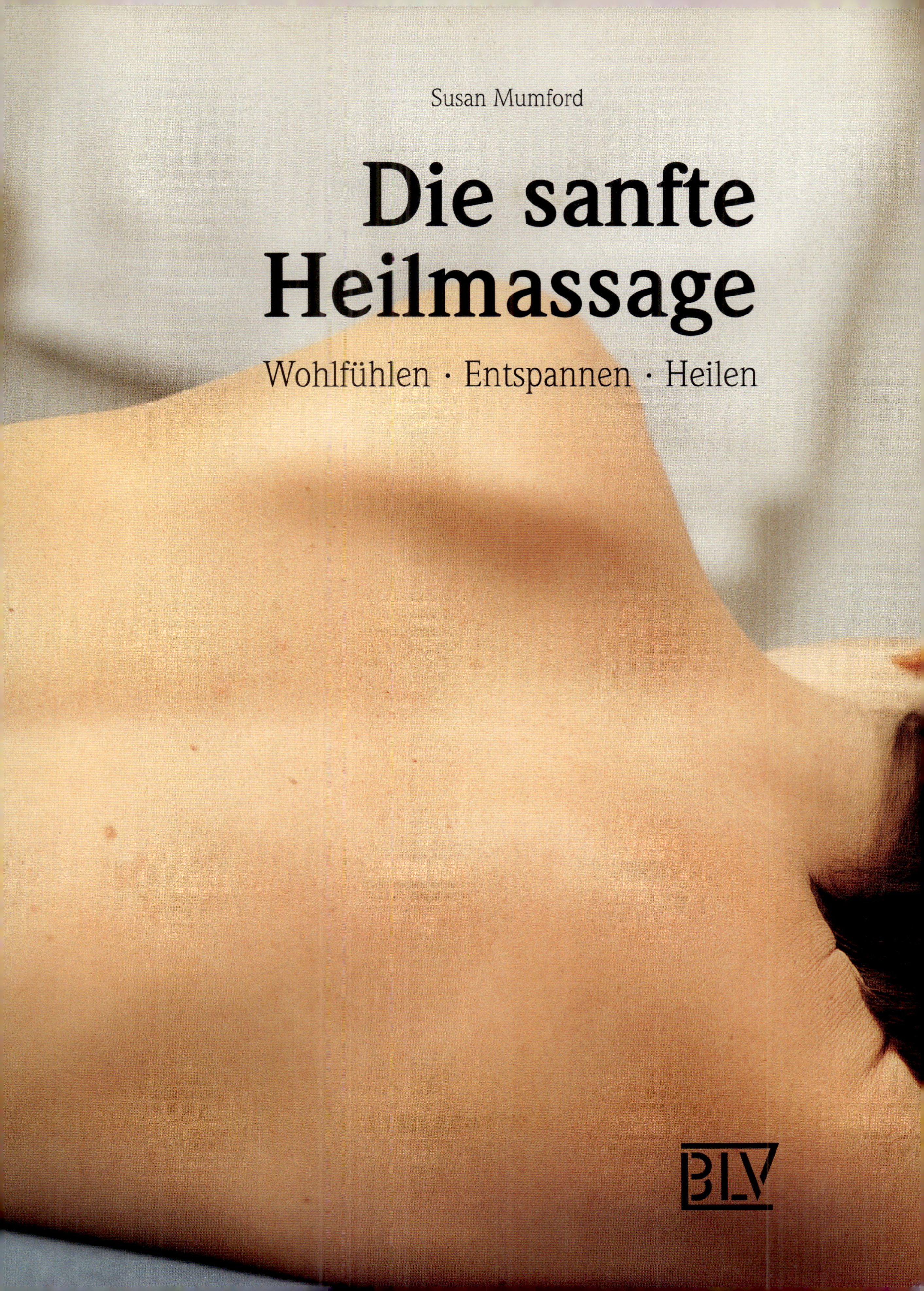

BLV

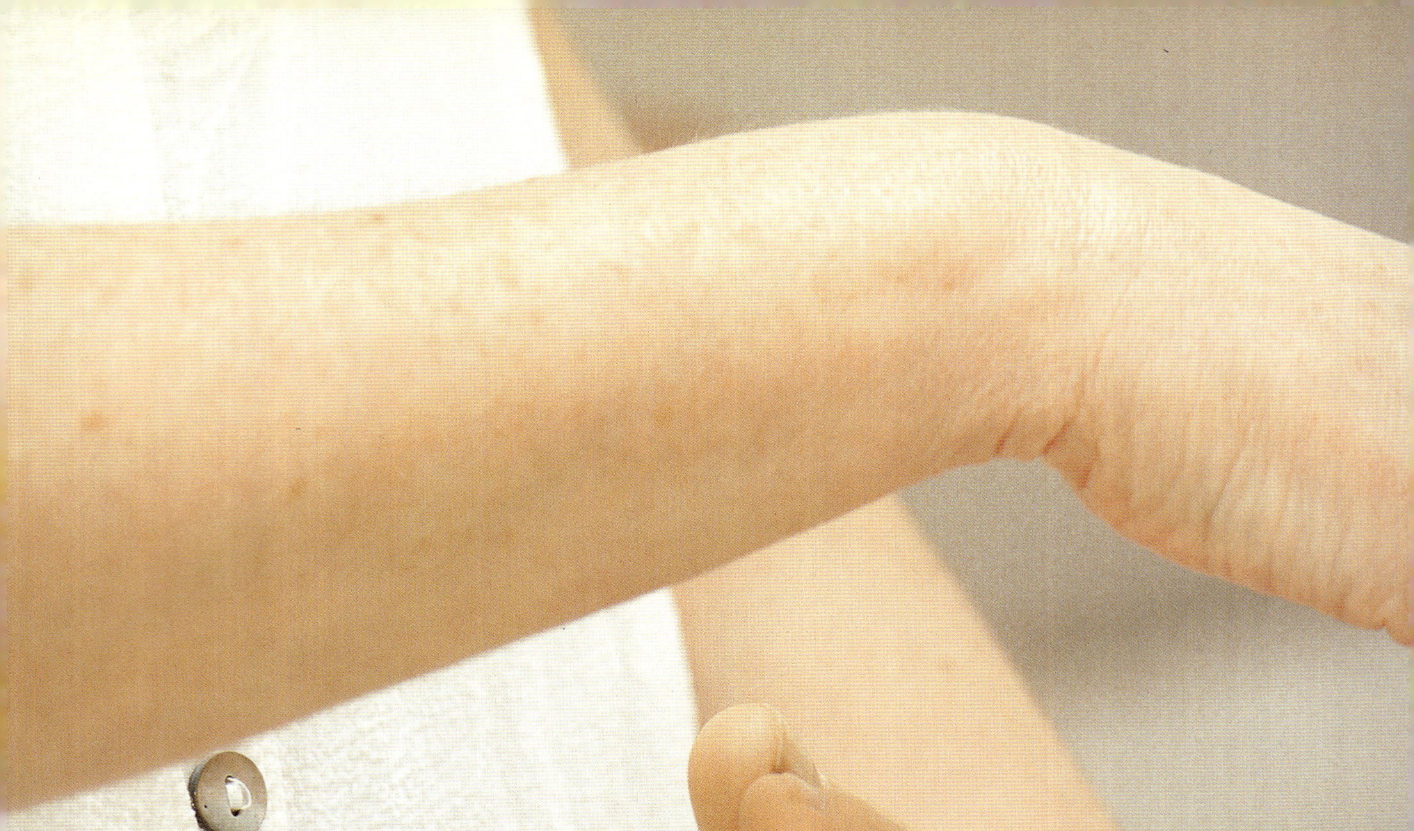

Inhalt

Hinweis: Massagen ersetzen keinesfalls eine fachkundige medizinische Behandlung. Bei Gesundheitsproblemen sollte in jedem Fall ärztlicher oder heilpraktischer Rat eingeholt werden, vor allem jedoch bei Symptomen, die unbedingt einer medizinischen Begutachtung und Diagnose bedürfen. Bei Schwangerschaft ist vor allem bei der Verwendung von ätherischen Ölen an den Druckpunkten Vorsicht geboten. Wenden Sie bei Babys und Kindern jeweils nur für wenige Minuten eine sanfte Effleurage an. Beachten Sie im übrigen den Abschnitt *Kontraindikationen* im Kapitel »Aufbau des Buches«.

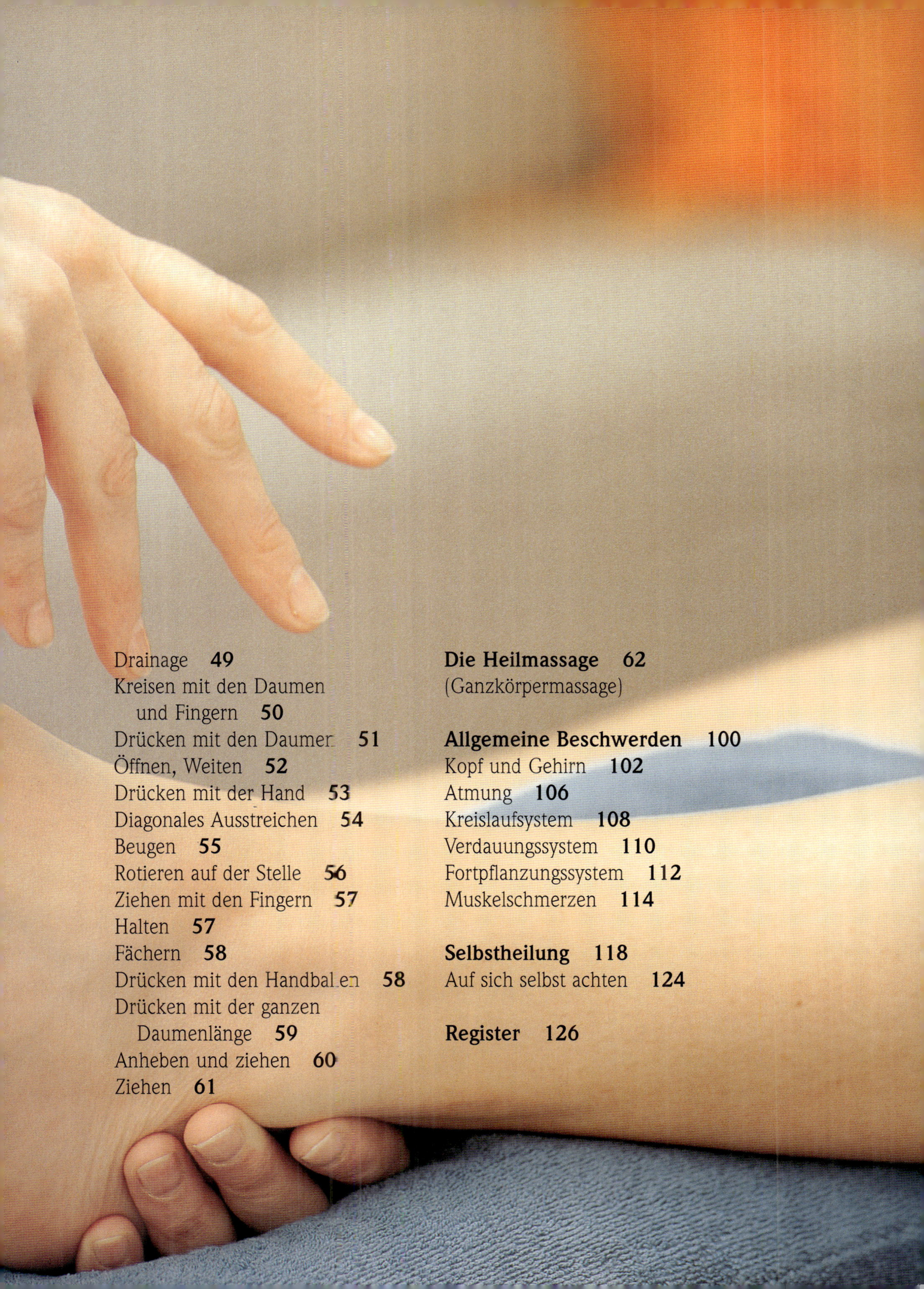

Aufbau des Buches

Die Bezeichnung »Partnerin« in diesem Buch schließt selbstverständlich männliche Personen nicht von einer Heilmassage aus.

Das Buch gliedert sich in sechs Hauptabschnitte. Die Einführung erläutert das Konzept der Energie als Heilkraft und wie sie zu allen Zeiten von den verschiedensten Kulturen zur Harmonisierung von Körper, Seele und Geist eingesetzt wurde.
Der zweite Abschnitt befaßt sich mit der Darstellung verschiedener Heiltechniken und wie wir sie anwenden können. Besonders bedeutsam ist dabei das Erfühlen.

DAS SKELETT

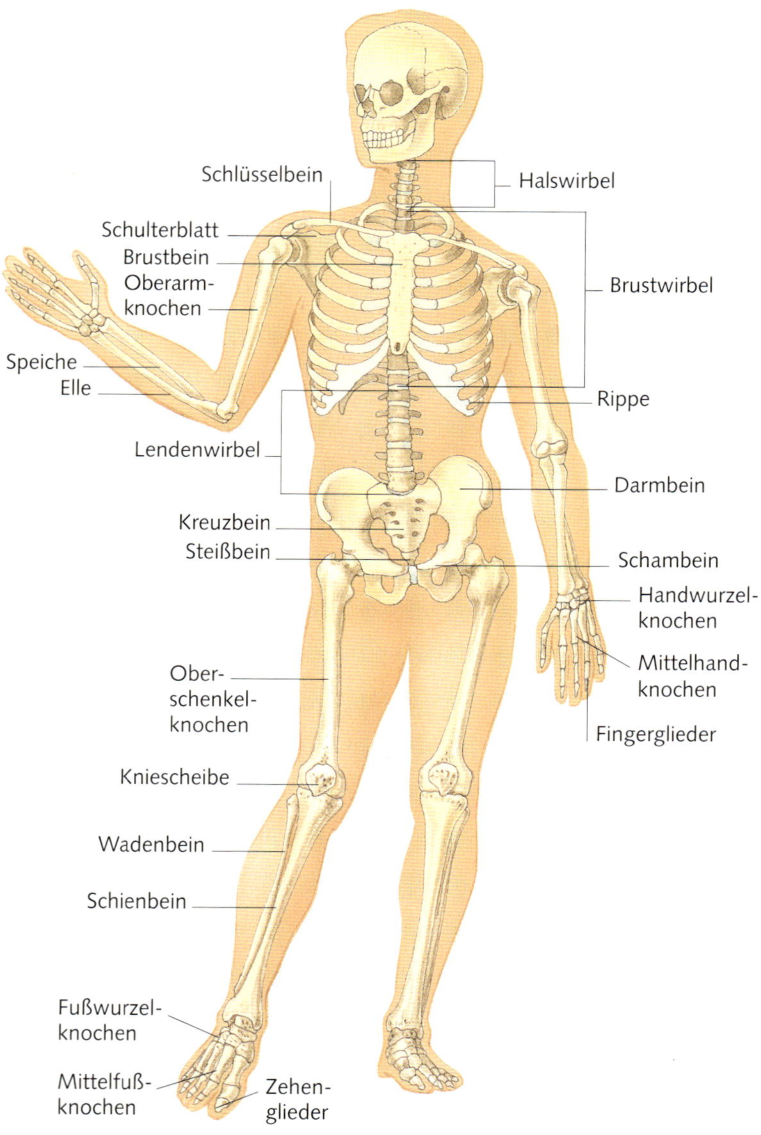

Der dritte Abschnitt betrifft die Massagetechniken mit den Schritt-für-Schritt-Anleitungen der jeweiligen Streichungen und Druckanwendungen. Die im zweiten und diesem dritten Abschnitt aufgezeigten Griffe sollten in Verbindung mit dem vierten Abschnitt (Heilmassage) angewendet werden, bei dem es um eine Massage des gesamten Körpers geht. Diese Art der Massage dient dem Loslassen, der Entspannung und einer Wiederherstellung des inneren Gleichgewichts. Im vierten Abschnitt werden erstmals Leitlinien gegeben, das heißt, gestrichelte Linien verdeutlichen die Richtung, auf die sich die behandelnde Person konzentrieren soll. Die durchgezogenen Linien geben die Richtung an, in der die Massage dann erfolgt. Der fünfte Abschnitt (Allgemeine Beschwerden) beschäftigt sich mit der Behandlung verschiedener allgemeiner Leiden, wie Kopfschmerzen, Menstruationsbeschwerden, Gelenk- und Muskelleiden sowie Kreislauf-, Atemwegs- und Verdauungsprobleme. In diesem Abschnitt gibt es ebenfalls präzise Anleitungen für eine Massage der jeweiligen Körperbereiche. Der letzte Abschnitt zeigt, wie man sich als Behandlerin selbst helfen kann. Nur allzu oft konzentrieren wir uns zu sehr auf andere und vernachlässigen dabei unsere eigenen Bedürfnisse. Auch wenn Sie zur Ausübung der Massage keine medizinischen Qualifikationen benötigen und es die Sensibilität Ihrer Hände ist, die Ihre Streichungen leitet, so erweisen sich Grundkenntnisse der Skelettstruktur und -muskulatur als durchaus hilfreich. Hier und auf der nächsten Seite erläutern Abbildungen das menschliche Skelett und seine Muskulatur. Beim Massieren sind die Rückenmuskeln besonders bedeutsam. Der Trapezmuskel (»Kapuzenmuskel«) im oberen Rückenbereich – die Muskeln beider Seiten bilden zwischen den Schultern ein Trapez – erfordert meist ganz besondere Beachtung. Wichtig sind auch die Wirbel des Halses, des oberen Rückens und des Kreuzbeins sowie die Bewegungsabfolge der Gelenke.

Kontraindikationen

Wenn Sie massieren:

- Schwangere dürfen nur mit leichtem Druck massiert werden. Den Bauch während der ersten vier Schwangerschaftsmonate nicht massieren.
- Bei Babys und Kindern nur sanfte Effleurage anwenden.
- Weder Krampfadern, Schnitte, frische Wunden, Narbengewebe noch Schwellungen, Tumore, Hautausschläge oder infizierte Bereiche massieren.
- Bei Herzkrankheiten nur nach ärztlicher Absprache massieren.
- Treten während der Massage Schmerzen auf, ist medizinischer Rat einzuholen.

Wenn Sie massiert werden:

- Teilen Sie mit, wenn Sie schwanger sind.
- Zwei Stunden vor der Massage keine große Mahlzeit mehr.
- Sechs Stunden vor und nach der Massage keinen Alkohol.

Diese Techniken dienen als Leitfaden und ersetzen keinesfalls eine entsprechende Ausbildung oder medizinische Unterstützung.

Massagetips

Vorbereitung:

- Der Massageraum sollte warm und entspannend sein.
- Auf einer festen, bequemen Unterlage massieren.
- Schmuck ablegen und auf kurze Fingernägel achten.
- Beachten Sie bei der Ganzkörper-Heilmassage den Abschnitt über die Massagetechniken.
- Vor und nach jeder Massage die Hände waschen.
- Erproben Sie die Heil- und Massagetechniken erst an sich selbst, bevor Sie damit andere behandeln.

Massage:

- Veranschlagen Sie etwa 45 bis 60 Minuten pro Sitzung.
- Verwenden Sie einige Tropfen Traubenkern- oder süßes Mandelöl.
- Führen Sie jeden Massagegriff mehrmals aus, bis Sie neue Anweisungen erhalten.

Nach der Massage:

- Führen Sie die Reinigungsmethoden (Seite 124) durch.
- Behandeln Sie jegliche Vertraulichkeit respektvoll.

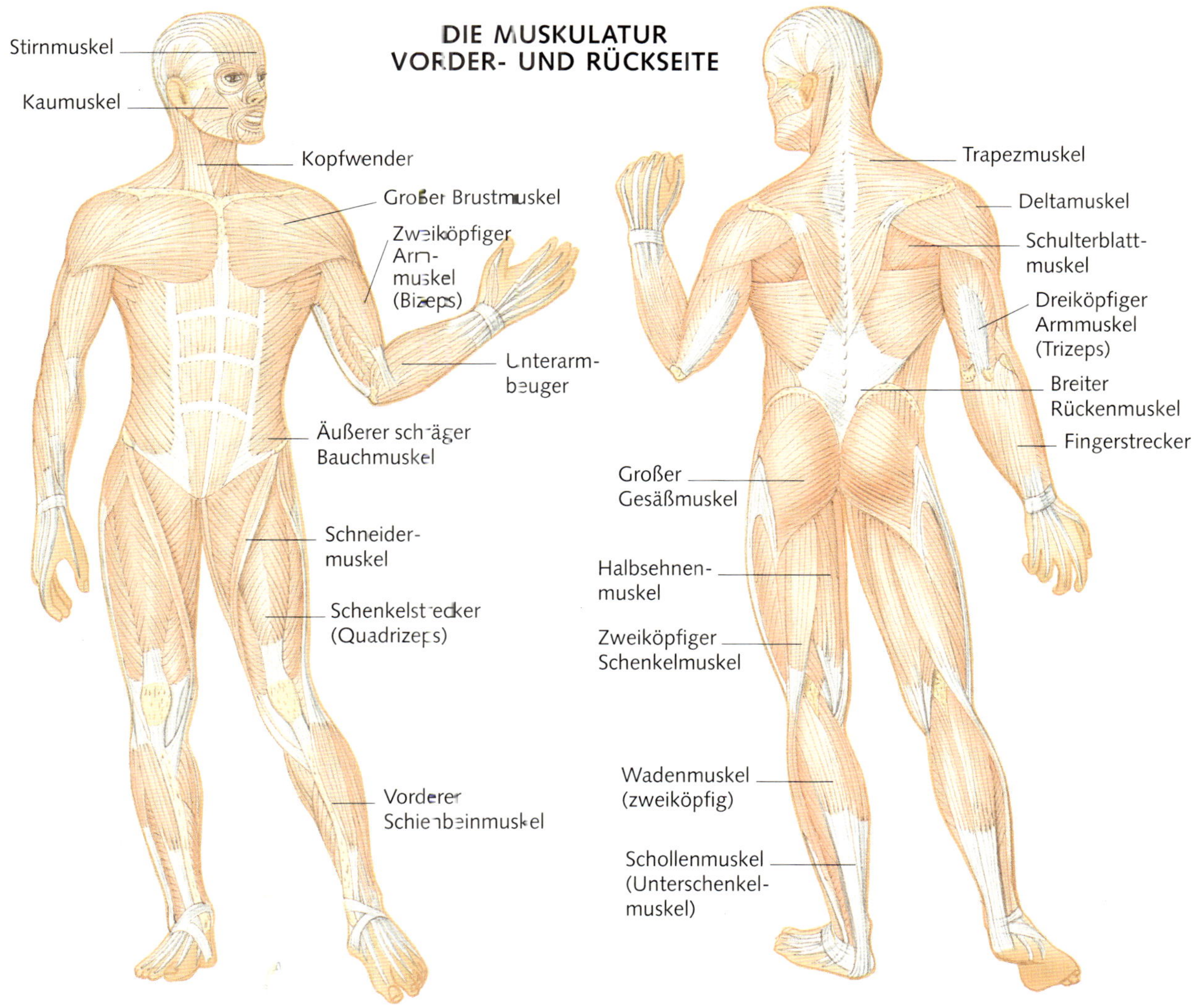

Einführung

Schon immer strahlt die Welt des Heilens eine gewisse Faszinination aus. Wenn Heilung geschieht, wissen wir um sie, ohne sie aber oftmals beschreiben zu können. Wir suchen eine dafür qualifizierte Person auf – denn wir wollen etwas ändern, und echte Heilung bewirkt Veränderung. Dazu bedarf es keiner speziellen Glaubensvorstellungen, auch wenn Qualitäten wie Liebe und Mitgefühl wesentliche Elemente sind. Die Welt des Heilens impliziert die Arbeit mit dem geistigen Prinzip; und dieses berührt einen Teil von uns, der nicht unbedingt als Energie definiert wird. Beim Heilen geht es – so seltsam dies auch erscheinen mag – im Grunde um das Engagement und die Übernahme von Verantwortung: für sich und für andere.

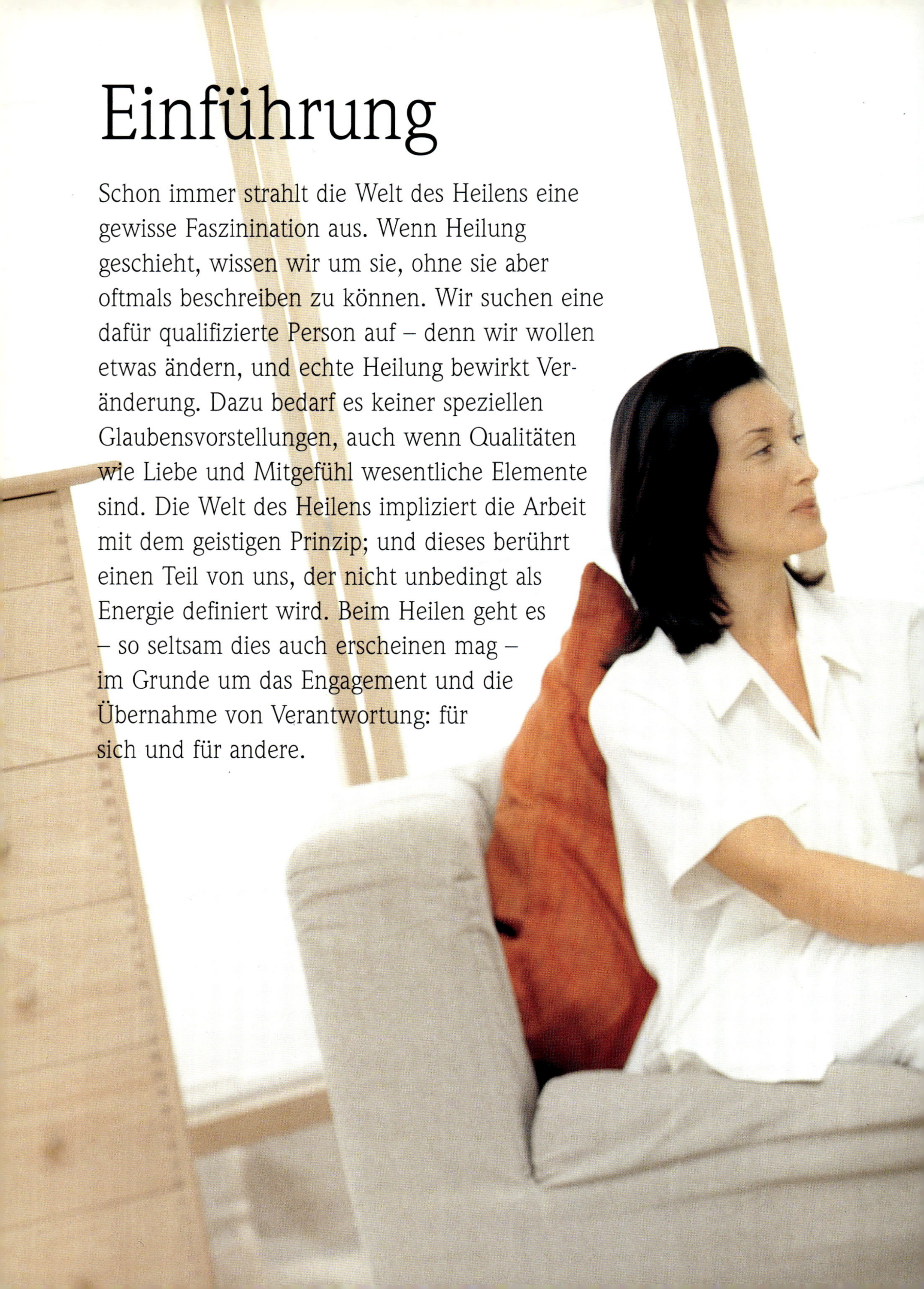

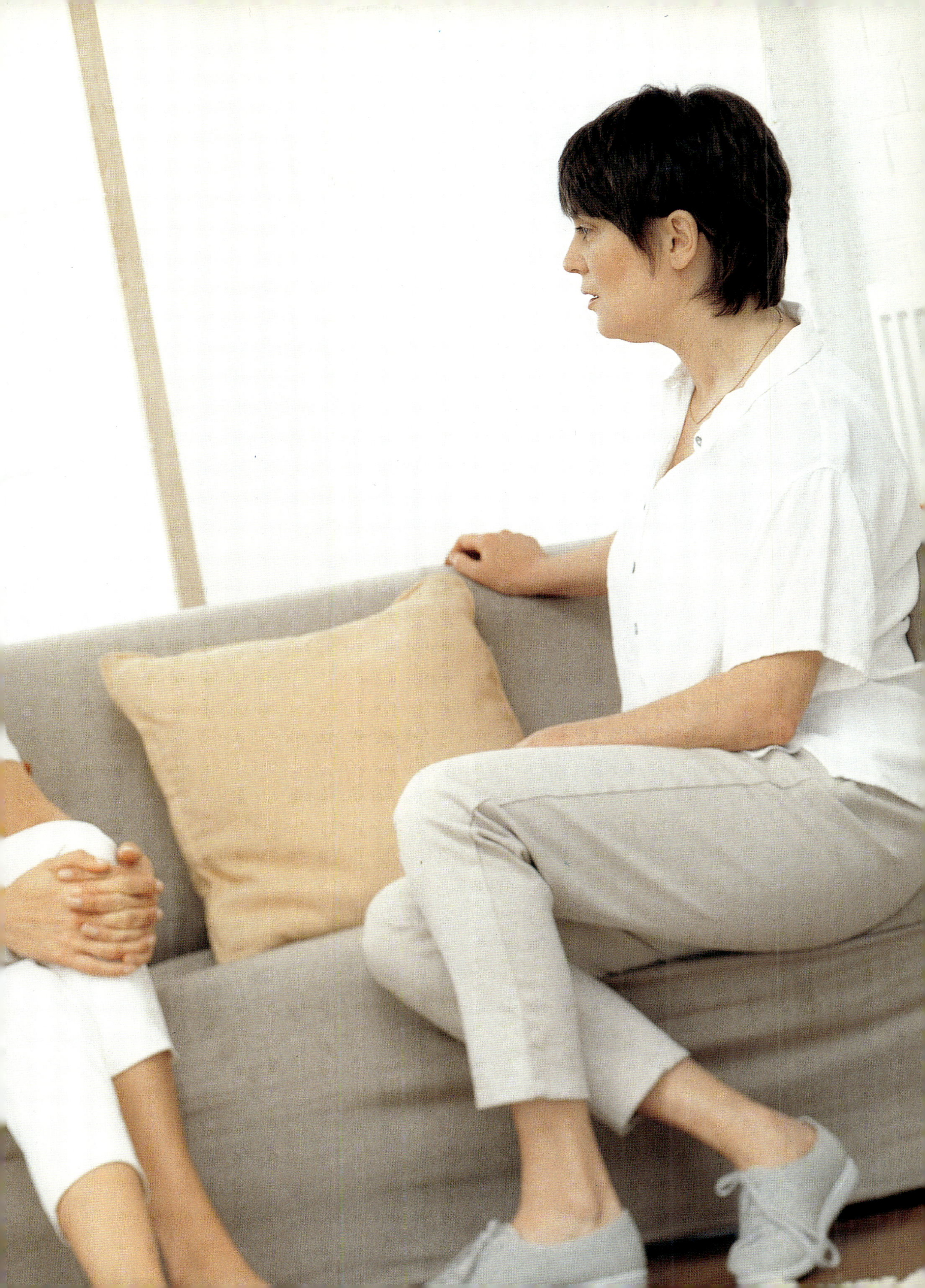

Was ist Heilung?

Laut Wörterbuch ist Heilung die Wiederherstellung von Gesundheit oder die Behandlung von Krankheit. Der Heilungsprozeß kann durch eine Vielfalt von Methoden in Gang gesetzt werden, z. B. durch konventionelle Medizin, Pflanzenheilmittel, körperliche und mentale Therapien, Ruhe, Ernährung, neue Interessen, Beziehungen und Liebe. Jede dieser Methoden kann uns harmonisieren und damit zu Gesundheit verhelfen.

Krankheit entsteht, wenn die verschiedenen Aspekte unseres Wesens nicht in Harmonie sind und unser Körper nicht genügend Energie erhält. Um gesund zu sein, müssen wir uns in einem ausgeglichenen Zustand befinden. Werden emotionale oder spirituelle Aspekte vernachlässigt, kann dies genauso zu Krankheit führen wie die Vernachlässigung körperlicher Bedürfnisse.

Andererseits gehören Leid, Krankheit und Tod zum Leben. Es gibt Menschen, die in der Krankheit eine Chance zur Bewältigung früherer Konflikte sehen, so daß sie sich weiterentwickeln können. Es mutet schon seltsam an, daß gerade Krankheit Veränderungen herbeiführen soll. Aber sie ist eine Zeit des Übergangs und der Besinnung. Krankheit lenkt die Aufmerksamkeit ganz auf sich selbst, sie beschleunigt die Krise und führt zu einer Neubewertung unserer selbst. Manche behaupten, Krankheit sei das Beste gewesen, was ihnen je widerfahren ist. Demnach ist es nicht Aufgabe der Heilerin oder des Heilers, die positiven Aspekte dieser Erfahrung zu beseitigen.

Heilung, wie sie in diesem Buch angesprochen wird, ist vielleicht die traditionellste ihrer Art – die Herstellung von Gesundheit in nichtinvasiver Weise. Meist wird diese Form der Heilung durch die Hände gegeben: Sie werden behutsam auf den Körper gelegt oder in geringem Abstand zu ihm gehalten. Die empfangende Person kann eine Reihe von Empfindungen haben – von einem leichten Prickeln, Strömen oder Wellenbewegungen bis hin zum angenehmen Gefühl der Entspannung und des Wohlbefindens. Das Ziel der Heilung ist die Veränderung. Körper und physische Krankheit stehen mit der Seele, den Gefühlen, der Energie und dem Geist in regem Austausch. Die Heilerin sendet der empfangenden Person Energien – vergleichbar dem Aufladen einer Batterie. Mit Hilfe ihrer Sensibilität wird die Heilerin oder der Heiler einen Eindruck vom Zustand der anderen Person erhalten. Anscheinend füllt die empfangende Person ihre Energiereserven auf und kann sich dann selbst heilen; das heißt, die Heilerin löst den Heilungsprozeß lediglich aus, sie initiiert sozusagen die Selbstheilung.

Da es sich hierbei um keine intellektuellen Abläufe handelt, ist der Vorgang schwer zu beschreiben. Die dynamische Beziehung zwischen Gebender und Nehmender ist von größter Bedeutung, denn Heilung kann nur in gegenseitigem Einvernehmen stattfinden. Es wird viel über die diversen Methoden diskutiert – letztlich ist aber keine von ihnen besser als die andere.

Viele Leute setzen Heilung mit Religion gleich, andere fühlen sich von dem Wort »spirituell« abgestoßen. Die beste Form der Heilung geschieht nicht durch die Energie der Heilerin, sondern durch eine große Energiequelle außerhalb von uns.

Was ist Energie?

Energie ist ein Begriff zur Beschreibung unseres Universums, aber auch zur Definition von Aktivität. Wir sind von Energie umgeben; sie strömt aus der Erde, ist Teil der Atmosphäre, zirkuliert in unserem Körper und umfließt uns. Letztlich besteht alles aus Energie mit eigens ausgeprägten Strukturen.

Wir stehen auch in einem ständigen Energieaustausch untereinander. Aufgrund wissenschaftlicher Forschung wissen wir heute, daß das Universum nicht aus unabhängig im Raum existierenden festen Objekten besteht, sondern vielmehr aus komplexen, sich ständig verändernden und in Wechselwirkung stehenden Strukturen. Nichts von allem Existierenden ist isoliert, sondern Teil eines großen Gesamtzusammenhanges; alles Existierende drückt sich durch seine Interaktionen mit seiner Umgebung aus.

Heute wissen wir auch, daß Masse nicht fest, sondern eine bestimmte Energieform ist. Und Energie ist dynamisch. Sie bildet ständig neue Muster und Zusammenhänge, die verschieden lange existieren. Nichts ist statisch, alles in dauernder Veränderung. Was bedeutet dies nun für unser Selbstverständnis und für die im Heilungsprozeß so wichtige Interaktion? Wir dürfen uns nicht als statisch oder voneinander getrennt betrachten. Das Problem ist aber, daß wir es tun! Wir fühlen uns entweder einsam und isoliert oder, umgekehrt, von den Menschen überrannt, so daß wir uns sehnlichst wünschen, allein zu sein. So sehr wir uns darum bemühen, wir bleiben dennoch Teil eines Ganzen. Energie ist unserem Wesen immanent, auch wenn wir uns dessen nicht direkt bewußt sind.

Die Wissenschaft weist nach, daß Heilen – also die Arbeit mit Energie – zumindest möglich ist, so daß das Konzept der Heilenergie allmählich mehr Akzeptanz findet. Die Kirlianfotografie macht einen feinstofflichen Körper bzw. das den Körper umgebende Bioplasma sichtbar und versetzt uns so in die Lage, Energie zu sehen. Auch im Verlauf von Heilungen wurden Fotoaufnahmen gemacht, um die Energieabgabe und einen Teil der sich vollziehenden Veränderungen aufzuzeigen.

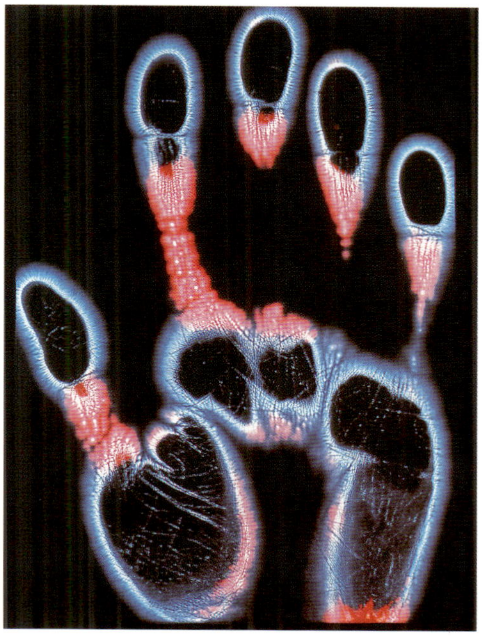

Kirlianfotografie einer Hand: Fotografisches Abbild, das aufgrund der hohen energetischen Wechselwirkung zwischen einer Person und einem äußeren elektrischen Feld zustande kommt.

Das Wort Energie hat für viele Menschen recht unterschiedliche Bedeutungen. So wird es oft benutzt, um Durchhaltevermögen und Vitalität auszudrücken oder auch ein unerklärbares Gefühl; oder um das Charisma einer Persönlichkeit zu umschreiben. Die Definition des Wortes beschränkt sich auf unseren Erfahrungsschatz und auf die Tatsache, daß wir etwas Unbeschreibliches zu beschreiben versuchen!

In diesem Buch steht das Wort »Energie« für die Energie, die uns umgibt und unseren Körper durchfließt. Östliche Glaubens- und Heilssysteme haben dafür die Bezeichnung *prana* oder *chi*, die also die gleiche Energie beschreibt, wie Heiler sie nutzen, um Veränderungen zu bewirken.

Energiefelder

Wir alle sind von unseren eigenen Energiefeldern umgeben, der sogenannten Aura. Diese Felder sind durchaus fühlbar, auch wenn wir uns ihrer ansonsten nicht bewußt sind. Manche Menschen können sie sogar sehen. Sie können die Farben der Energiefelder wahrnehmen und dementsprechend z. B. Kummer und Krankheit bei Menschen diagnostizieren, ohne sie zu berühren. Die Energien dieser Felder stehen untereinander, aber auch mit den Energiefeldern anderer Personen und dem gesamten Umfeld in ständiger Wechselwirkung.

Vier Felder (oder Schichten) lassen sich unterscheiden, die eine Person in gerundeter, fast eiförmiger Art umgeben. Das körpernächste Feld wird als das ätherische oder vitale Energiefeld bezeichnet. Sie können es oft spüren, wenn Sie die Hand etwa 1–5 cm von Ihrem Arm entfernt halten, oder auch sehen, wenn Sie eine Person mit halbgeschlossenen Augen anblicken. Dieses Feld ist eng mit dem physischen Körper verbunden; bei der Heilmassage arbeiten wir mit ihm. Das ätherische Feld besteht aus einer komplexen Struktur von Energielinien, die mit jeder Körperzelle verbunden sind und dem Austausch und der Aufnahme von Energie dienen.

Danach folgen das emotionale und das mentale Feld, die oft miteinander verbunden und als Astralfeld bekannt sind. Das emotionale Feld dehnt sich bis zu 1¼ m um unseren Körper aus und beherbergt die Stimmungen und Gefühle, die die Struktur des Feldes ständig verändern. Das mentale Feld betrifft den Intellekt und das rationale Denken und wird von der Gefühlsebene beeinflußt. Gedanken und Vorstellungen sind mit diesem Feld verbunden und können oft über große Entfernungen gelenkt oder projiziert werden.

Das vierte, sogenannte kausale oder spirituelle Feld ist mit dem universellen Ganzen verbunden. Von hier stammen Weisheit, Mitgefühl und Intuition.

Jedes dieser vier Felder befindet sich in ständiger Veränderung und Wechselwirkung. Ein gestörtes Gleichgewicht kann das vitale Energiefeld durchdringen und sich als Krankheit manifestieren.

DIE AURA

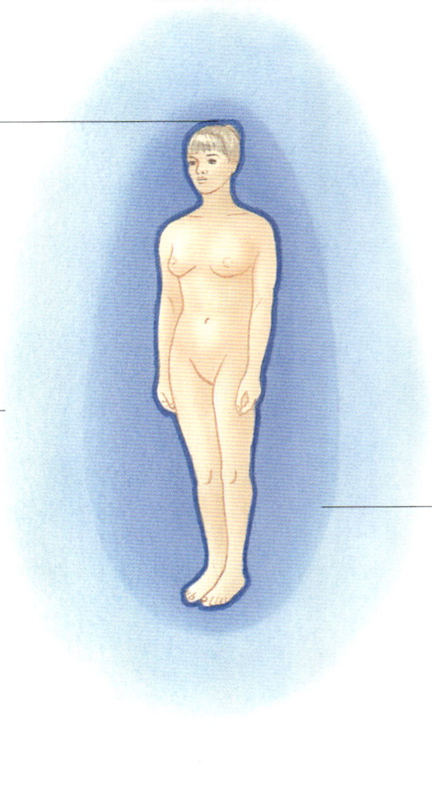

Das ätherische oder vitale Energiefeld ist dem physischen Körper am nächsten und umstrahlt ihn als etwa 5 cm breite Hülle.

Das kausale oder spirituelle Feld ist mit dem universellen Ganzen verbunden und kann sich bis ins Unendliche ausdehnen.

Das Astralfeld umfaßt das emotionale Feld, das sich bis zu 1¼ m um den Körper ausdehnt, und das mentale Feld, das über große Entfernungen gelenkt oder projiziert werden kann.

Energiezentren

DIE CHAKREN

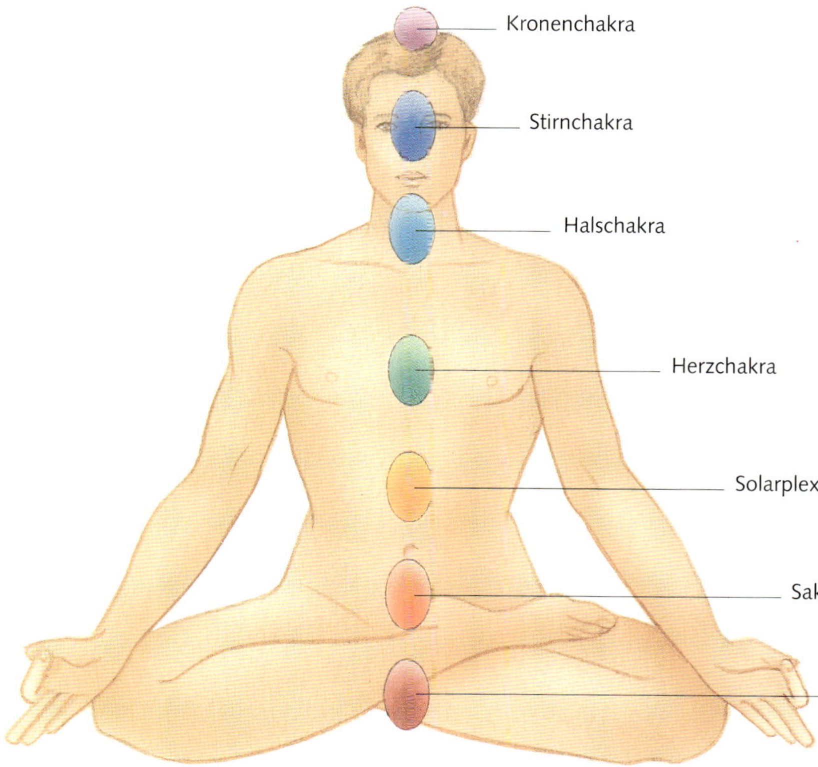

Die Chakren liegen an Stellen, wo sich die gebündelten Energielinien des vitalen Energiefeldes kreuzen. Das Wort »Chakra« stammt aus dem Sanskrit und heißt »Rad«. In bezug auf den physischen Körper gibt es sieben Hauptchakren oder Energiezentren. Sie werden als rasch kreisende Wirbel beschrieben, die für den Energieaustausch innerhalb des Körpers sowie zwischen dem Körper und den feinstofflichen Energiefeldern sorgen. Jedes dieser Hauptchakren steht in Verbindung mit dem Nervensystem und befindet sich im Bereich von Nervenganglien oder -geflechten. Die Chakren sind ebenfalls eng mit dem endokrinen System verbunden, das heißt, jedes Chakra steht in Wechselwirkung mit einer bestimmten Hormondrüse. Die sieben Hauptchakren liegen entlang der Wirbelsäule und können sowohl auf der Körpervorder- als auch -rückseite wahrgenommen werden. Sie wirken wie Energietransformatoren, die den Körper mit Energie versorgen. Die Energie fließt in Bahnen durch den Körper, in dem sich weitere, kleine Energiezentren, die Nebenchakren, befinden, z. B. in den Händen. Jedes Chakra ist mit einem bestimmten Körperbereich verbunden und wirkt auf die dort befindlichen Organe. Außerdem steht jedes Chakra mit einer Farbe und bestimmten emotionalen und psychischen Eigenschaften in Verbindung. Viele fernöstliche, aber auch westliche Traditionen verfügen über Modelle für solche menschliche Energiemuster, wobei es jedoch kleine Unterschiede gibt, die oft Verwirrung stiften. Jedes Buch, das Sie zu Rate ziehen, wird etwas anders ausfallen. Doch

Energiezentren (Fortsetzung)

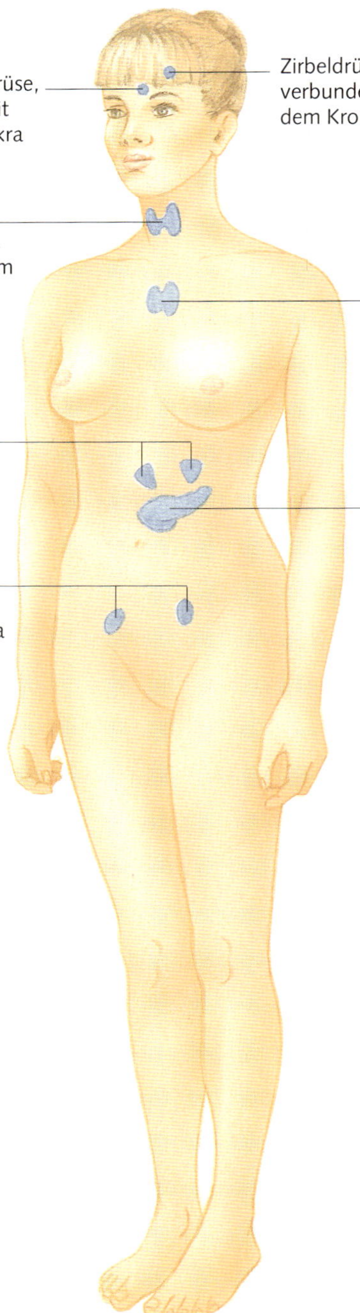

haben sie letztlich nur Modellcharakter und dienen lediglich der Information und Empfehlung. Sobald Sie sich in die Natur des Heilens vertiefen und auch praktische Erfahrungen sammeln, werden Sie mehr an Einsicht und Verstehen gewinnen.

Das erste Chakra, das Wurzel- oder Basischakra, gehört zum Bereich der Keimdrüsen und Eierstöcke. Seine Farbe ist Rot; es wird mit kreativer Energie assoziiert. Am Steißbein gelegen, steuert es das Fortpflanzungssystem und die Wirbelsäule. Hier ist die Verbindung zu rein körperlichen Aspekten am ausgeprägtesten – sexuell-dynamische Energie, Fortbestand und Erdung. Dieses Chakra ist unsere Basis bzw. Kraftzentrale; es beeinflußt die Ausgeglichenheit der übrigen Chakren.

Das zweite Chakra befindet sich im Bauchbereich, wo es die Nebennieren steuert. Es steht im Zusammenhang mit Becken, Bauch und Lendenwirbelsäule, reguliert jedoch auch Blase, Nieren (die oft als Sitz der Angst gelten) und Verdauung. Manchmal wird dieses Chakra auch der Milz zugeordnet und spielt vermutlich für das Funktionieren des Immunsystems eine wichtige Rolle. Seine Farbe ist Orange; es bezieht sich auf Vitalität, Sexualität und Gleichgewicht und spielt im Yoga und in Kampfsportarten eine wichtige Rolle.

Das dritte Chakra hat seinen Sitz im Solarplexus (»Sonnengeflecht«) . Es steuert die Bauchspeicheldrüse und wird mit Magen, Leber und Milz in Verbindung gebracht. Seine Farbe ist Gelb; es steht in Zusammenhang mit Intellekt und »roher« emotionaler Energie. Hier manifestiert sich oft ein Ungleichgewicht der Gefühle, z. B. ein Zuviel in Form von Wut. Dieses Zentrum kann mit dem Ego oder Willen assoziiert werden. Gestreßte oder sensible Menschen fühlen sich hier meist verspannt.

Das Herzchakra steuert die Thymusdrüse – die für das Immunsystem so wichtige Drüse – und steht in Verbindung mit dem Herzen, Kreislauf, der Brust und dem unteren Lungenbereich. Seine Farbe ist

Grün; es wird mit Liebe, Mitgefühl und Gefühlen assoziiert. Zum Heilen benötigen wir unser Herz. Aber Vorsicht: Dieses Zentrum gerät leicht ins Ungleichgewicht oder ist schnell überlastet.
Das fünfte Chakra hat seinen Sitz im Hals und steht mit der Schilddrüse in Verbindung. Die zugeordneten Organe sind die Lungen und das Atmungssystem, der Hals und der obere Brustkorbbereich. Seine Farbe ist Blau; es bezieht sich auf Ausdrucks- und Kommunikationsfähigkeiten sowie Kreativität. Jede Beengung in diesem Bereich führt zu Halsschmerzen und steifen Schultern.
Das sechste Chakra hat seinen Sitz zwischen den Augenbrauen im Bereich des »dritten Auges«. Es steuert die Hirnanhangdrüse und ist mit der Schädelbasis und der *Medulla oblongata* (verlängertes Rückenmark) in Verbindung. Seine Farbe ist Indigo; es wird mit Weisheit, Wissen, Intuition und Einsicht assoziiert. Dieses Chakra spielt für unser Heilpotential eine wichtige Rolle und steht auch mit übersinnlichen Fähigkeiten in Verbindung. Allerdings können sich Probleme einstellen, wenn hier zuviel Energie zentriert ist, bevor noch die übrigen Energien voll entwickelt und ausgeglichen sind.
Das Kronenchakra in der Mitte des Kopfes wird der Zirbeldrüse zugeordnet und bezieht sich auf den oberen Kopfbereich und die Großhirnrinde. Seine Farbe ist Violett; es betrifft Bewußtheit, Kreativität und Spiritualität. Es repräsentiert auch unsere höchsten Bestrebungen und das Potential, uns mit allem zu verbinden.

Wichtiger Hinweis

Viele von uns wären gerne übersinnlich oder spirituell, aber die ausschließliche Konzentration darauf kann Disharmonie und Störungen zur Folge haben. Jedes einzelne Energiezentrum muß ausgeglichen sein, und wir müssen auf jeder Ebene über eine solide Basis verfügen, bevor wir darauf aufbauen können.

DIE ANATOMIE DES MENSCHEN

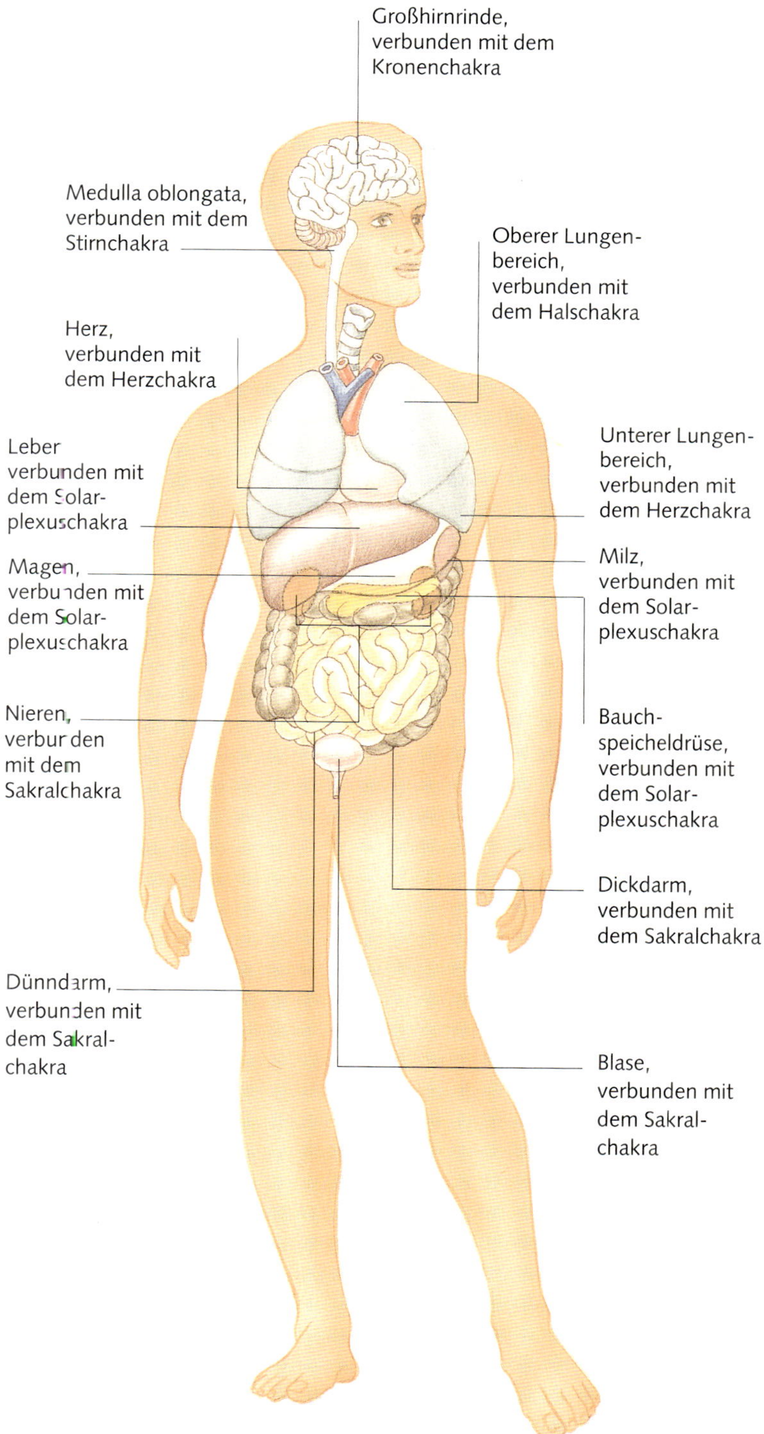

Geschichtlicher Überblick

Das Heilen ist seit alters her aufs engste mit der Geschichte der Menschheit verbunden. Alle alten Kulturen glaubten an die untrennbare Einheit von Körper, Seele und Geist sowie an die Zusammengehörigkeit von Gesundheit, Krankheit und Heilkräften. Die Eingeborenen Afrikas, Asiens, Nordamerikas und Australiens pflegen die Traditionen des Heilens wie eh und je sowie die harmonische und respektvolle Beziehung zur Natur.

Medizinmänner, Heiler, Schamanen und Priester spielten überall eine bedeutsame Rolle, da sie für die spirituelle und physische Gesundheit der Gesellschaft sorgten. Die Kulturen Indiens, Tibets und Chinas wußten um die Auswirkungen von Seele und Geist auf den physischen Körper und seine Gesundheit, und dieses Wissen schlug sich in ihren theoretischen und praktischen Lehren nieder. Die alten Praktiken des Heilens werden bis heute weitergegeben; die Heilkräfte der Gurus und Yogis sind nach wie vor legendär.

Im alten Ägypten und in Griechenland finden wir Zeugnisse von einflußreichen Menschen. Eines der ältesten Beispiele ist der im 27. Jahrhundert v. Chr. in Ägypten geborene heilkundige Priester Imhotep, der nach seinem Tod zur Gottheit erhoben wurde. In Griechenland galt Äskulap als mächtiger Heilkundiger, der, wie Imhotep, nach seinem Tod als Gott verehrt wurde und dem man Tempel errichtete. Sein Wahrzeichen – Stab und Schlange – ist noch heute das Symbol der westlichen Medizin. Pythagoras, der altgriechische Philosoph im 6. Jahrhundert v. Chr., war Arzt und Heiler, der an die Existenz der Heilkraft glaubte und den Ursprung der Gesundheit in einer harmonischen Beziehung zwischen Körper und Seele sah.

Im 5. Jahrhundert v. Chr. lebte Hippokrates, der berühmteste Arzt der Antike. Er glaubte an die Heilkräfte der Natur und trat zur Vermeidung von Krankheit für eine vernünftige Lebensweise ein. Seine Grundsätze sind im hippokratischen Eid überliefert, der bis heute als Basis der ärztlichen Ethik gilt und von den angehenden Ärzten in der westlichen Welt abgelegt wird.

Neben Jesus gehören Buddha und Mohammed zu den größten Heilern der Welt. Das Neue Testament enthält über vierzig Hinweise auf Heilungen, wobei die Heilkraft des Geistes von besonderer Bedeutung war. Auch das Alte Testament kennt Heilungen. Die Essener, eine altjüdische Sekte des 2. und 1. Jahrhunderts v. Chr., waren der Auffassung, daß ein harmonisches Leben Krankheiten heilen könne.

Um das 2. Jahrhundert n. Chr. wurde das Heilwesen zur Angelegenheit der Kirche und von Priestern durch Handauflegen und später durch Salbung oder Ölung ausgeübt. Im ausgehenden Mittelalter waren die heilerischen Praktiken innerhalb der Kirche im Schwinden. Die Behauptung, über Heilkräfte zu verfügen, war jetzt sogar Ketzerei und wurde mit dem Tode bestraft. Ende des 18. Jahrhunderts brach dann das Zeitalter der Aufklärung an, das den Naturwissenschaften absoluten Vorrang einräumte. Damit bildete sich eine mechanistische Weltanschauung heraus, die wir heute als äußerst unzureichend erkennen. So zeigt sich neuerdings ein großes Interesse an geistig-spirituellen Themen, an der Macht der Seele und einem ganzheitlichen Heil- und Lebensansatz. Die Sprechzimmer der Ärzte sind voll von Patienten, die an der modernen Krankheit »Streß« leiden. Viele von uns sehnen sich nach einer ganzheitlicheren und tiefergehenden Weltsicht. Wir möchten das Gefühl haben, daß wir für unsere eigene Gesundheit durchaus selbst Verantwortung tragen können. Dabei spielt das Heilen eine wichtige Rolle. Heilen bietet Hoffnung – denn wir können für uns selbst etwas tun. Ärztliche Diagnosen sind manchmal so definitiv, daß viele Betroffene ihren gesamten Mut verlieren. Selbst wenn eine Krankheit nicht heilbar ist, kann eine veränderte Einstellung zu ihr zumindest Erleichterung und größeren Seelenfrieden bringen.

Kranke und Leidende scharen sich zur Heilung um den berühmten Arzt Hesso von Reinach. Kolorierte deutsche Handschrift (1234–1276).

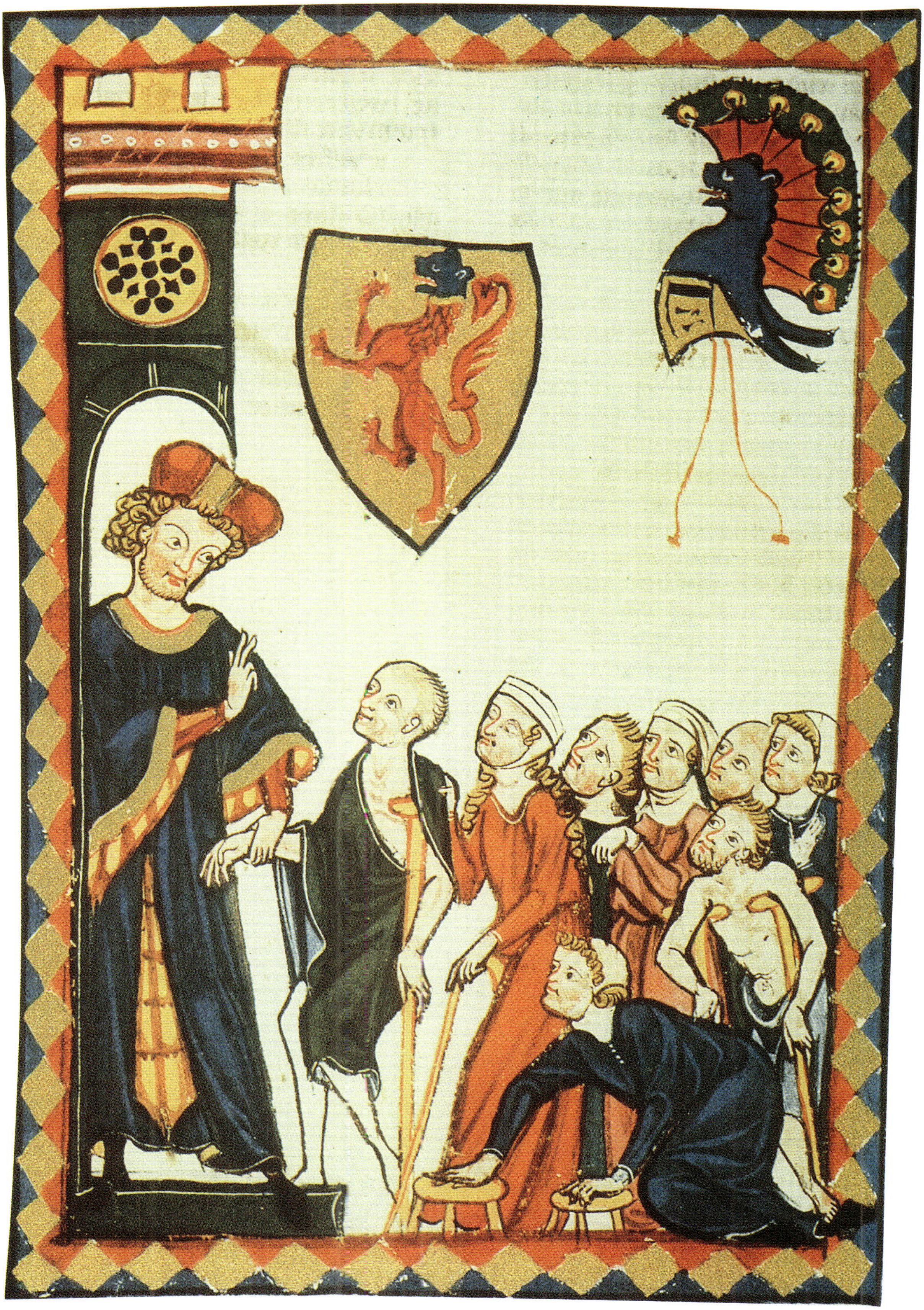

Was charakterisiert eine

Nicht die Heilerin, sondern die Heilung an sich ist vorrangig. Heilkraft fließt durch uns hindurch; und wenn Energie auch gelenkt werden kann, so bringt sie doch eine Struktur mit sich, die Heilung stattfinden läßt. Offenheit, Bereitschaft und Mitgefühl sind von höchster Bedeutung, aber auch Können, Selbstdisziplin und der Wille zum Lernen. Außerdem muß man praktisch veranlagt sein. Die größten Heiler, die ich kennenlernen durfte, standen mit beiden Füßen fest auf dem Boden. Heilen erfordert Selbsterkenntnis und persönliche Entwicklung, Stärke und den Wunsch, das Beste zu tun. Viele Menschen finden auf dem Weg ihrer spirituellen Entwicklung zu heilerischen und/oder medialen Fähigkeiten. Aber allein die Faszination für außersinnliche Phänomene hilft anderen nicht, und beim Heilen geht es um Hilfe.

Schwere Krankheiten können Angst und Panik auslösen, so daß die wichtigste Aufgabe der Heiler meist darin besteht, eine positive Einstellung zu bewirken. Langwierige Krankheiten haben ihren Preis, Negatives schleicht sich ein. Gerne würden wir alles richtig machen, die Kunst liegt in der Zuversicht, daß die eigenen Bemühungen bestmöglich helfen werden.

Können alle Menschen heilen? Sicher gibt es auch hier besonders talentierte Personen. Aber wir anderen können mit Hingabe und Geduld auch viel erreichen.

Massage ist eine Form der Heilung, die den Körper zur Selbsthilfe anregt. Neben den aufgezeigten Aspekten des Heilens übernehmen wir eine weitere Dimension und erkunden Wege, um durch mehr Sensibilität die Wirkung der Massage zu verstärken.

Bei einer Heilmassage befassen wir uns mit der gesamten Person und kümmern uns um allgemeine Beschwerden, ohne spezielle Krankheiten behandeln zu wollen. Heilmassagen helfen zu entspannen und ins Gleichgewicht zu kommen – die beste Voraussetzung für eine Heilung.

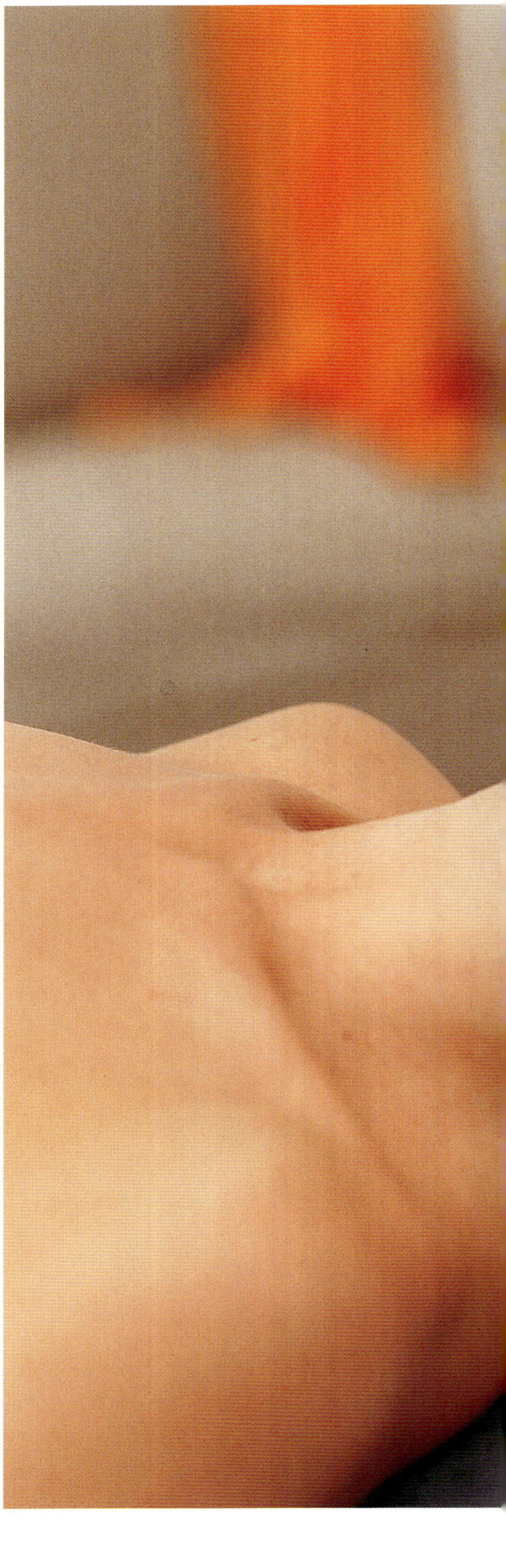

Heilerin?

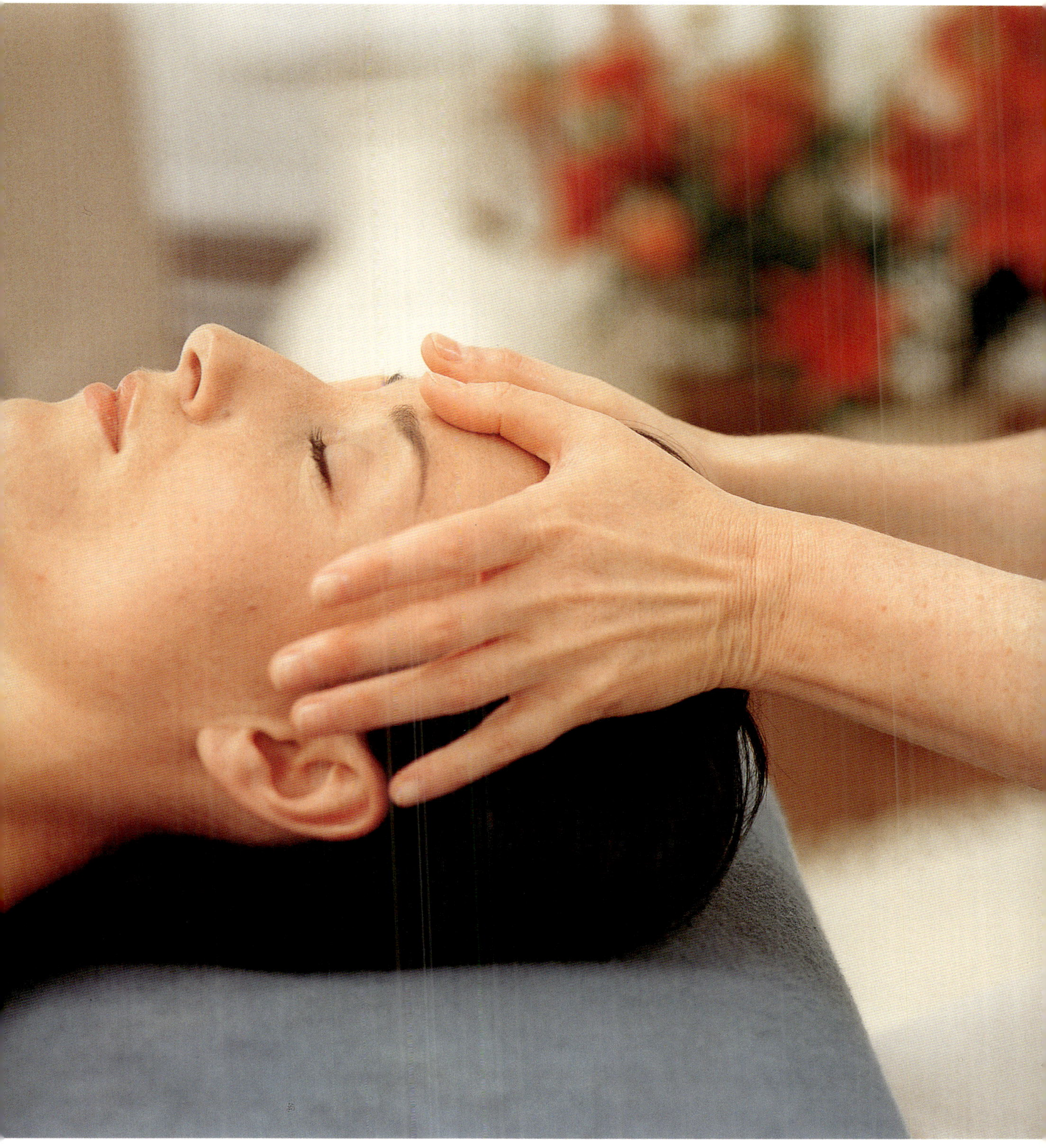

Heiltechniken

Heilen ist ein Lernprozeß. Als Neuling sollten Sie sich nicht um Ihre Technik sorgen – sie wird sich im Lauf der praktischen Erfahrung verbessern. Vertrauen Sie darauf, daß die Behandelten erhalten, was sie benötigen, und tun Sie einfach Ihr Bestes. Die befriedigendsten Ergebnisse stellen sich meist ein, wenn man die Dinge auf eine ganz natürliche Art geschehen läßt, anstatt ein bestimmtes Ergebnis zu beschwören. Achten Sie auf Ihre Wahrnehmungen, auch wenn sie unwichtig erscheinen. Auf diese Weise machen Sie eine ganzheitliche Erfahrung, was Heilmassage ist – über sich selbst, Ihre eigenen Empfindungen und die Ihrer Partnerin.

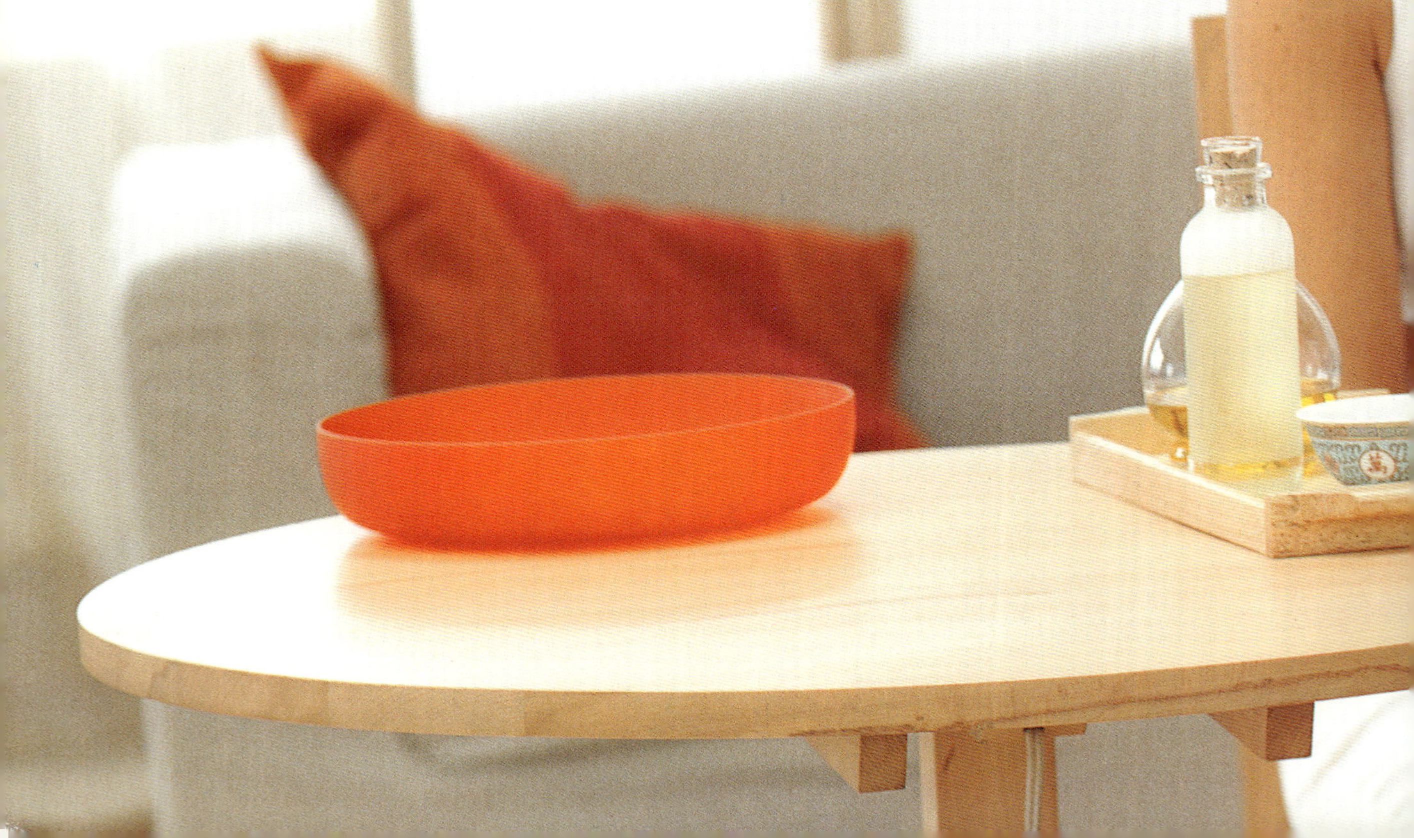

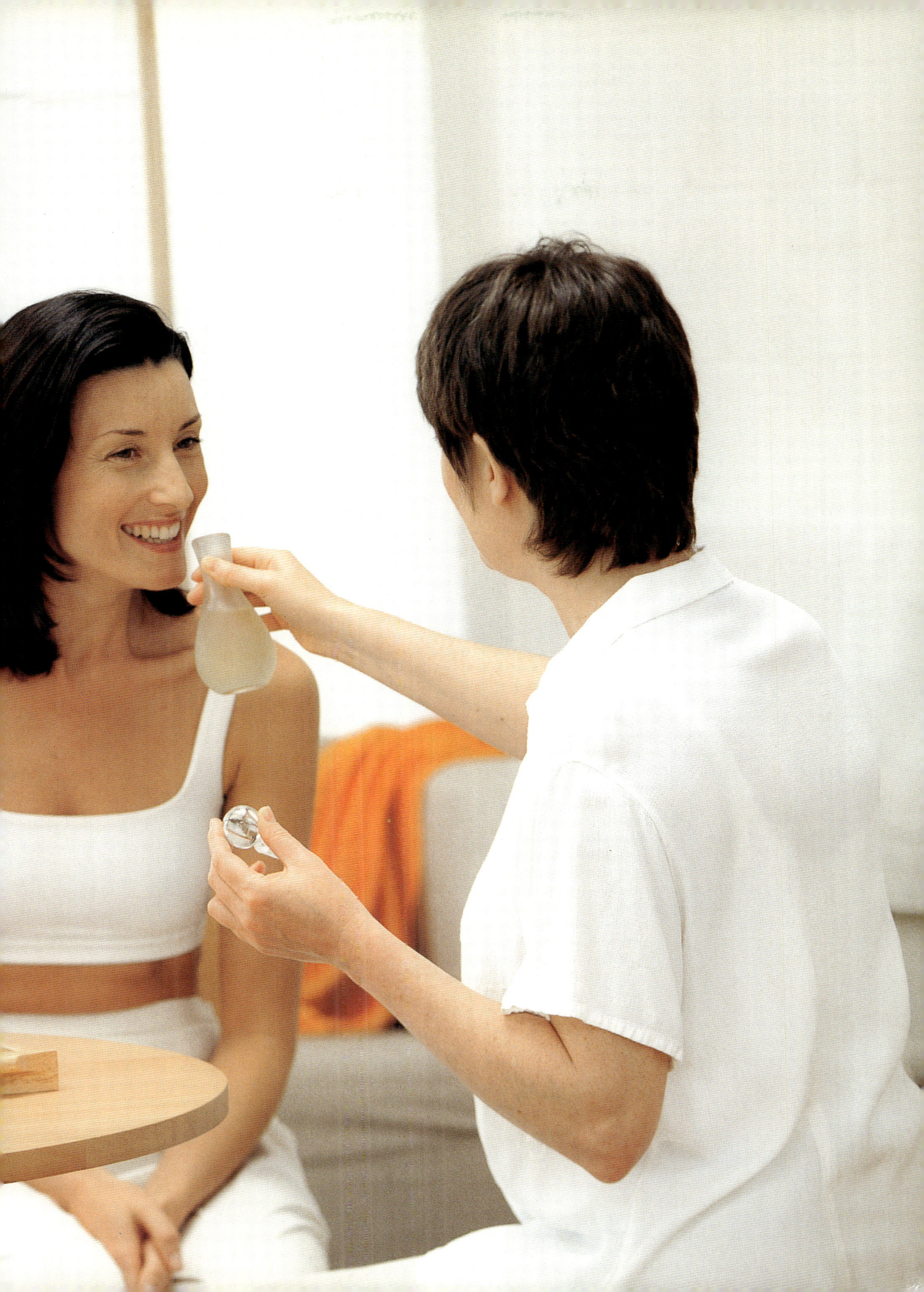

Reiben der Hände

Beginnen Sie vor Anwendung der anderen Techniken mit dieser einfachen Übung, um ein Gefühl dafür zu entwickeln, wie sich Energie anfühlt. Wichtig ist, die eigenen Empfindungen wahrzunehmen. Trotz der unerläßlichen Anleitung zur richtigen Anwendung werden Sie Ihre eigenen Entdeckungen und Ihre eigene Entwicklung machen, was Ihr Selbstvertrauen stärkt. Konzentrieren Sie sich auf Ihre Empfindungen, während Sie die Hände aufeinander zu oder weg bewegen. Und beachten Sie jede spezielle Empfindung – Wärme, Kälte oder Prickeln –, ohne sie zu analysieren. Fühlen Sie einfach nur.

1. Schritt
Sie stehen oder sitzen in entspannter Haltung; der Atem fließt natürlich. Reiben Sie die Hände so lange kräftig aneinander, bis Sie in den Handflächen deutlich Wärme fühlen. Ziehen Sie jetzt die Hände langsam auseinander. Sie werden sich ganz natürlich voneinander lösen.

2. Schritt
Die Hände etwa in Schulterbreite anhalten und wieder zusammenführen. Bleiben Sie entspannt, die leicht gewölbten Handflächen einander gegenüber. Ab einer bestimmten Entfernung – sie ist individuell verschieden, meist sind es 12–20 cm – ist eine leicht federnde Kraft zwischen den Händen spürbar, wie wenn sich zwei Magneten annähern.

3. Schritt
Versuchen Sie nun, die Hände weiter auseinanderzuziehen und wieder aufeinander zu zu bewegen, ohne das Gefühl zwischen ihnen zu verlieren. Die Arme und Hände bleiben entspannt, als hielten sie einen leichten Ball. So fühlt sich also die Energie zwischen Ihren Händen an.

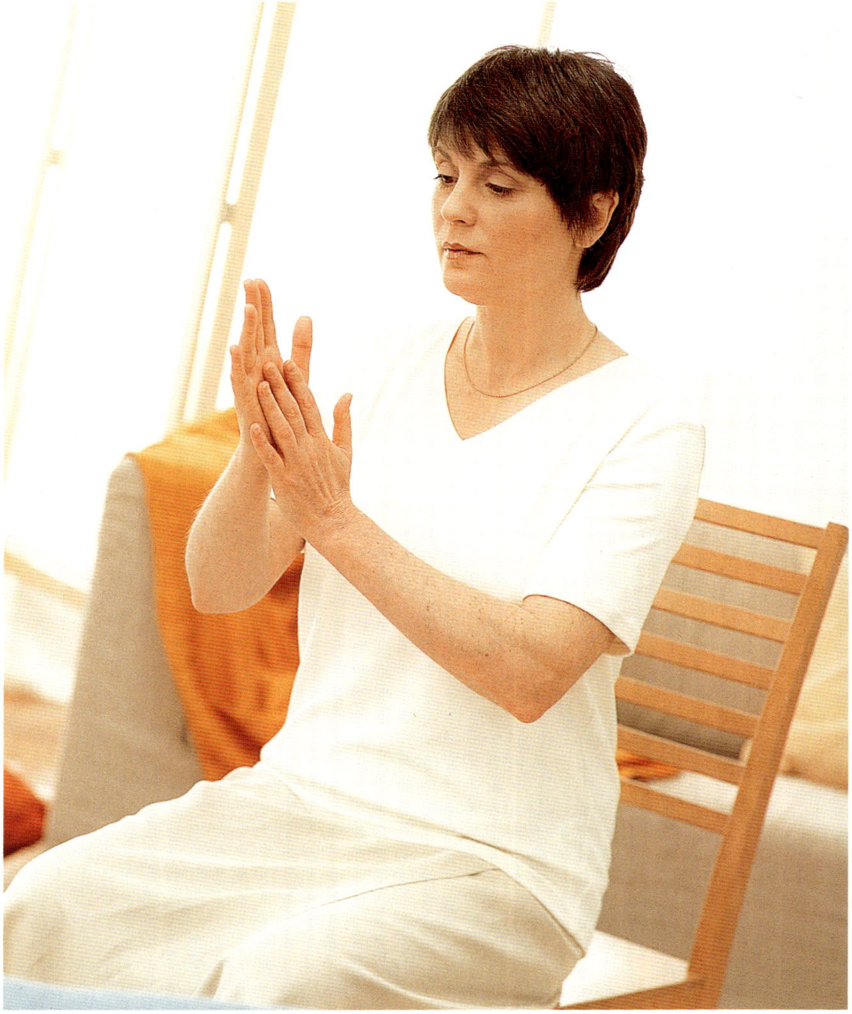
1

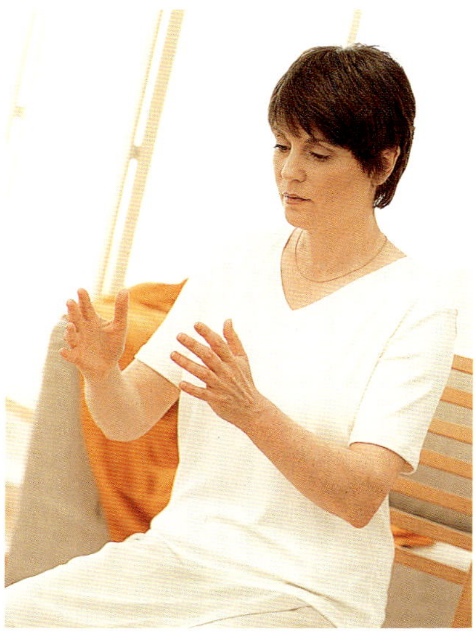
2

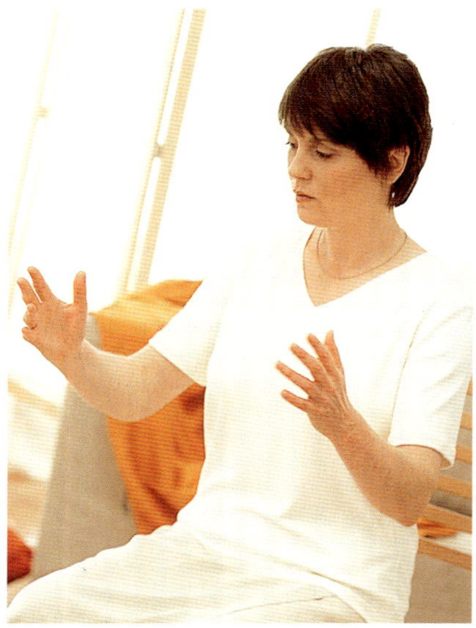
3

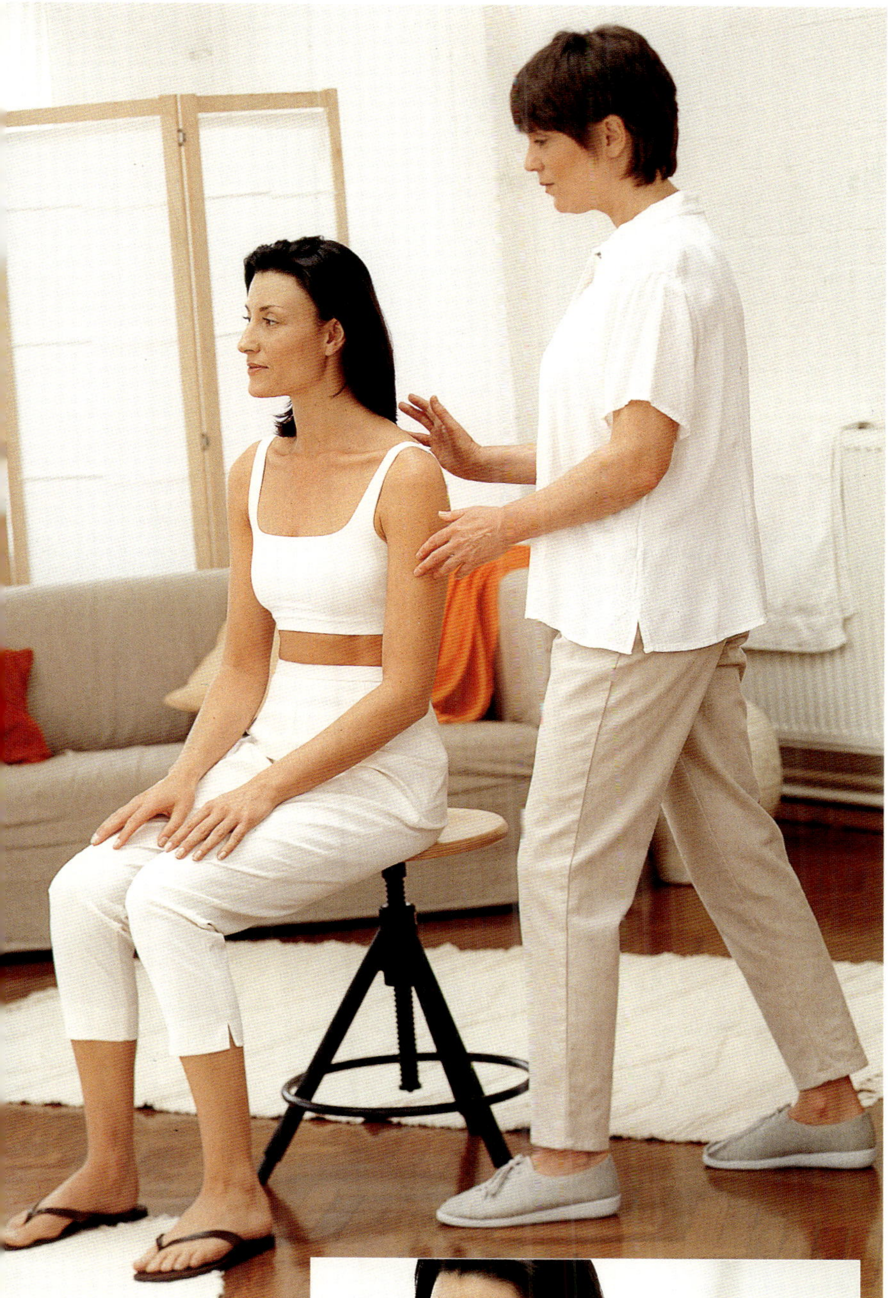

1

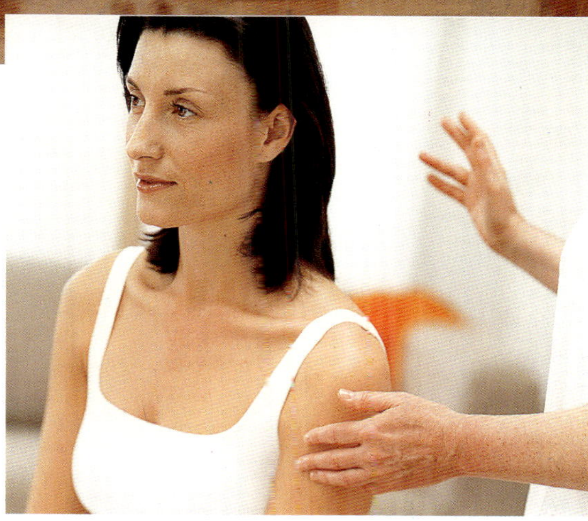

2

Erfühlen

Nachdem Sie nun ein Gefühl dafür bekommen haben, wie sich Energie anfühlt, wenden Sie sich einer anderen Person zu. Sie sollte Ihrem Tun wohlgesonnen sein, denn das stärkt Ihr Selbstvertrauen. Sie werden erleben, daß über die Hände viele Informationen erreichbar sind. Bleiben Sie Ihren Wahrnehmungen gegenüber achtsam und aufgeschlossen, ohne sie jedoch zu analysieren. Vergessen Sie nicht, daß Heilen kein analytischer Vorgang ist und durch Entspannung statt geistige Anstrengung unterstützt wird.

1. Schritt
Die Übung kann im Stehen oder Sitzen erfolgen. Achten Sie darauf, daß die Ausgangsposition Ihnen angenehm ist und Sie entspannt sind, die Füße schulterbreit auseinander und fest auf dem Boden. Nähern Sie nun langsam und behutsam eine Hand dem Rücken der Partnerin, und achten Sie auf Ihre Empfindungen. Halten Sie etwa 5–7 cm vor dem Rücken an.

2. Schritt
Ziehen Sie die Hand langsam wieder zurück, um sie erneut dem Rücken zu nähern, ohne ihn jedoch zu berühren. Beachten Sie die Empfindungen in Ihrer Hand sowie alles Erkennbare im Zusammenhang mit der Partnerin. Wiederholen Sie dies mehrmals. Am Ende streichen Sie den unteren Rücken abwärts und entfernen Ihre Hand sanft, keinesfalls ruckartig.

Haltung, Stellung

Als Heilerin oder Gebende müssen Sie genau auf Ihre Haltung achten; der Körper und die Hände sind Ihre Werkzeuge. Eine unkorrekte, angespannte und unbequeme Stellung kann die von Ihnen empfangenen Informationen beeinträchtigen und Sie zudem in Ihrer Beweglichkeit einschränken. Massieren und Heilen strengen den Körper an, der dann schnell ermüdet. Achten Sie beim Arbeiten auf eine gerade Wirbelsäule, und beugen Sie Beine und Hüften. Die Schultern sind entspannt, der obere Rücken und die Arme gerundet, wodurch mehr Bewegungsfreiheit entsteht. Achten Sie auf ein gutes Gleichgewicht und auf festen Fußkontakt mit dem Boden. Eine bequeme Stellung entspannt Geist und Seele und erlaubt auch der behandelten Person, sich zu entspannen.

1. Schritt

Es ist durchaus möglich und zudem viel persönlicher, auf dem Boden zu massieren. Halten Sie den Rücken unbedingt gerade, während Sie knien oder auf den Fersen sitzen. Zentrieren Sie sich vor Massagebeginn, lehnen Sie sich dann mit dem gesamten Körper nach vorn und beginnen Sie mit den Griffen. Kissen oder Polster sind hilfreich für die Knie.

2. Schritt

Das Arbeiten auf dem Boden beansprucht den Körper mehr als an der Liege. Bewegen Sie sich aus der Hüfte heraus, damit die Schultern nicht rund werden. Verändern Sie die Position, wenn Sie eine Extrastütze benötigen, damit mehr der untere Körperbereich das Gewicht der Partnerin abfängt.

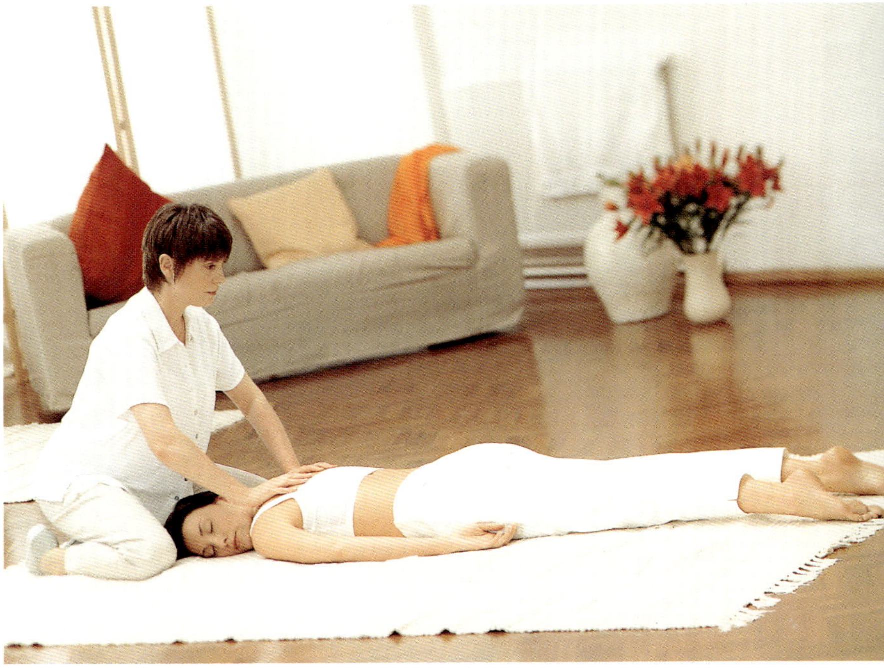

1

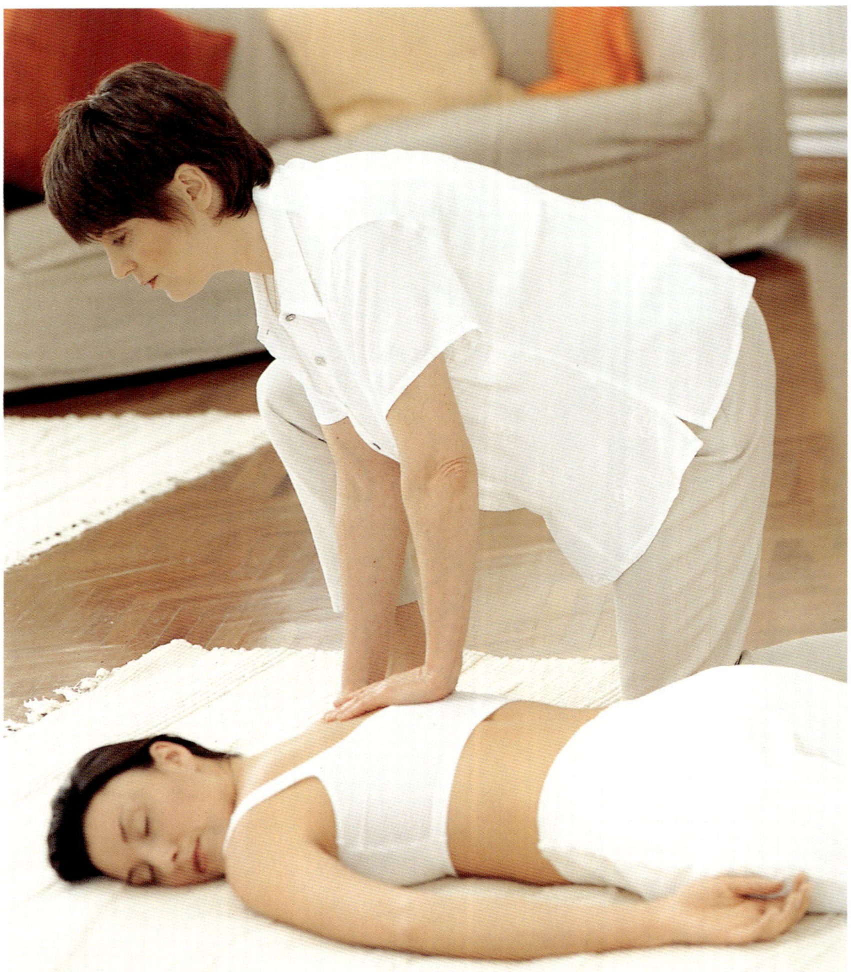

2

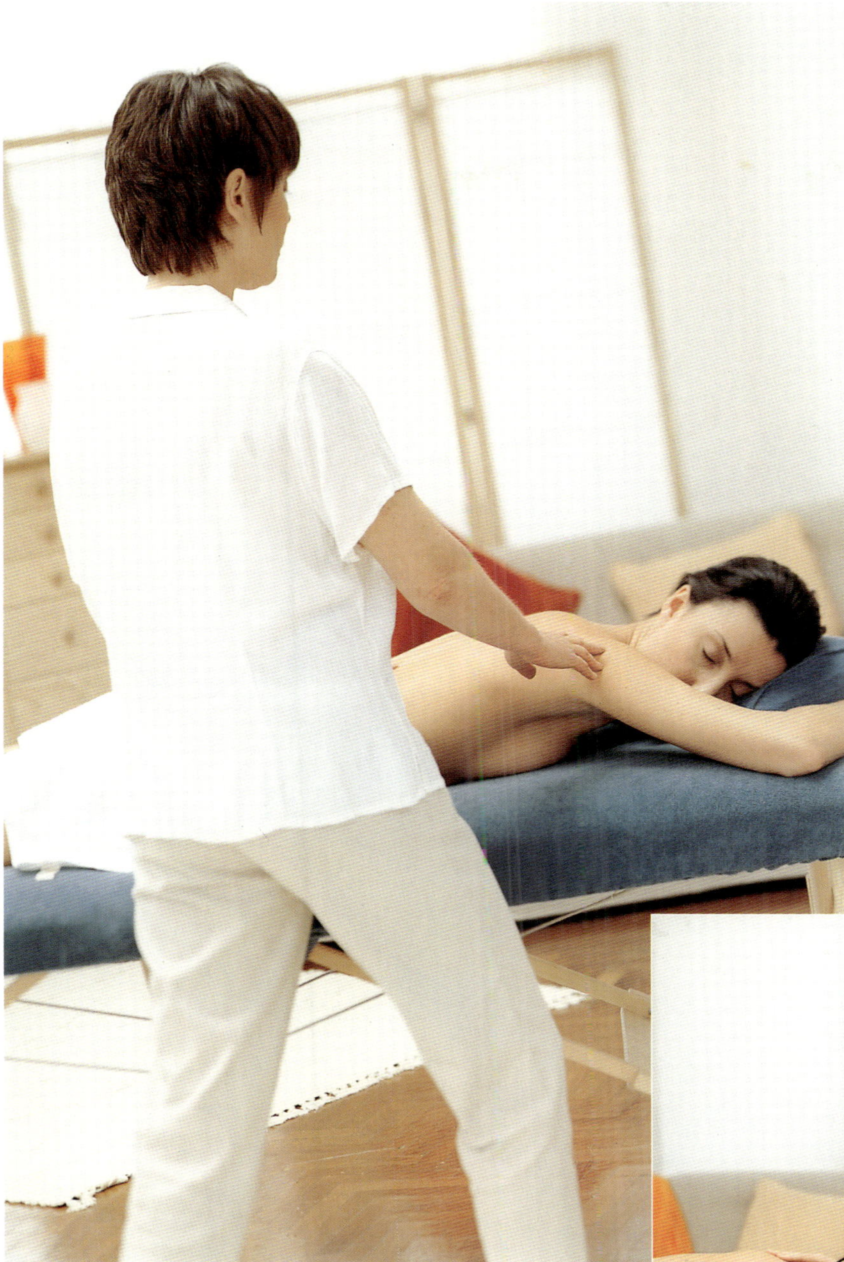

3

3. Schritt

Massageliegen sind vorteilhaft, wenn viel massiert wird, da sich der Rücken in einer entspannten und angenehmen Position befindet. Allerdings muß die Höhe korrekt eingestellt sein. Stellen Sie sich gerade an die Liege, die Füße fest auf dem Boden, ein Bein hinter dem anderen für mehr Bewegungsfreiheit, da es sonst zu einer Verdrehung kommt. Beugen Sie sich aus der Hüfte und den Knien heraus.

4. Schritt

Bei der Arbeit am Gesicht oder an den Füßen ist ein Hocker von großem Nutzen. Er erlaubt eine bequeme, kontinuierliche Haltung, ohne daß man sich zu sehr über die Partnerin beugen muß. Seltsamerweise existiert ständig eine Art Sog Richtung Massageoberfläche, dem man nicht nachgeben darf. Er beeinträchtigt nicht nur die eigene Haltung, sondern wirkt auch störend auf die andere Person.

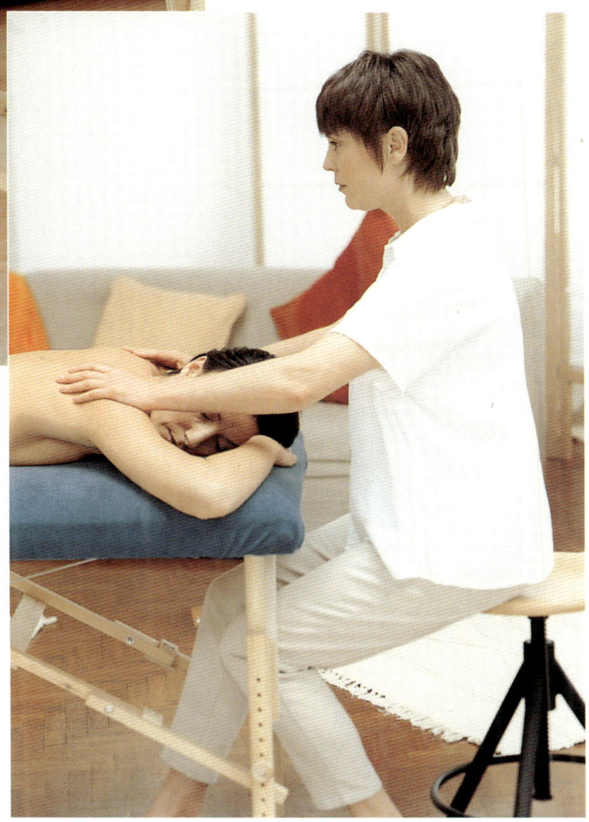

4

Energie geben

Nachdem wir uns mit der eigenen und der Energie der anderen Person vertraut gemacht haben, wenden wir uns nun bestimmten Körperbereichen zu, um ihnen durch die Hände Energie zu übermitteln. Das ist gar nicht so schwer, doch gilt es weiterhin, entspannt zu bleiben und nichts zu erzwingen. Stellen Sie sich vor, daß Energie durch Ihre Hände fließt, auch wenn Sie es nicht sofort wahrnehmen. Heilen sollte sich natürlich und einfach anfühlen. Wenn Sie also extreme Wirkungen spüren, kann das durchaus bedeuten, daß Sie zu angestrengt arbeiten und Ihren eigenen Widerstand oder den der Partnerin spüren.

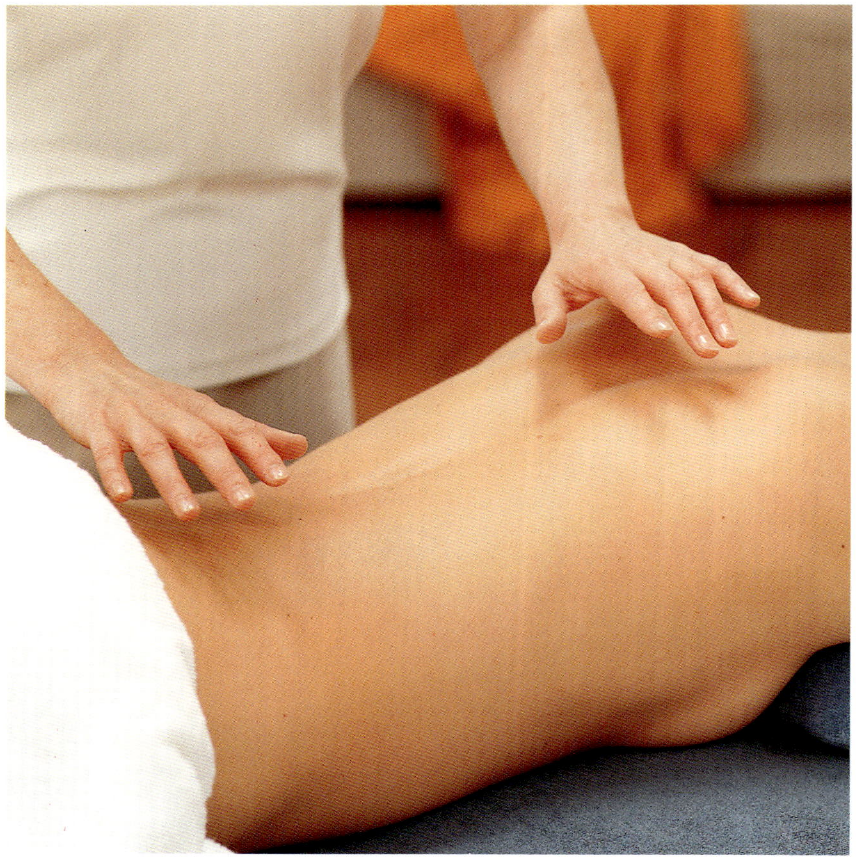

1

1. Schritt
Ihre Partnerin liegt so entspannt wie möglich auf dem Bauch. Stellen Sie sich gerade an die Liege, die Schultern entspannt und die Füße fest auf dem Boden. Führen Sie nun langsam die Hände 5–15 cm hoch über den Rücken der Partnerin, eine Hand über dem Schulterblatt, die andere über dem unteren Rücken.

2. Schritt
Senken Sie die Hände langsam herab, bis sie ohne Druck auf dem Rücken ruhen. Achten Sie dabei auf jede Empfindung. Stellen Sie sich nun vor, daß Energie aus den Händen fließt; sie muß nicht an eine bestimmte Stelle gelenkt werden, sondern soll einfach nur fließen.

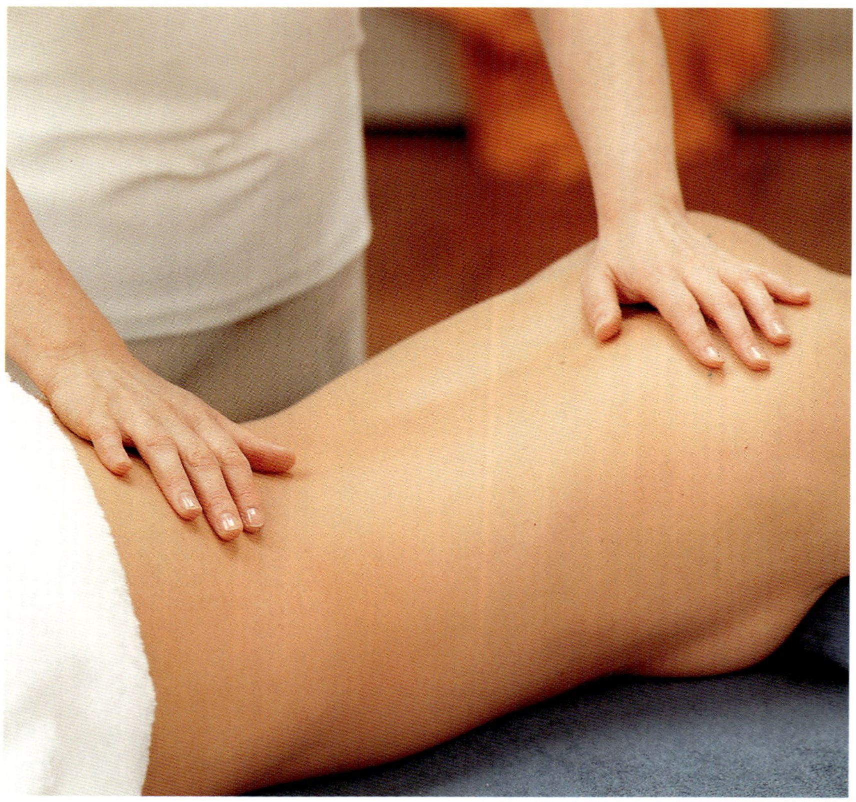

2

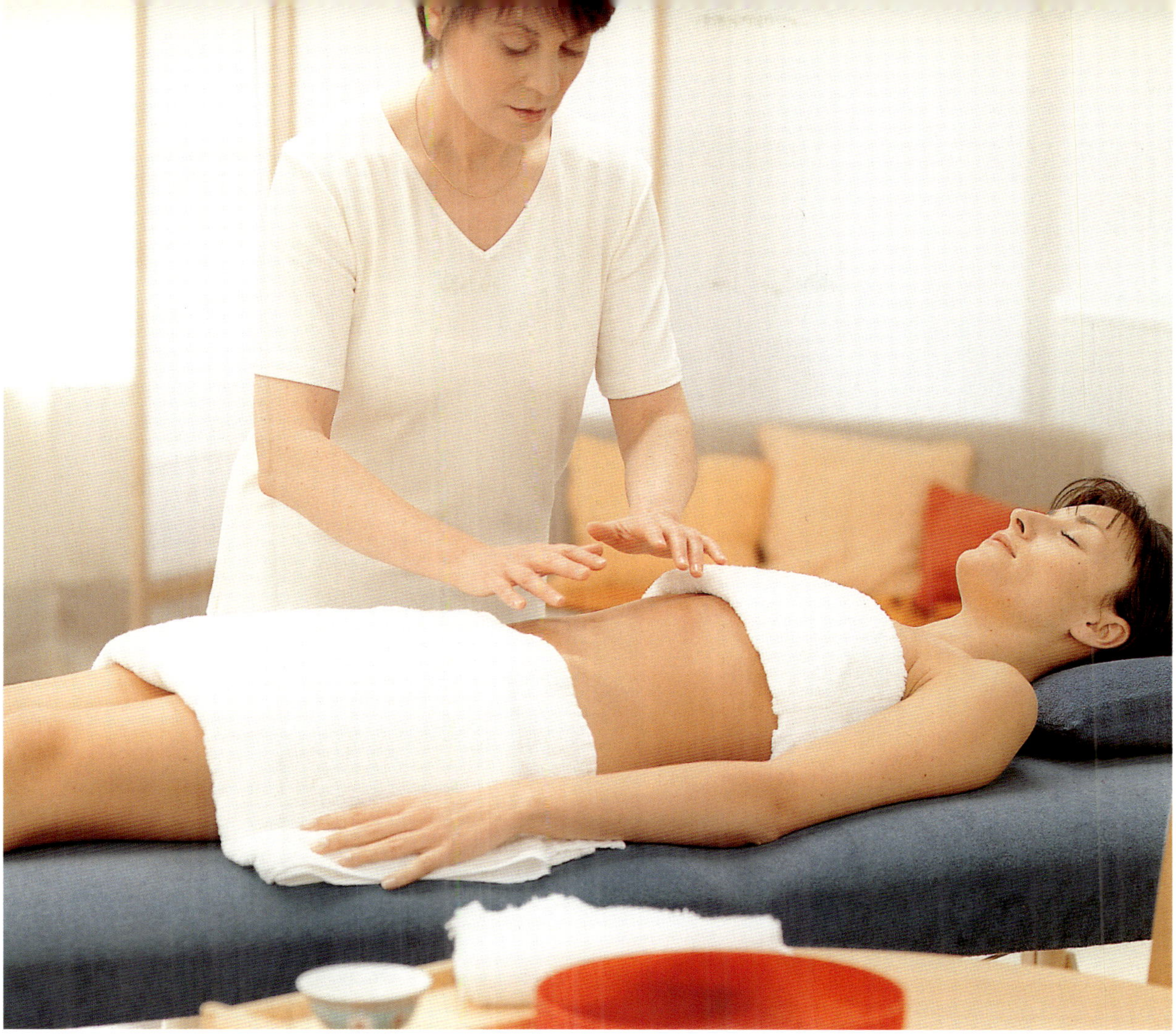
3

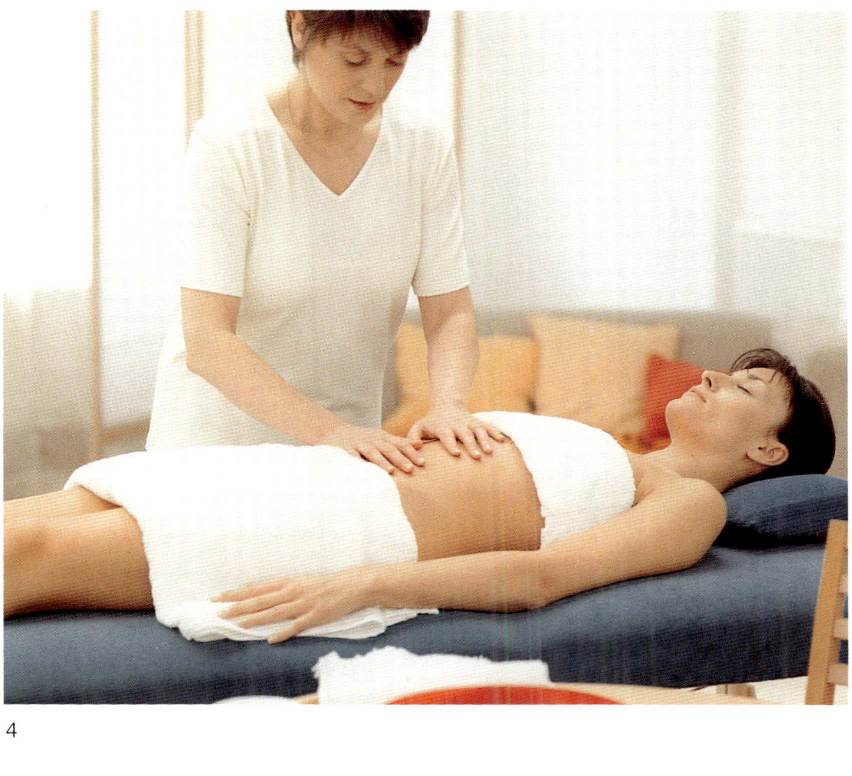
4

3. Schritt

Die Partnerin liegt auf dem Rücken, und Sie stehen wie zuvor an der Liege. Die Hände etwa 5 cm über den Bauch halten und eine Weile so verharren. Entspannen Sie Ihren Geist, und achten Sie auf jede Empfindung. Beachten Sie, daß die Körpervorderseite empfindsam ist, arbeiten Sie also mit Feingefühl.

4. Schritt

Die Hände langsam herabsenken, so daß eine knapp unterhalb des Solarplexus, die andere unter dem Nabel ruht. Stellen Sie sich vor, daß Energie durch Ihre Hände fließt. Achten Sie darauf, wie sich dies für die Partnerin anfühlt. Ihre Aufgabe ist zu geben – nicht zu nehmen oder angestrengt ein »Ergebnis« erreichen zu wollen.

Körperbereiche verbinden

Es klingt vielleicht seltsam, aber viele Menschen fühlen sich körperlich nicht »ganz«. Das bedeutet, sie sind sich zwar gewisser Körperteile bewußt, spüren dafür andere aber nicht – vor allem den unteren Rücken und die Beine. Diese Methode verbindet mit Hilfe eines leichten Drucks einzelne Körperbereiche.

1. Schritt
Legen Sie Ihre Hände ohne Druck auf die Stellen, die verbunden werden sollen. Eine Hand mag sich dabei wie voll anfühlen, die andere wie leer. Stellen Sie sich vor, daß die Energie der Partnerin von einem Bereich zum anderen fließt.

2. Schritt
Legen Sie eine Hand auf den unteren Rücken, die andere auf die Fußsohle. Achten Sie auf Empfindungen in den Händen und wie sich die Körperteile anfühlen. Die Füße können z. B. kalt sein. Stellen Sie sich nun vor, daß Energie vom unteren Rücken in den Fuß fließt. Sobald sich die Empfindung ändert – oder nach 15 Sekunden –, zum anderen Bein wechseln.

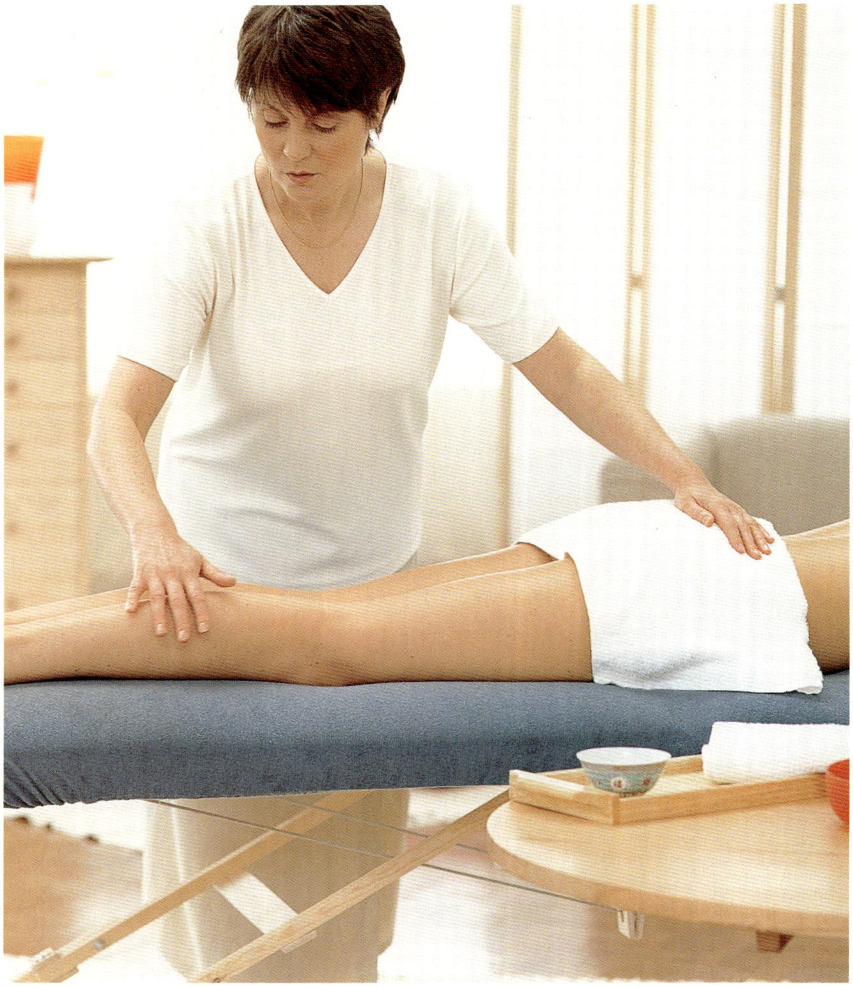
1

2
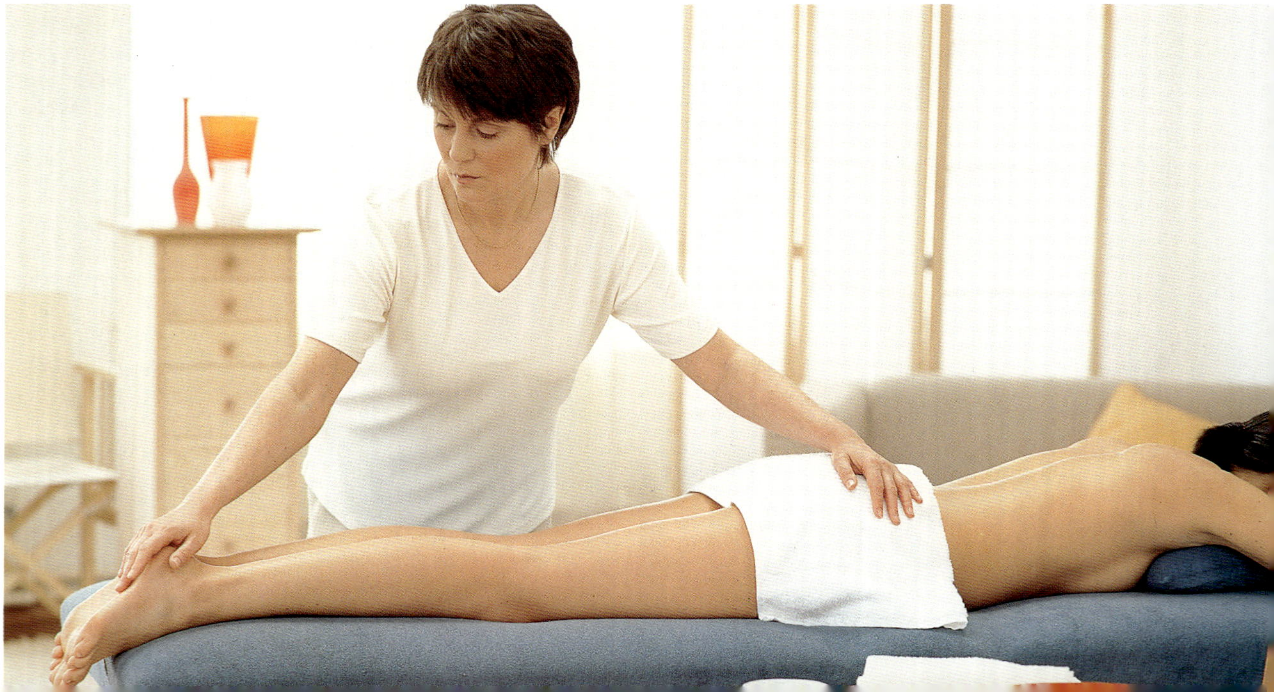

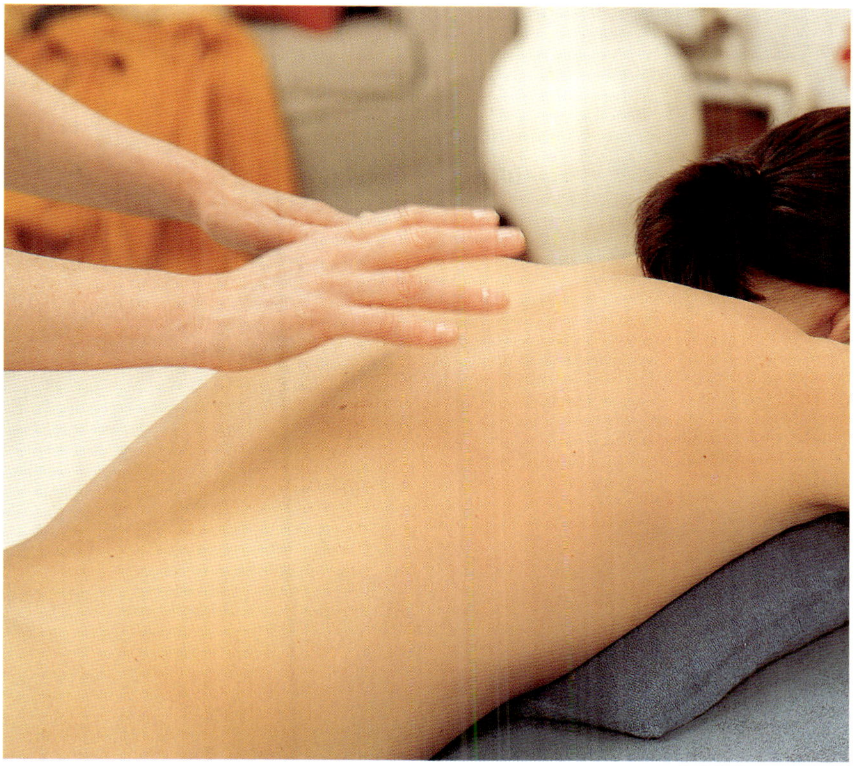

1

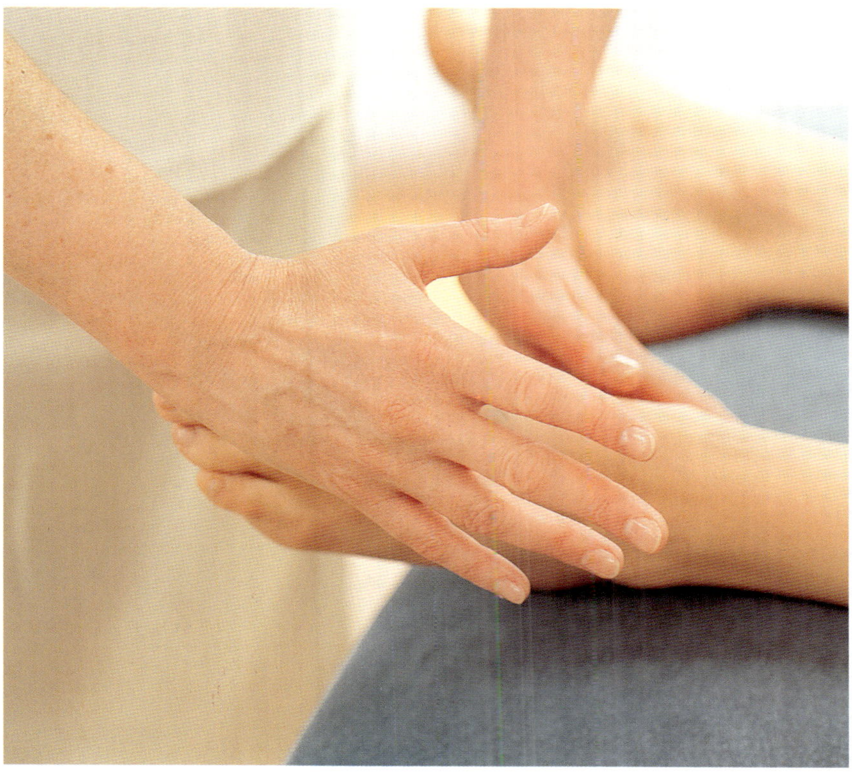

2

Kreisen

Manchmal läßt sich an bestimmten Körperstellen eine Anspannung oder Schwäche feststellen. Oder eine Verletzung verbietet eine Berührung. Sanftes Kreisen der Hand ohne Berührung über der betroffenen Stelle kann Linderung bringen. Halten Sie die Hand etwa 6 cm vom Körper entfernt, und entspannen Sie sich. Versuchen Sie, das Geschehen nicht zu beeinflussen; ein Forcieren kann die Wirkung vermindern. Auf der Körperrückseite erfolgen die Bewegungen gegen den Uhrzeigersinn und auf der Vorderseite im Uhrzeigersinn. Lassen Sie Gesicht und den Brustbereich aus. Allmählich wird sich ein Gefühl dafür einstellen, wie lange dies auszuführen ist. Allgemein gilt: nicht länger als 30 Sekunden.

1. Schritt

Halten Sie eine Hand etwa 5–15 cm über den oberen Rücken, ungefähr zwischen den Schulterblättern. Vor Beginn der Ausführung auf jede Empfindung in der Hand oder jede Wahrnehmung über die Partnerin achten. Nun die Hand behutsam gegen den Uhrzeigersinn kreisen lassen – und anschließend sanft auf den Rücken legen.

2. Schritt

Die Hand 5 cm vom Fußgelenk entfernt halten und mit kleinen, vom Körper wegzielenden Kreisen beginnen. Dann die Hand höher halten und erneut kreisen. Auf jede Empfindung achten. Vergewissern Sie sich, wie dies auf die Partnerin wirkt. Anschließend die Hand sanft auf den Fuß legen.

Energiefluß ausgleichen

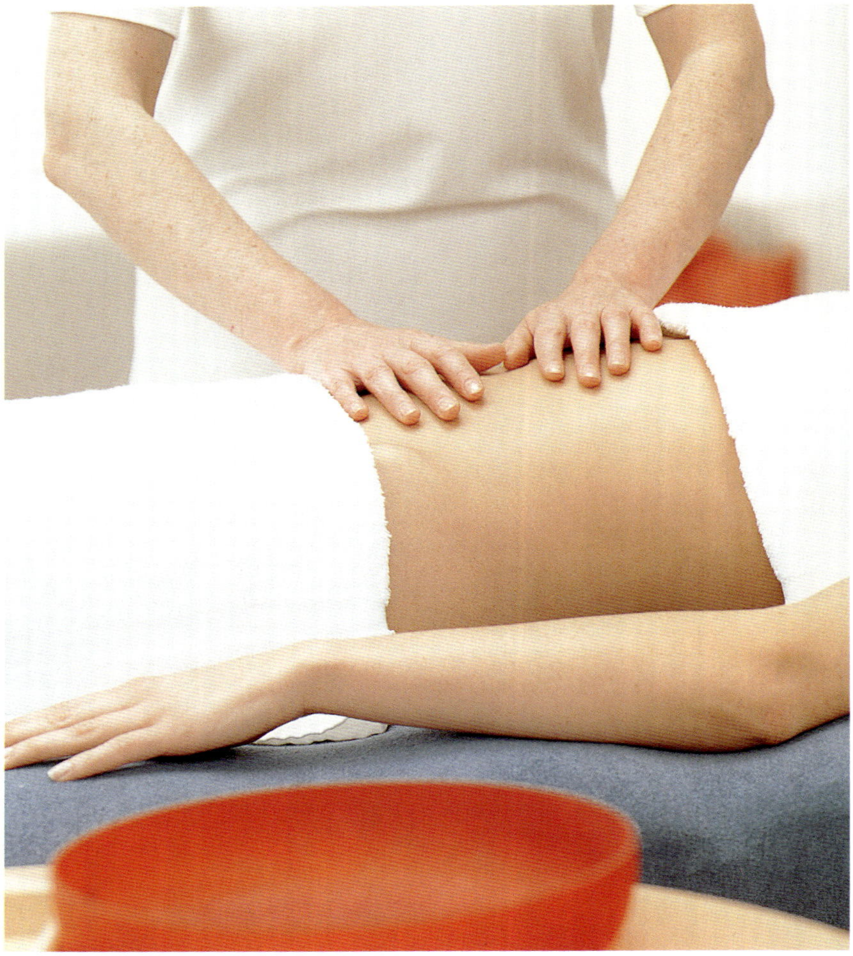

Gewöhnlich wird der Energiefluß der Partnerin am Ende jeder spezifischen Körperbehandlung ausgeglichen, denn oft staut sich Energie im oberen Körperbereich – oberer Rücken und Brustkorb –, statt sich gleichmäßig zu verteilen und zu zentrieren. Wenn die Hände über die Partnerin gehalten werden, wird sie sich entspannen und die Körperbewußtheit nach unten angeregt. Der Ausgleich kann auf der Vorder- und Rückseite erfolgen, jedoch niemals an Kopf, Gesicht oder Brustkorb. Atmen Sie in Ihre Hände, wenn sie so daliegen, ohne sich jedoch auf die Person zu stützen. Seien Sie entspannt und positiv. Und achten Sie auf die Wärme oder ein Prickeln in Ihren Händen.

1. Schritt
Sie stehen entspannt vor der Partnerin. Legen Sie eine Hand auf den Bauch knapp unterhalb des Solarplexus, die andere unter den Nabel. Achten Sie darauf, daß Ihre Arme, Hände und Ihr Geist entspannt sind. Atmen Sie gleichzeitig mit der Partnerin, wobei Ihre Hände mit der Atmung auf- und niedersteigen. Vermeiden Sie Druck und Beeinflussung.

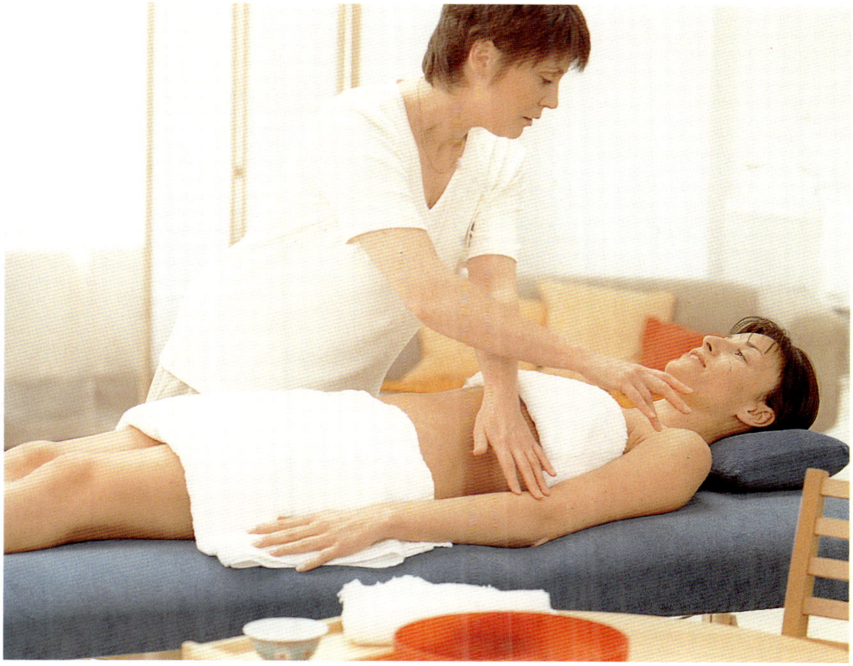

1

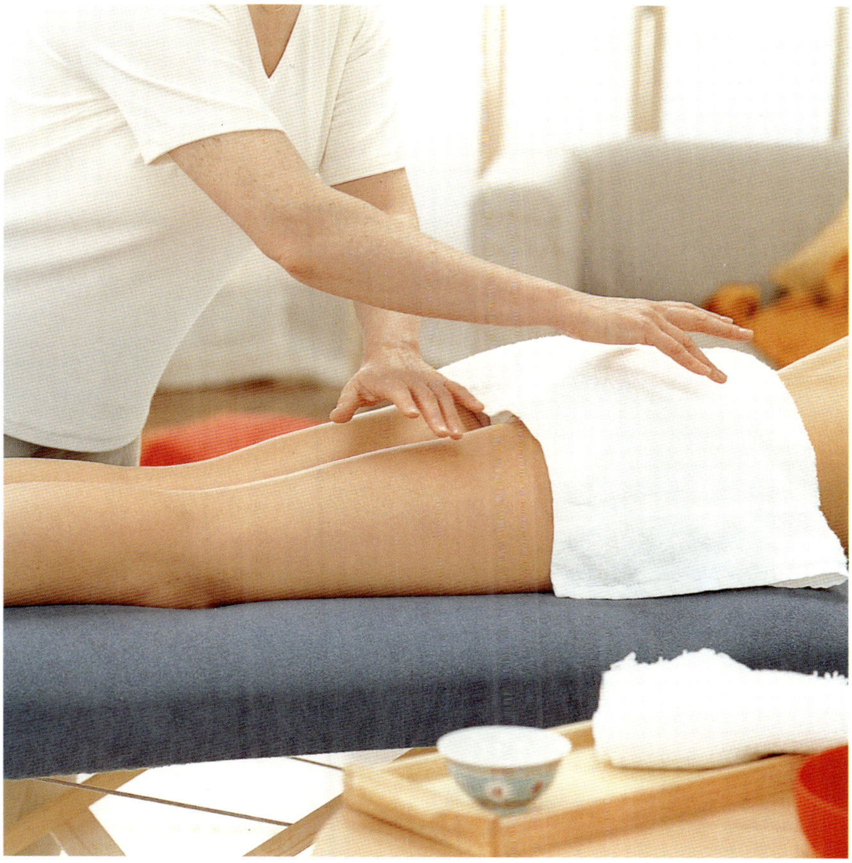

2

Spannungen ausleiten

Diese Technik eignet sich besonders als Abschluß der Arbeit an speziellen Körperbereichen. Wenn ein Bereich hyperaktiv ist, lassen sich Nervenanspannungen aus dem Ober- oder Unterkörper über die Arme oder Beine ausleiten. Die Bewegungen erfolgen rasch und leicht, der Körper wird dabei kaum berührt. Sie können die ganze Gliedmaße behandeln oder über Hand – oder Fuß – beginnen. Während sich Ihre Hände bewegen, stellen Sie sich vor, daß Energie durch die Gliedmaße der Partnerin fließt und aus den Fingern oder Zehen austritt. Dies unterstützt die Freisetzung von Spannungen und wirkt energetisierend.

1. Schritt

Sie stehen am unteren Körperbereich der Partnerin. Beginnen Sie oben an der Schulter, und lassen Sie in einer Abfolge kleiner Bewegungen Ihre Hände leicht den Arm nach unten schweifen. Stellen Sie sich vor, wie sich die gesamte nervöse Energie, die sich mit Ihren Händen bewegt, aus den Fingern austritt. Dies mehrmals wiederholen und dann zum anderen Arm übergehen.

2. Schritt

Sie stehen am unteren Beinbereich der Partnerin und beginnen über der Hüfte mit der Abfolge kleiner schweifender Handbewegungen das Bein hinunter. Stellen Sie sich vor, daß Energie aus den Zehen austritt. Die Position wechseln und zum anderen Bein übergehen. Abschließend beide Hände sanft auf die Füße legen.

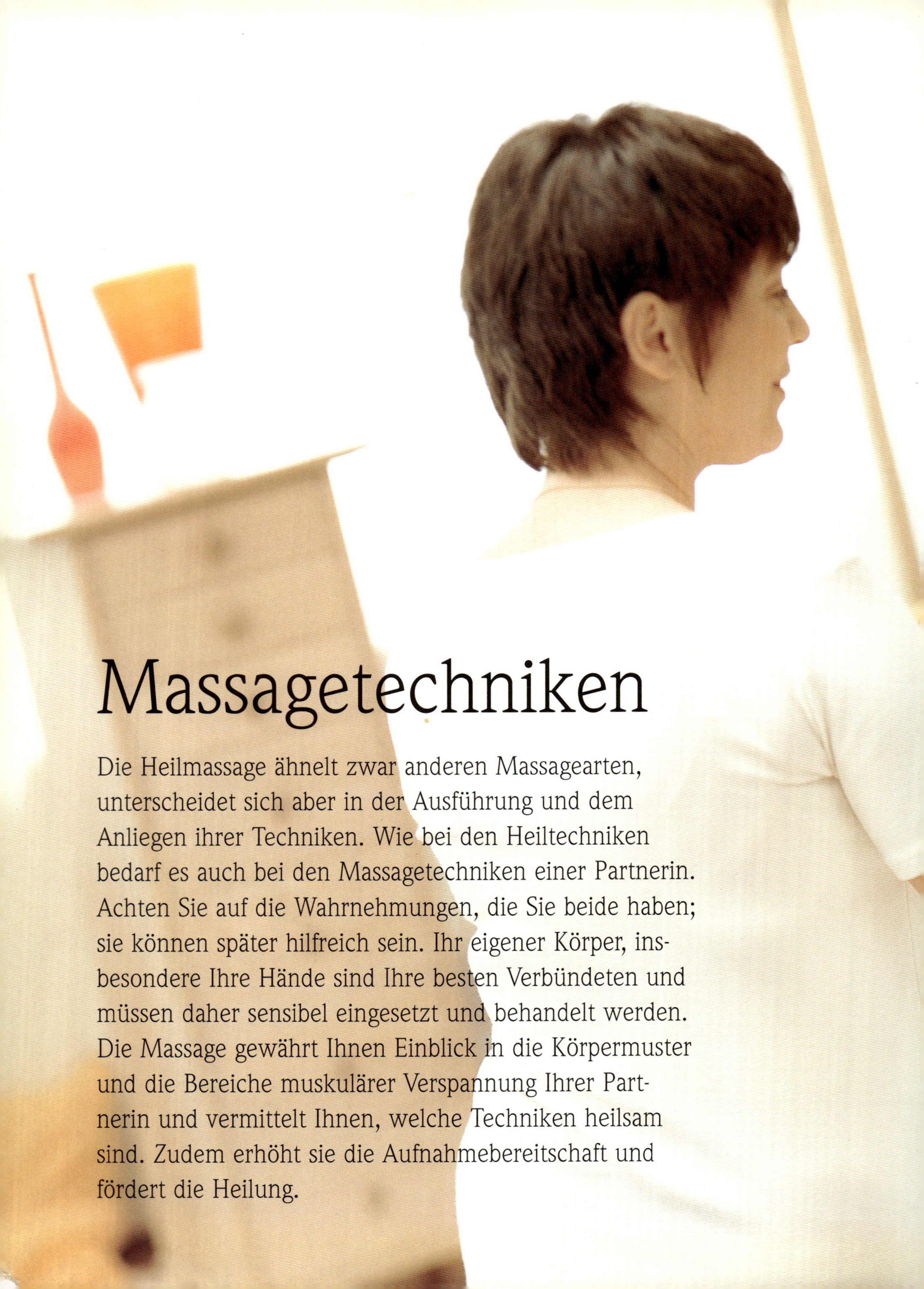

Massagetechniken

Die Heilmassage ähnelt zwar anderen Massagearten, unterscheidet sich aber in der Ausführung und dem Anliegen ihrer Techniken. Wie bei den Heiltechniken bedarf es auch bei den Massagetechniken einer Partnerin. Achten Sie auf die Wahrnehmungen, die Sie beide haben; sie können später hilfreich sein. Ihr eigener Körper, insbesondere Ihre Hände sind Ihre besten Verbündeten und müssen daher sensibel eingesetzt und behandelt werden. Die Massage gewährt Ihnen Einblick in die Körpermuster und die Bereiche muskulärer Verspannung Ihrer Partnerin und vermittelt Ihnen, welche Techniken heilsam sind. Zudem erhöht sie die Aufnahmebereitschaft und fördert die Heilung.

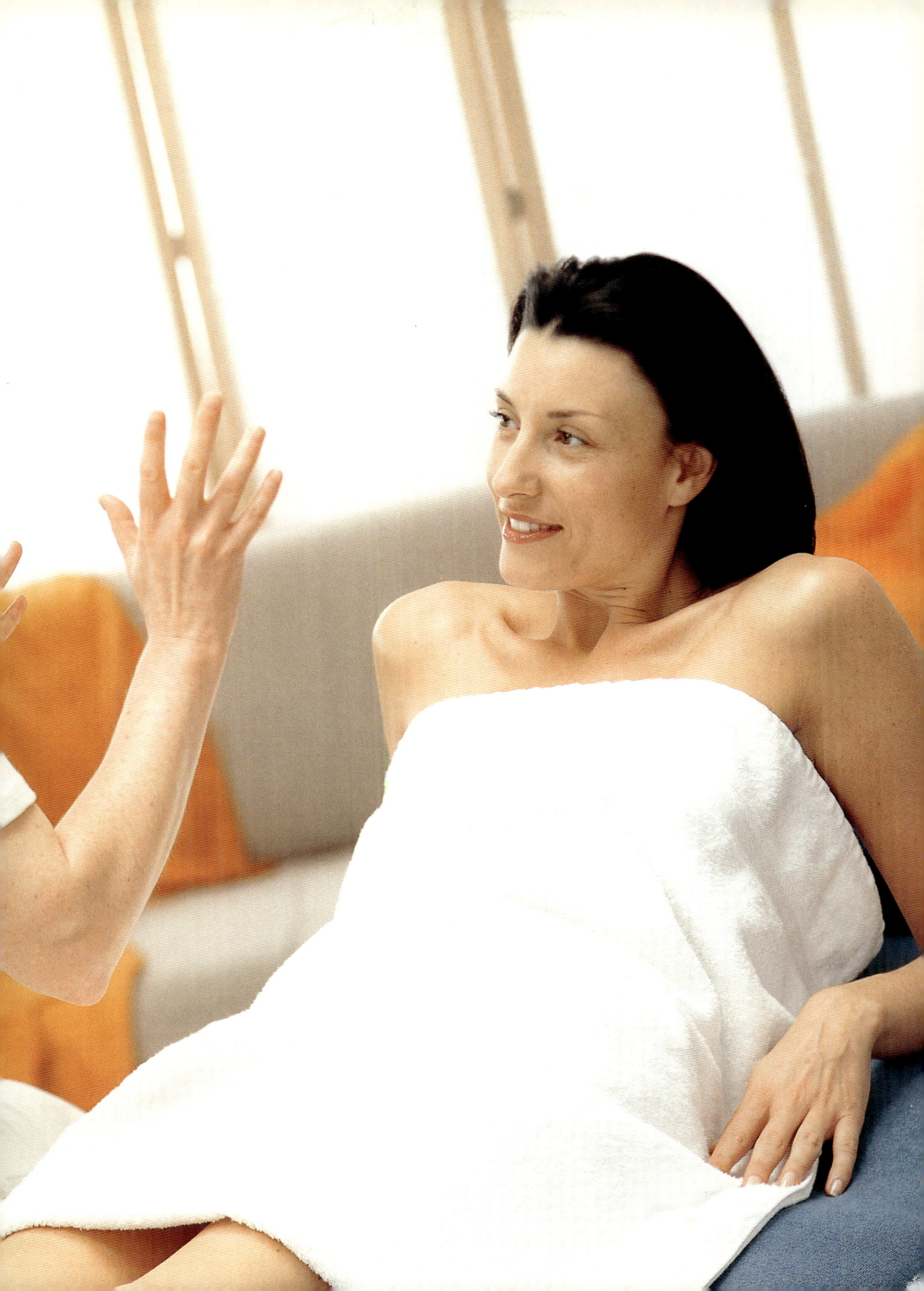

Atmung

Was die Heilmassage ausmacht, ist ihre Sensibilität, die Art ihrer Energievermittlung und die mit den Händen ausgeführten Heiltechniken. Der erste und wichtigste Schritt vor der körperlichen Berührung ist der Einsatz des Atems, um Bewußtheit und eine Energetisierung Ihrer Hände zu bewirken. Sie stehen am Kopfende. Während sich die Partnerin entspannt, zentrieren Sie sich einige Momente und atmen in Ihre Hände. Dies ist der Augenblick zur Bewußtmachung und Festlegung des Massagezwecks und findet nur einmal statt. Ist diese Schwelle überschritten, erhöht sich bis zum Ende der Massage Ihre Sensibilität.

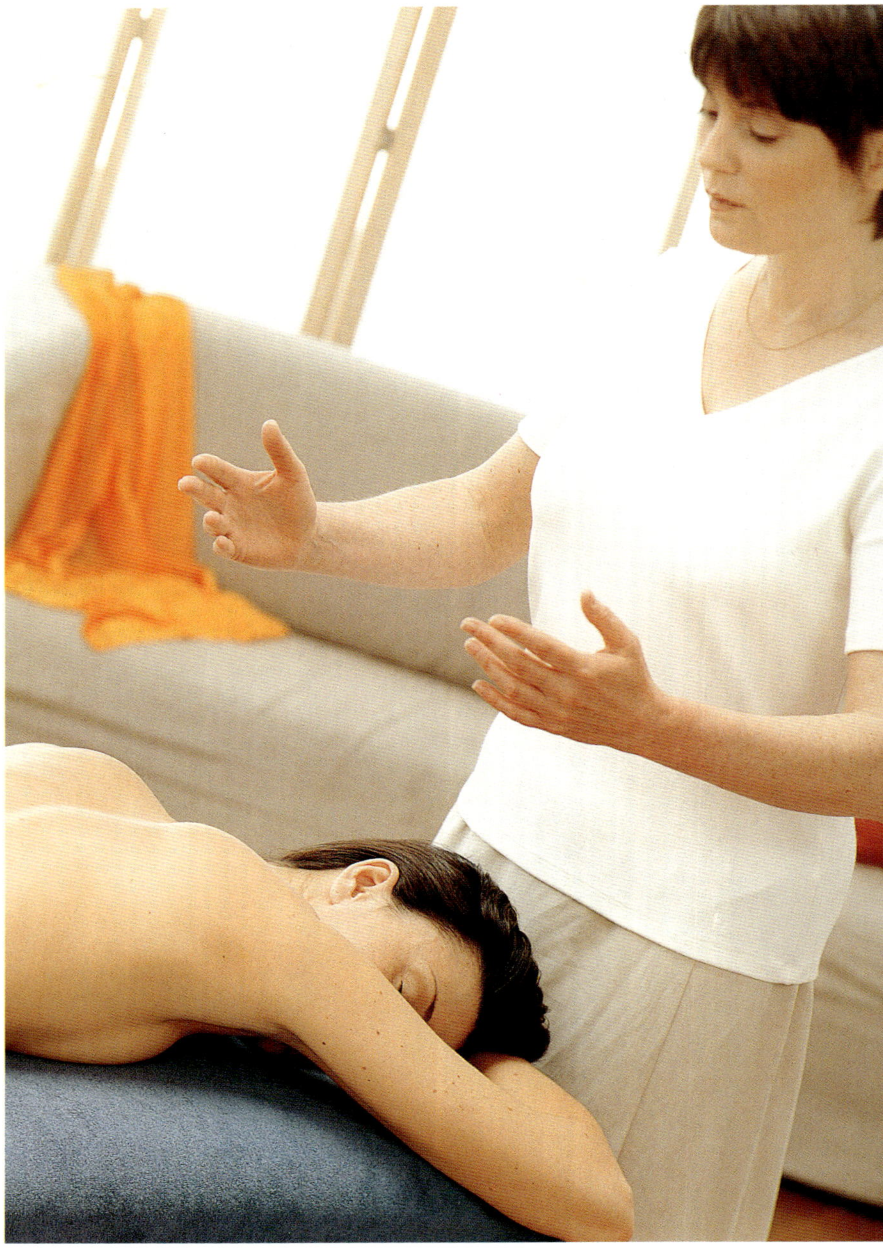

1. Schritt

Sie stehen oder knien am Kopfende der Partnerin, etwa 5 cm von der Liege entfernt. Entspannen Sie sich, damit Ihr Körper ausgeglichen ist und die Füße fest auf dem Boden stehen. Stellen Sie sich vor, daß Ihre Energie durch die Beine und die Füße in den Boden fließt. Wenn Sie soweit sind, atmen Sie locker in Ihren Bauch. Atmen Sie erneut ein, und stellen Sie sich beim Ausatmen vor, daß die Energie durch die Arme in Ihre Hände fließt.

Berührung

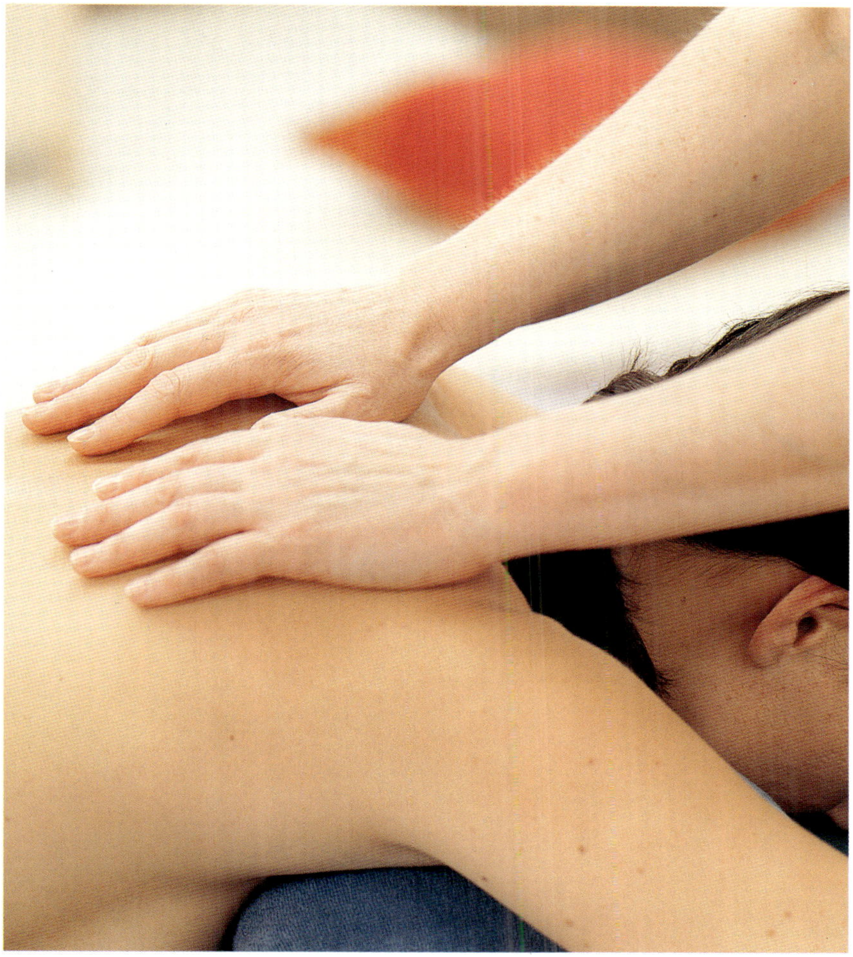

Nach der Atmung folgt in natürlicher Weise der erste körperliche Kontakt zur Partnerin – der Beginn der Massage. Sobald Ihre Hände energetisiert sind, legen Sie sie behutsam, aber fest auf den Rücken der Partnerin. Diese Berührung ist wichtig. Sicher haben Sie aus der Art, wie die Partnerin sitzt, spricht und empfindet, bereits Informationen erhalten. Nun haben Ihre Hände Gelegenheit, weitere Hinweise aufzunehmen. Achten Sie auf Ihre Empfindungen. Auch die Partnerin erhält physisch ein Gefühl von Ihnen, das Sie durch die Qualität Ihrer Berührung bestätigen. Vergegenwärtigen Sie sich, daß die Heilung im Rahmen einer Massage stattfindet, und da Massage eine physische Betätigung ist, konzentriert sich alles auf Berührung.

1. Schritt

Die Hände sanft auf den oberen Rücken legen und dort ruhen lassen, ohne sich zu beugen oder Druck auszuüben. Achten Sie darauf, daß Sie die Gebende sind und Ihre Aufmerksamkeit auf Ihre Partnerin gerichtet ist. Alle Empfindungen in den Händen beachten und was Sie ansonsten erspüren – wie sich die Haut anfühlt, wie ihre Temperatur ist, Anspannung oder Entspannung und ob Ihre Partnerin bereit ist.

Streichen

Streichen ist die erste Massagetechnik, eine ganz behutsame, mit nur zartem Druck ausgeführte Bewegung. Meist erfolgt es am Ende einer speziellen Massageeinheit und konzentriert sich auf einen bestimmten Körperbereich. Streichen ist angenehm und verbindet die Empfindungen in dem gerade massierten Bereich. Damit wird Aufmerksamkeit auf diesen Körperteil gezogen, und die Haut wird entspannt, revitalisiert und stimuliert. Langsam ausgeführt, wirkt es beruhigend und lindernd. Streichen Sie mit den Fingerspitzen über die gesamte Länge des Rückens oder der Gliedmaßen, so daß ein rhythmisches, »wellenartiges« Gefühl entsteht.

Rücken (1)
Sie stehen vor dem Rücken der Partnerin und streichen, ganz oben beginnend, behutsam mit den Fingerspitzen nach unten. Mehrere kleine Streichungen sind wirkungsvoller; sie ergeben einen wellenartigen Effekt. Mehrmals wiederholen und gedanklich den oberen mit dem unteren Rücken verbinden.

Beine (2)
Jetzt stehen Sie am Fußende und arbeiten von der Oberschenkelrückseite – immer in Beinmitte – zum Fußgelenk hinunter. Dann die Streichungen über den Fuß zu den Zehen fortsetzen. Stellen Sie sich vor, daß das gesamte Bein von der Hüfte bis zu den Zehen entspannt und miteinander verbunden ist.

Füße (3)
Entspannen und energetisieren Sie die Füße. Streichen Sie vom Knöchel abwärts über Fuß und Zehen, und stellen Sie sich vor, daß die Energie zu den Zehen fließt. Manchmal wirkt es auch beruhigend, einen Fuß mit der Hand zu halten, während man den anderen streicht.

1

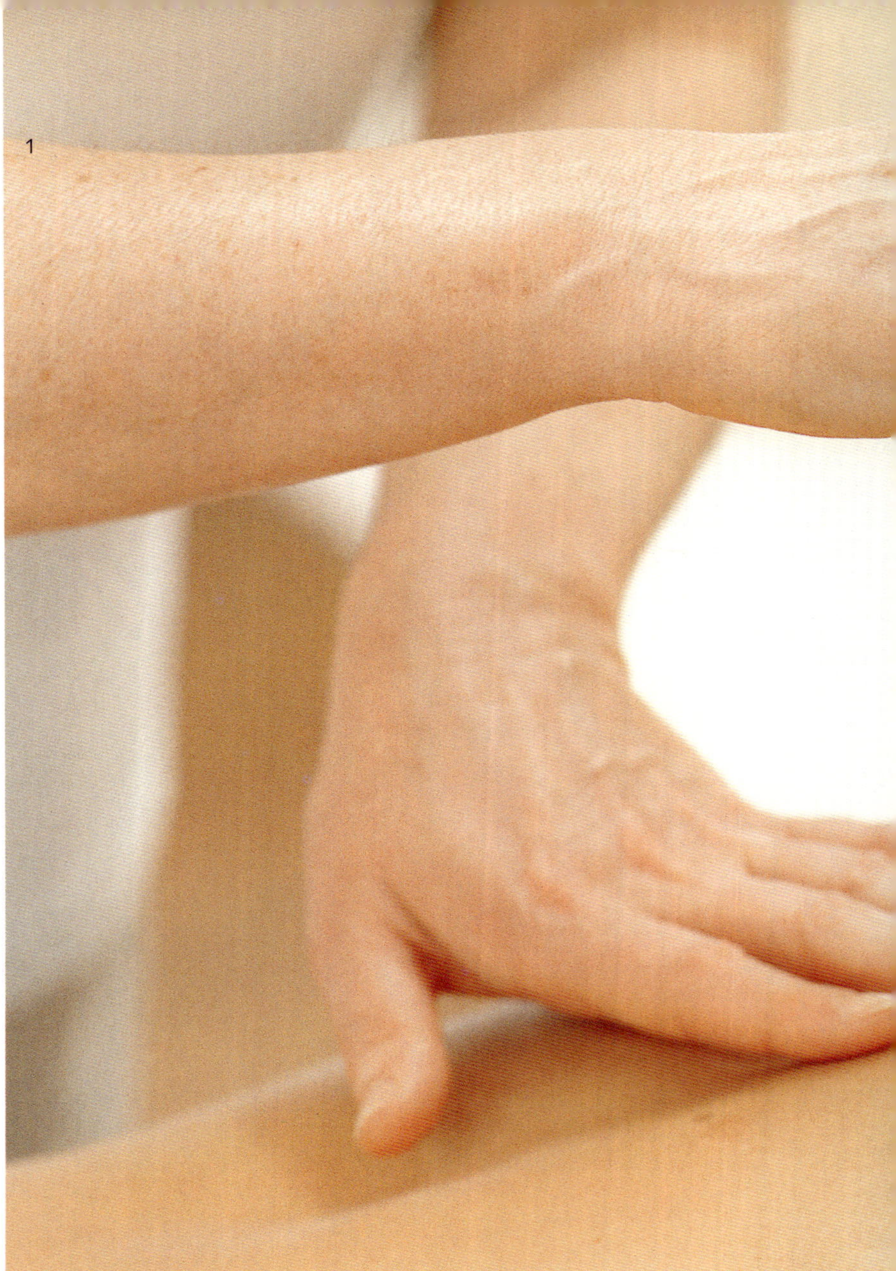

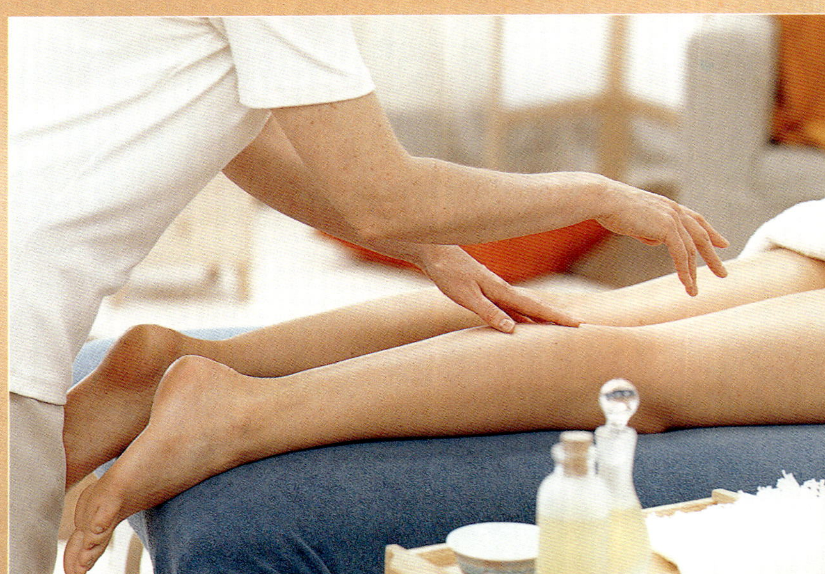

2

Hände (4)

Streichen Sie im Anschluß an die Arm- oder Schultermassage direkt von der Schulter aus über den Arm zum Handgelenk und zu den Fingerspitzen. Dabei streichen Sie mit entspanntem Handgelenk in einer Reihe von Wellenlinien nach unten und lenken die Aufmerksamkeit der Partnerin auf ihre Finger.

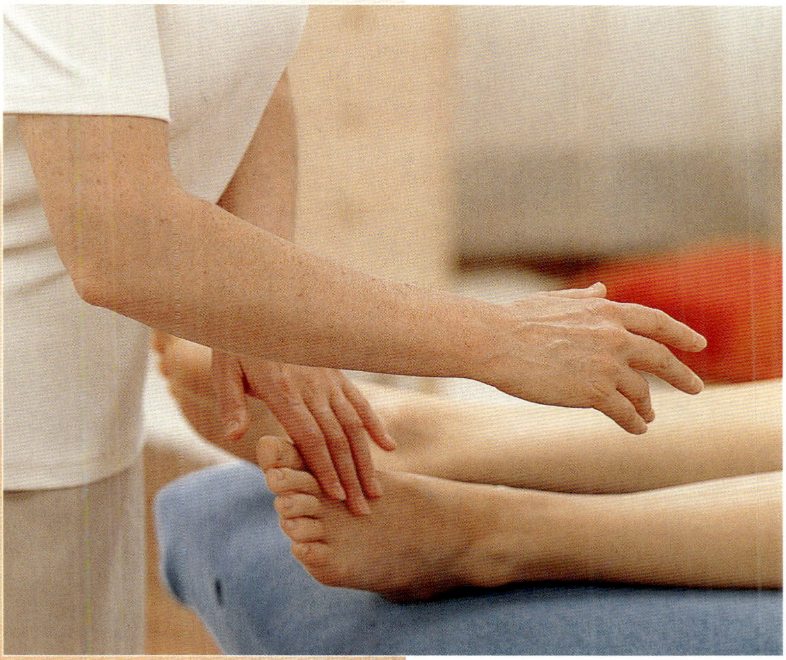

3

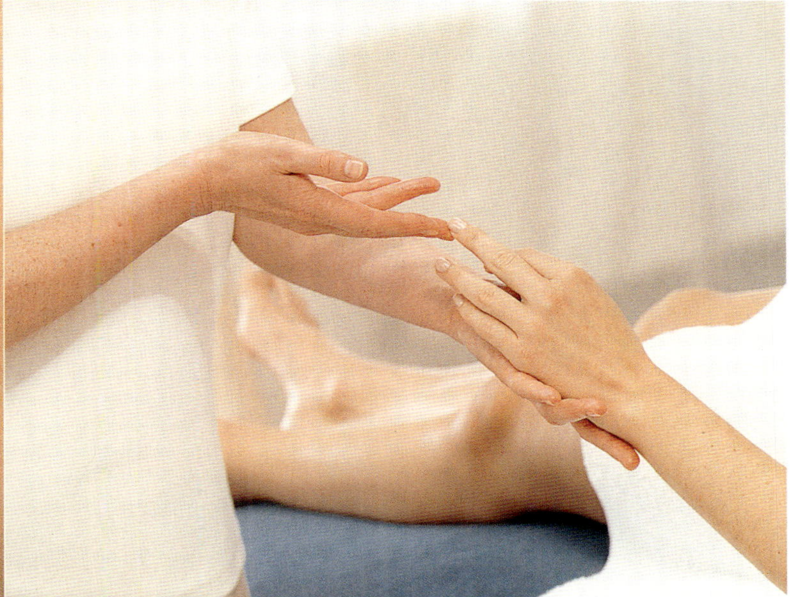

4

Schaukeln

Manche Menschen können trotz aller Bemühungen schwer entspannen, steife Muskeln und Gelenke sind die Folge. Das Schaukeln des Körpers oder der Gliedmaßen wirkt äußerst entspannend, der Körper kann dabei zu einer natürlicheren Bewegung zurückfinden. Es sollte abwechselnd mit leichtem Druck beider Hände erfolgen, damit ein sanft wiegender Effekt entsteht. Bewegen Sie die Hände an der jeweiligen Körperstelle nach oben und unten, damit die gesamte Gliedmaße erfaßt wird. Diese Bewegungsabfolge kann zu Beginn der Massage zur Entspannung eingesetzt werden oder am Ende an einem bestimmten Körperbereich. Halten Sie Ihre Arme und Hände locker, und folgen Sie den Bewegungen mit Ihrem Körper.

Arme (1)
Sie stehen vor der Partnerin und legen die Hände möglichst weit oben beidseits um den Oberarm. Schaukeln Sie den Arm zwischen den Händen, die sich dabei bis zu den Handegelenken bewegen, vor und zurück. Hilfreich ist, den Arm zu heben und die Hände darunter zu legen. Am Handgelenk kann schneller gearbeitet werden. Abschließend sanft über die Finger streichen.

Beine (2)
Vom Fußende aus legen Sie eine Hand an die Außenseite, die andere an die Innenseite des Oberschenkels. Das Bein sanft zwischen den Händen schaukeln. Stellen Sie sich vor, daß sich alle Gelenksverspannungen lösen. Folgen Sie den Bewegungen, während Sie auf den Knöchel zu arbeiten, damit der Vorgang als sanft und kontinuierlich empfunden wird. Abschließend zart über die Zehen streichen.

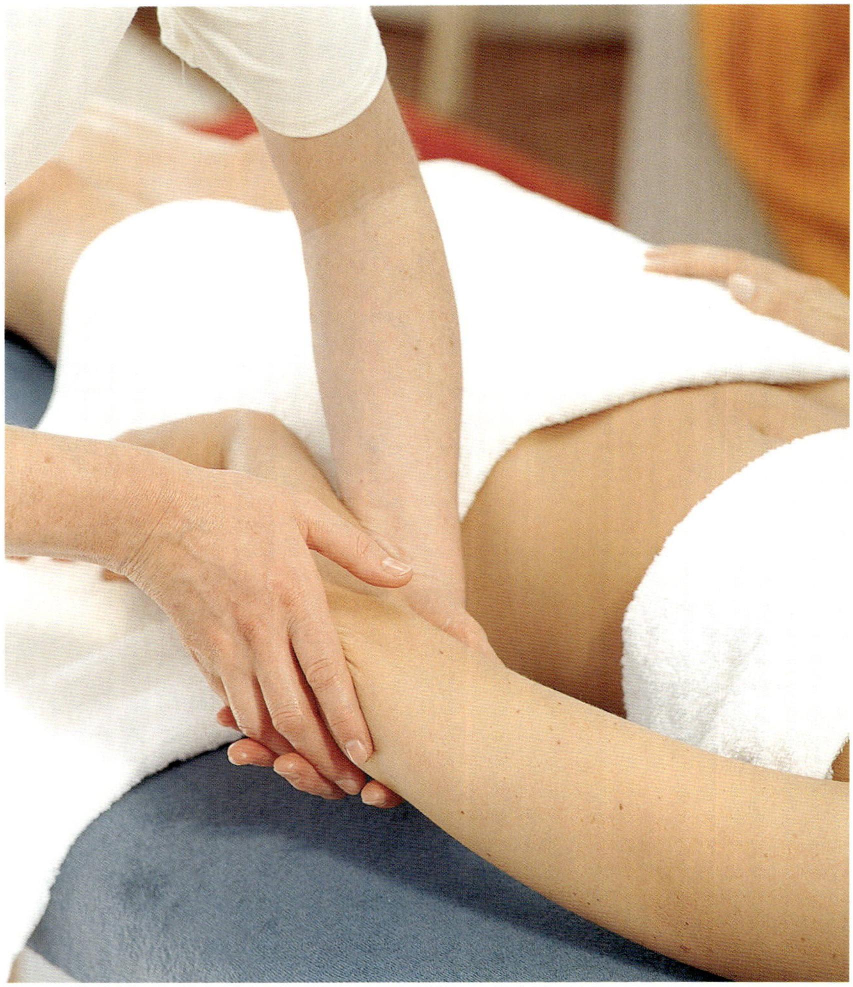

1

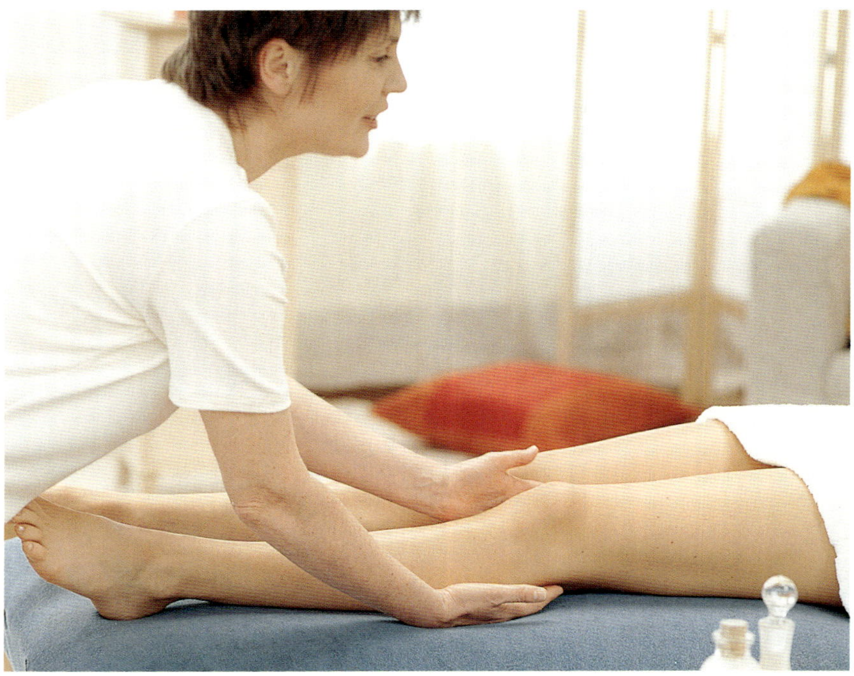

2

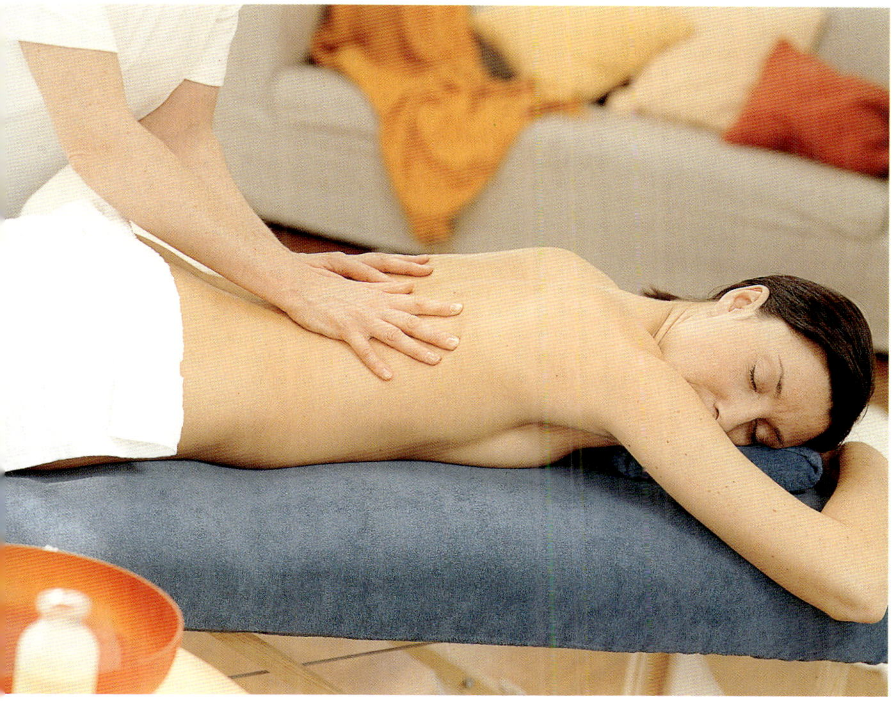

1

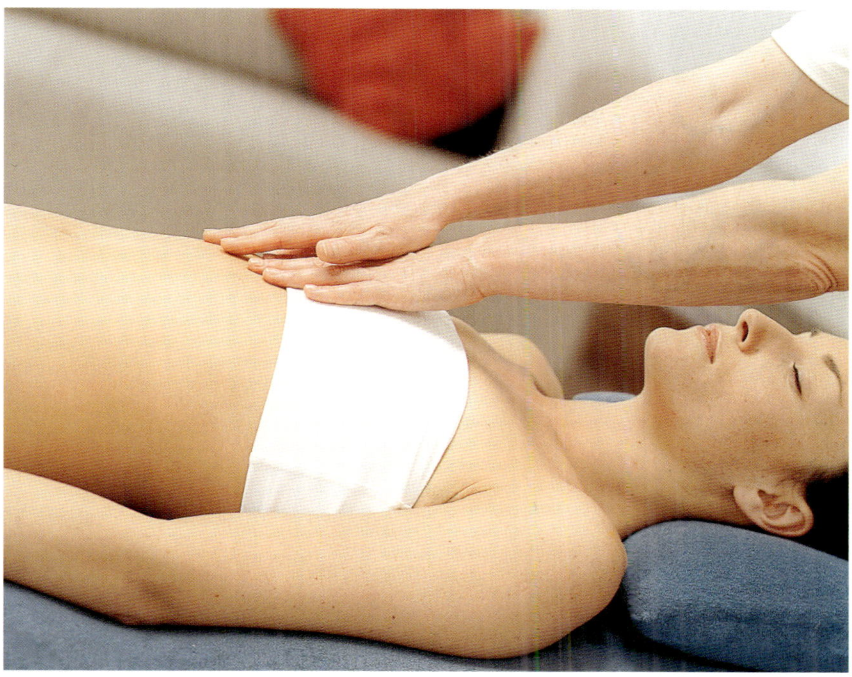

2

Effleurage

Effleurage – die letzte Massagetechnik mit leichtem Druck – ein sanfter, fächerartiger Griff zu Beginn jeder Bewegungsabfolge, bei der mit Öl gearbeitet wird. Er verteilt das Öl auf der Haut, beruhigt die Muskeloberfläche und liefert Informationen über den Gesundheitszustand oder über starke Emotionen der Partnerin. Achten Sie auf alles, was Sie spüren. Stellen Sie sich vor, daß Ihre Griffe entspannen und gespeicherte Muskelverspannungen lösen. Sie benutzen stets die flache Hand; die Finger und Handgelenke sind entspannt, um weiche und rhythmische Bewegungen zu ermöglichen.

Rücken (1)
Verreiben Sie etwas Öl zwischen den Händen, und stellen Sie sich an den unteren Rücken der Partnerin mit Blick nach oben. Die Hände behutsam nebeneinander über den unteren Rücken legen, langsam zum Nacken hinaufgleiten, an den Schultern seitwärts hinausgleiten lassen und an den Körperseiten hinunterziehen. Mehrmals wiederholen.

Brustkorb (2)
Sie stehen am Kopfende, verreiben etwas Öl zwischen den Händen und setzen die Fingerspitzen am Brustbeinansatz auf. Gleiten Sie auf dem Brustbein abwärts, ohne die Brüste zu berühren. Lassen Sie die Hände am Brustbeinende hinausgleiten, und ziehen Sie sie an den Seiten gemeinsam wieder nach oben bis zum Ausgangspunkt. Mehrmals wiederholen.

Ausstreichen

Ausstreichen ist eine mit der flachen Hand unter leichtem bis mittlerem Druck ausgeführte Technik. Sie dient der Entspannung bearbeiteter Muskeln, wird quer über den Rücken und nach oben angewendet und vermittelt ein Gefühl der Dehnung, des Weiterwerdens. Die Muskulatur beidseits der Wirbelsäule kann angespannt und verkürzt sein und zu allgemeiner Steifigkeit und Bewegungseinschränkung führen. Die rasche Griffabfolge mit Druck von der Wirbelsäule weg kann die Muskeln lockern und die Beweglichkeit des Rückens wiederherstellen. Stellen Sie sich vor, daß Druck von der Wirbelsäule weicht, indem Sie selbst Ihren Rücken und die Hände entspannen.

Rücken (1)
Sie stehen diagonal zur Partnerin. Legen Sie eine Hand locker auf die Muskulatur der gegenüberliegenden Seite der Wirbelsäule am unteren Rücken. Streichen Sie von sich weg zur Körperseite hin. Wiederholen Sie dies mit der anderen Hand etwas oberhalb der ersten Hand, und arbeiten Sie sich den Rücken aufwärts bis zu den Schultern vor. Die gesamte Abfolge wiederholen.

Hüften (2)
Sie stehen vor der Partnerin und legen eine Hand auf die gegenüberliegende Seite des unteren Rückens. Streichen Sie nun rund um die Hüfte und über das Gesäß zu sich zurück. Mit der anderen Hand wiederholen. Stellen Sie sich vor, daß Sie den unteren Rücken dehnen. Üben Sie Druck aus bei der Bewegung von Ihnen weg, verringern Sie ihn, während Sie die Hände zurückführen.

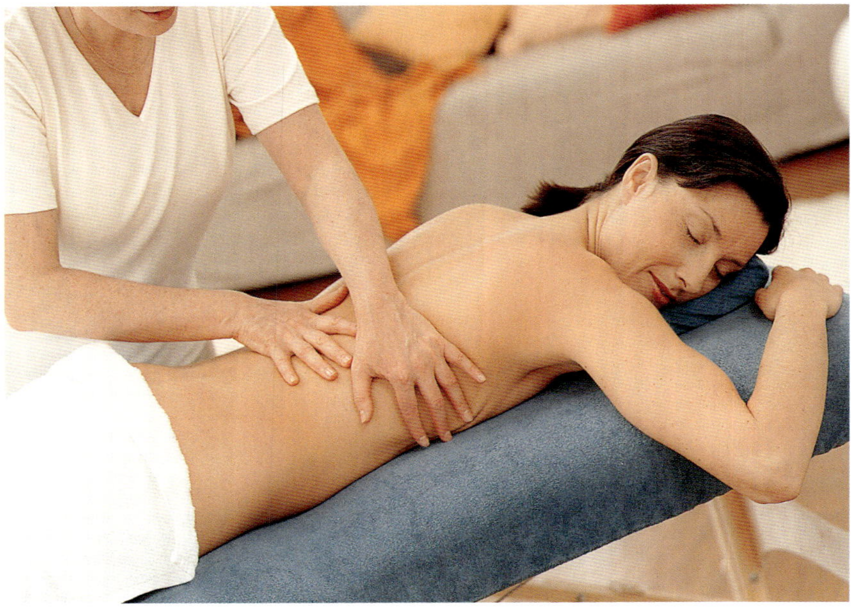

1

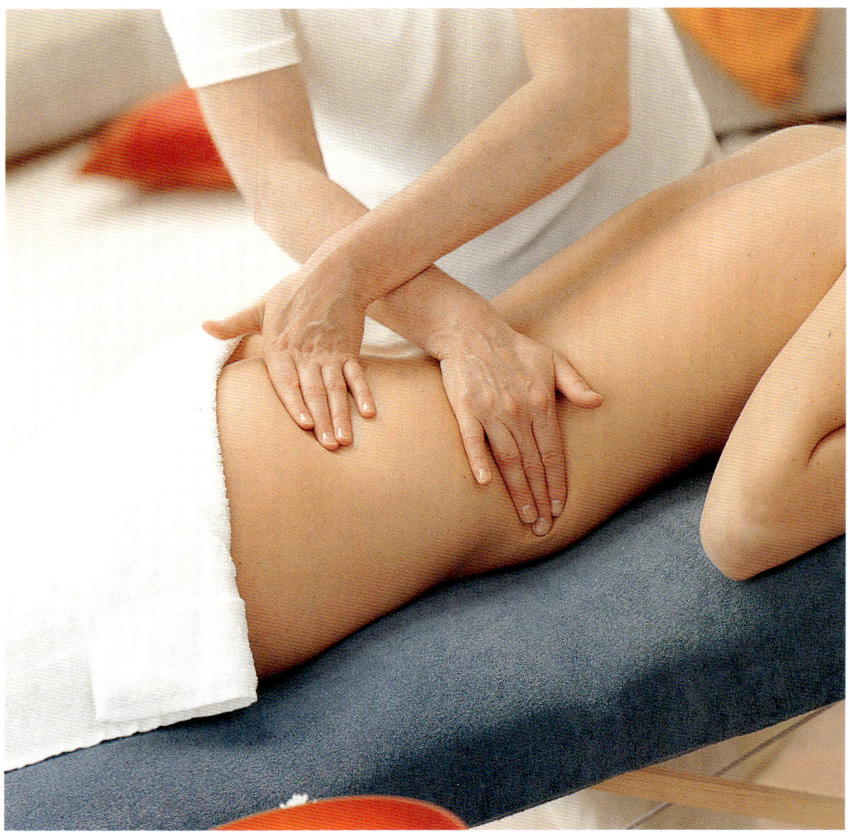

2

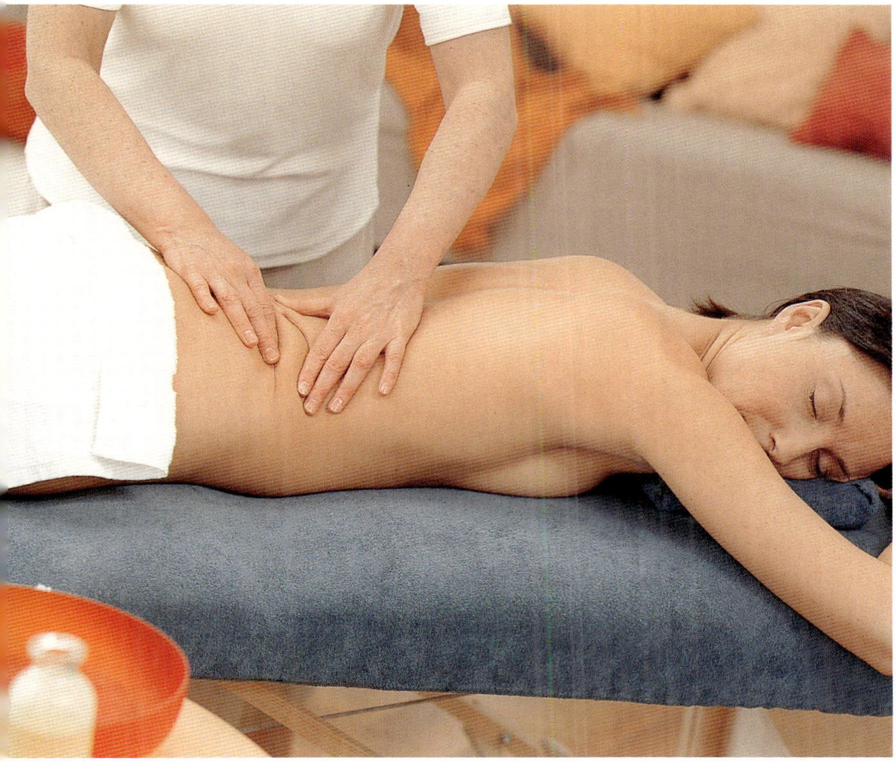

1

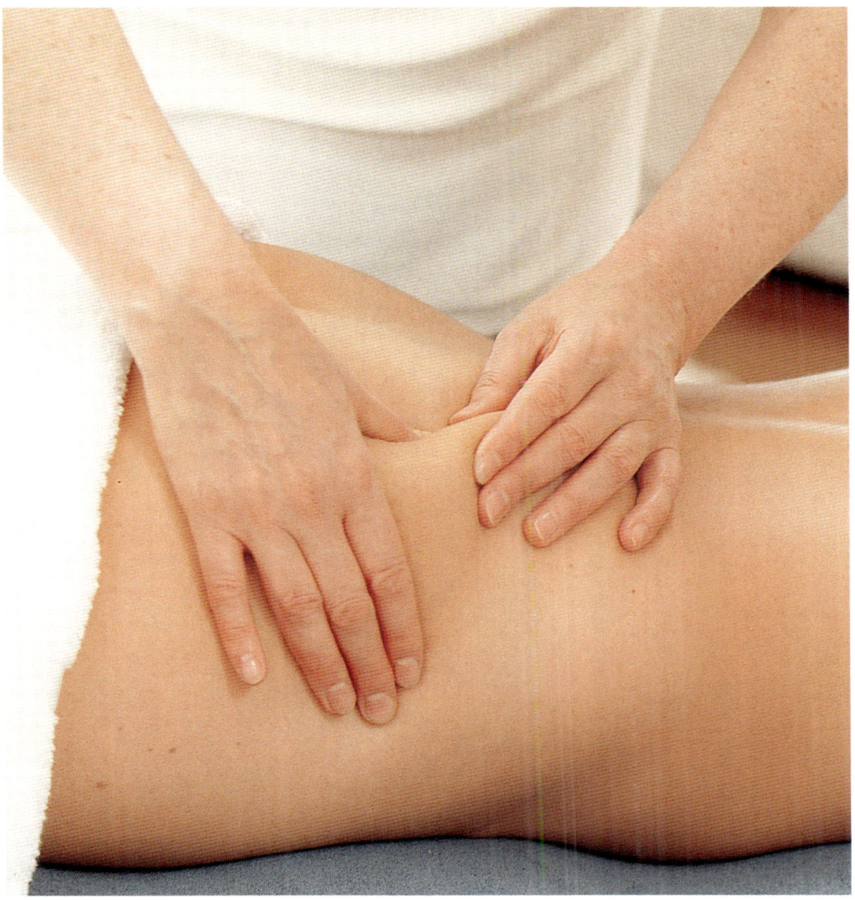

2

Kneten

Kneten ist ein Massagegriff, der mit mittlerem Druck ausgeführt wird. Er erfolgt nach dem Entspannen der Muskeln auf der geölten Haut. Muskelverspannungen behindern den Energiefluß im Körper. Die Bewegungen, die an Teigkneten erinnern, wirken tiefer auf die Muskulatur ein und lösen allgemeine Verspannungen; der Kreislauf wird angeregt. Die Hände arbeiten abwechselnd, wobei Daumen und Finger die Muskeln in rollender Bewegung drücken und pressen. Meist wird über großen, fleischigen Körperbereichen geknetet, die Hände haben also reichlich Platz zum Arbeiten.

Rücken (1)
Stellen Sie sich so vor den unteren Rücken der Partnerin, daß Sie sich bequem darüberbeugen können. Zunächst mit dem Daumen in das Muskelband auf der gegenüberliegenden Seite der Wirbelsäule drücken und mit den Fingern auf sich zu rollen. Das gleiche direkt daneben mit der anderen Hand wiederholen, so daß eine kontinuierliche, rhythmische Bewegung bis zur Schulter hoch entsteht.

Gesäß (2)
Sie stehen wieder vor dem unteren Rücken. Erneut beugen Sie sich etwas darüber, drücken mit dem Daumen in die gegenüberliegende Hinterbacke und rollen sie mit den Fingern auf sich zu. Wiederholen Sie dies über den fleischigen Flächen. Der Druck sollte der Partnerin angenehm sein; stellen Sie sich vor, daß rund um den unteren Rücken und die Hüften Verspannungen weichen.

Daumen nach außen ziehen

Hier handelt es sich um eine Technik mit mittelstarkem Druck, bei der die Daumen über die Muskulatur nach außen gezogen werden. Dies erfolgt jeweils an einem kleinen Bereich, z. B. an der Fußsohle oder der Rückseite des Knies. Dabei werden Verspannungen in der Muskulatur und den Gelenken freigesetzt. Umschließen Sie die jeweilige Körperstelle mit den Händen, um diese abzustützen und mit dem Daumen Druck ausüben zu können. An den Gelenken sollte der Druck jedoch minimal sein.

Fuß (1)
Sie stehen am Fußende, heben den Fuß der Partnerin etwas an und nehmen ihn in die gewölbte Hand. Die Daumen werden nebeneinander auf die Fußsohle gelegt und unter Druck allmählich auseinandergezogen. Am Ende der Bewegung den Fuß ein wenig pressen. Mehrmals wiederholen.

Knie (2)
Jetzt umfassen Sie das Knie der Partnerin und nehmen es ohne Druck in Ihre gewölbten Hände. Die Daumen liegen nebeneinander oberhalb der Kniekehle und werden dann sanft nach außen gezogen. Druck und Bewegung sollten unbedingt leicht und behutsam sein. Stellen Sie sich vor, daß die Verspannungen an den Gelenken entweichen und das Bein sich entspannt.

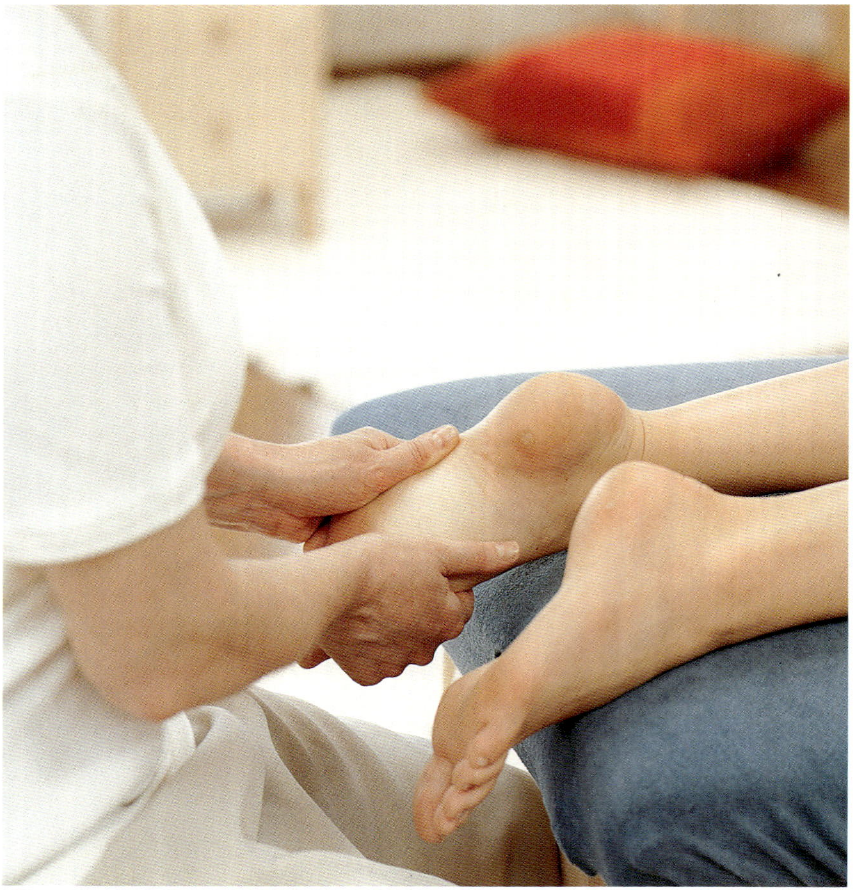

1

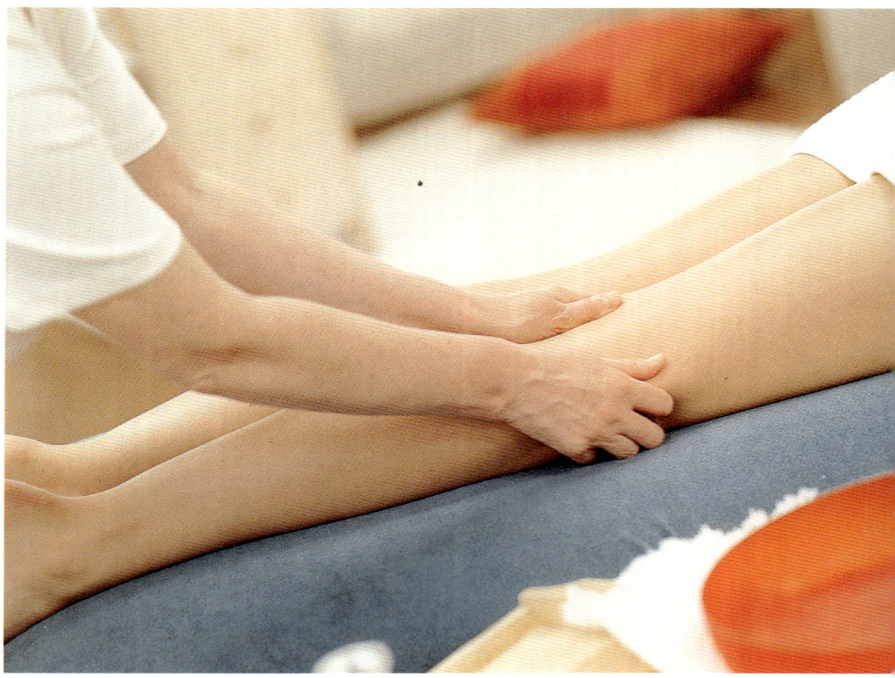

2

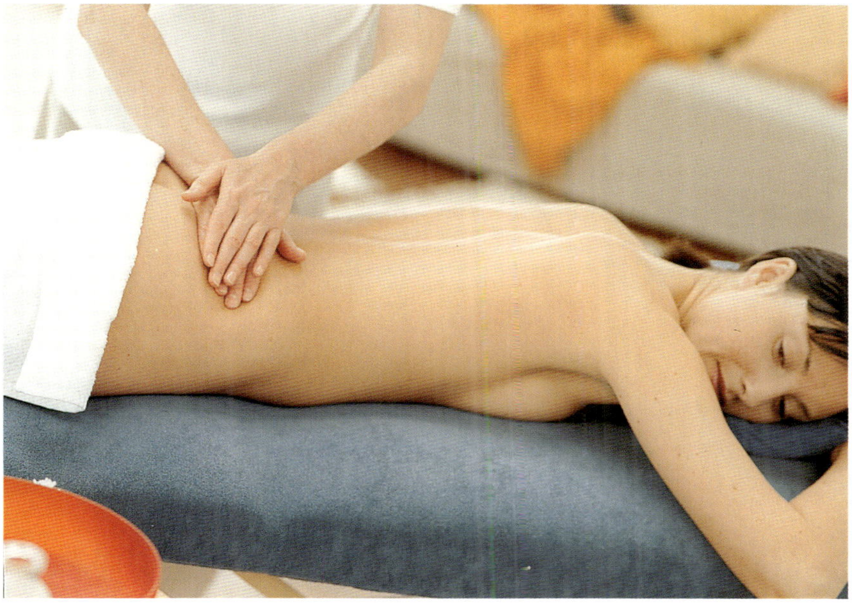

1

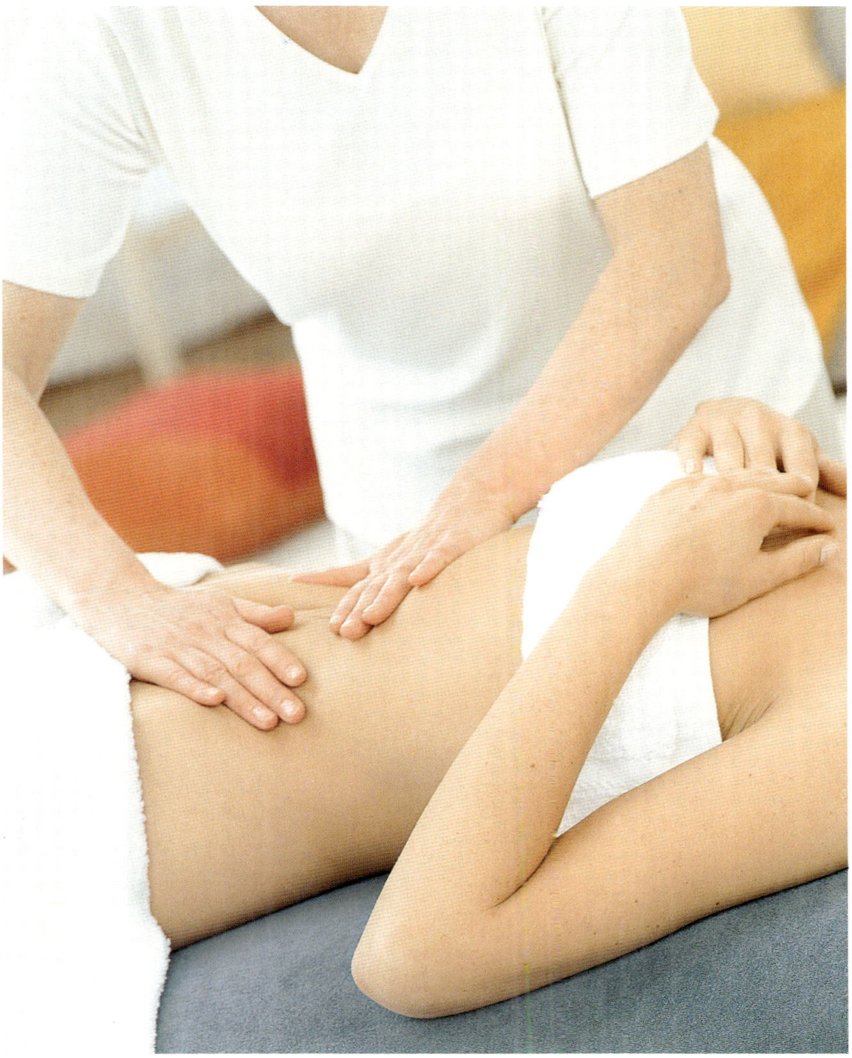

2

Kreisen mit der flachen Hand

Bei diesem Massagegriff werden unter mittlerem Druck mit der flachen Hand über einer recht großen Fläche – meist Rücken oder Bauch – kreisende Bewegungen ausgeführt. Sie wirken entspannend und beruhigend und helfen beim Abbau von Erregung, da sie besänftigen, lindern und nervöse Anspannungen und Gefühle auflösen. Folgen Sie den Körperkonturen mit entspannten Händen. Arbeiten Sie auch hier auf dem Rücken gegen den Uhrzeigersinn und auf dem Bauch im Uhrzeigersinn; dies entspricht dem Fluß der Körperenergie. Anschließend können Sie die Streichungen 5 cm vom Körper entfernt ausführen.

Kreuzbein (1)

Sie stehen vor der Partnerin und legen eine Hand auf das Kreuzbein (Knochendreieck am Ende der Wirbelsäule), die andere locker darüber. Damit recht große Kreise über das Kreuzbein und den unteren Rücken ziehen, wobei die obere Hand den Druck reguliert. Stellen Sie sich vor, daß der gesamte untere Rücken entspannt und entlastet wird. Die Streichungen sollten immer als angenehm empfunden werden.

Bauch (2)

Sie stehen vor der Partnerin und kreisen zunächst mit einer Hand auf dem Bauch, um dann die andere nachzuziehen. Während sich beim Kreuzen der beiden Hände eine hebt, hält die andere immer den Kontakt zum Körper. Im Bauchbereich niemals starken Druck ausüben, die Bewegungen werden langsam und behutsam ausgeführt.

Ziehen mit den Daumen und Fingern

Dieser mit mittlerem Druck auszuführende Griff wird speziell zum Lösen von Verspannungen an Händen und Füßen eingesetzt. Obwohl kein direktes Kneifen erfolgt, wirkt es aber so, wenn man die Daumen zwischen den Sehnen entlangzieht. An den Händen und Füßen befinden sich intensiv arbeitende Energiezentren, die jedoch nur korrekt funktionieren, wenn die Muskeln nicht verhärtet sind. Eine entsprechende Massage entspannt die Handflächen und Fußsohlen. Bei körperlichen Problemen hilft die Behandlung der Hände und Füße. Stellen Sie sich vor, daß der Blutfluß angeregt wird.

Hände (1)
Sie sitzen oder stehen vor der Partnerin und stützen ihre Hand. Greifen Sie mit dem Daumen möglichst hoch zwischen Zeigefinger und Daumen hinauf. Ziehen Sie jetzt Ihren Daumen zwischen den Knochen nach unten Richtung Finger, wobei Sie gleichzeitig von unten Druck mit dem Zeigefinger ausüben. Wiederholen Sie das zwischen den Knochen der gesamten Hand.

Füße (2)
Sie sitzen oder stehen am Fußende. Während Sie den Fuß mit einer Hand stützen, setzt der Daumen der anderen Hand zwischen der großen und der zweiten Zehe möglichst hoch auf dem Rist an. Üben Sie mit dem Mittelfinger Druck auf die Fußsohle aus, und ziehen Sie die Finger zu sich her – wobei sie gleiten und sich nicht einbohren. Wiederholen Sie das zwischen allen Zehen.

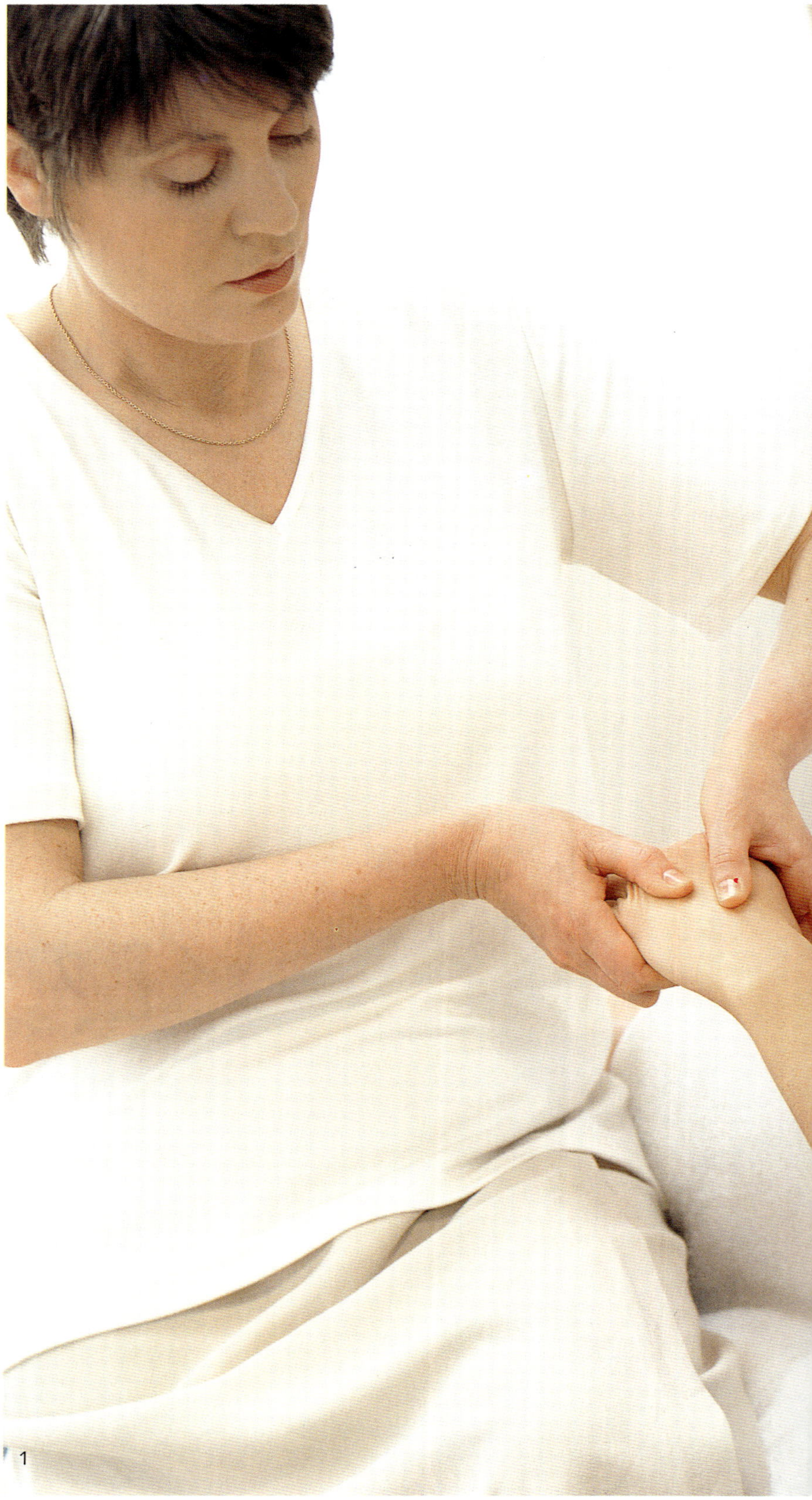
1

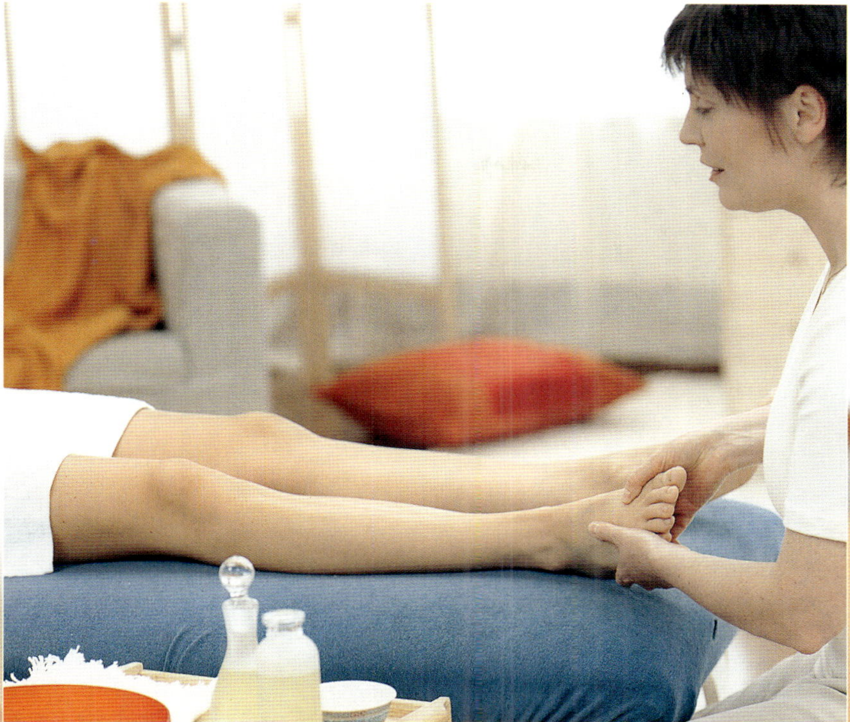

2

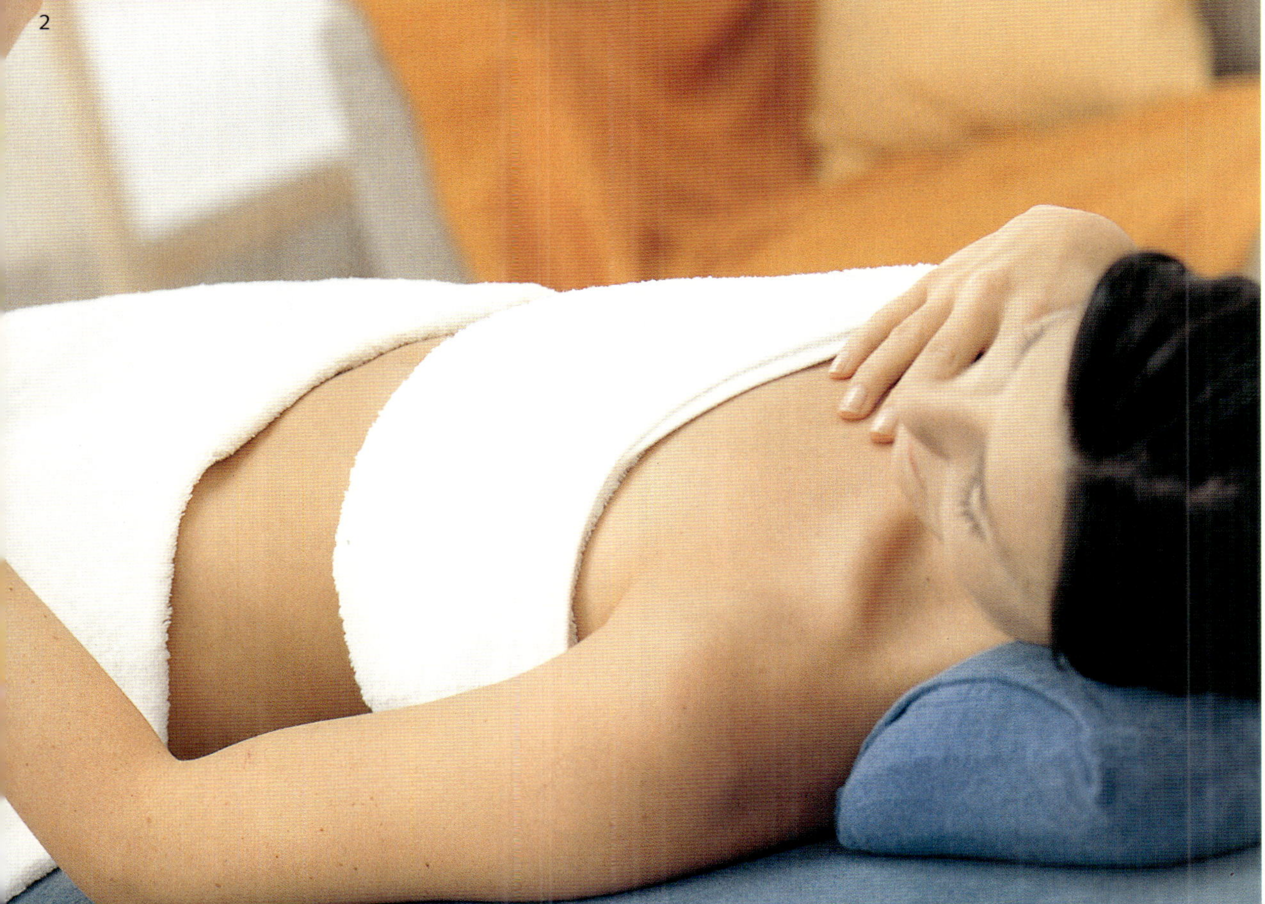

Ziehen mit den Daumen und Fingern (Fortsetzung)

Mit diesem Griff werden unter mittlerem bis starkem Druck auch Bereiche um Gelenke und Muskeln nahe der Wirbelsäule entspannt. Meist wird mit Mittel- und Ringfinger ein angemessen fester Druck ausgeübt. Auch dabei geht es um die Lösung von Verspannungen und die Anregung des Energieflusses. Die Gelenke werden durch ständige Muskelkontraktionen beansprucht und oft in einer steifen, blockierten Position gehalten, was sich wiederum auf den Kreislauf und den Energiefluß im Körper auswirkt. Achten Sie auf mehr gleitende als drückende Bewegungen. Besondere Vorsicht ist bei Gelenkschmerzen aller Art geboten.

Schulterblatt (1)
Sie stehen vor der Partnerin und legen ihren Unterarm auf den Rücken. Stützen Sie mit der einen Hand die Schulter von unten, und legen Sie die andere Hand auf das Schulterblatt, das Sie so weit wie möglich umfassen. Ziehen Sie nun die Hände langsam zu sich heran, und spüren Sie dabei der Bewegung des Schulterblatts nach. Mehrmals wiederholen.

Fußknöchel (2)
Sie stehen am Fußende. Heben Sie den Fuß, und stützen Sie ihn mit einer Hand. Umkreisen Sie mit den Fingern der anderen Hand unter leichtem Druck den äußeren Knöchel. Stellen Sie sich vor, wie sich die Verspannungen rund um das Gelenk lösen. Am inneren Knöchel wiederholen.

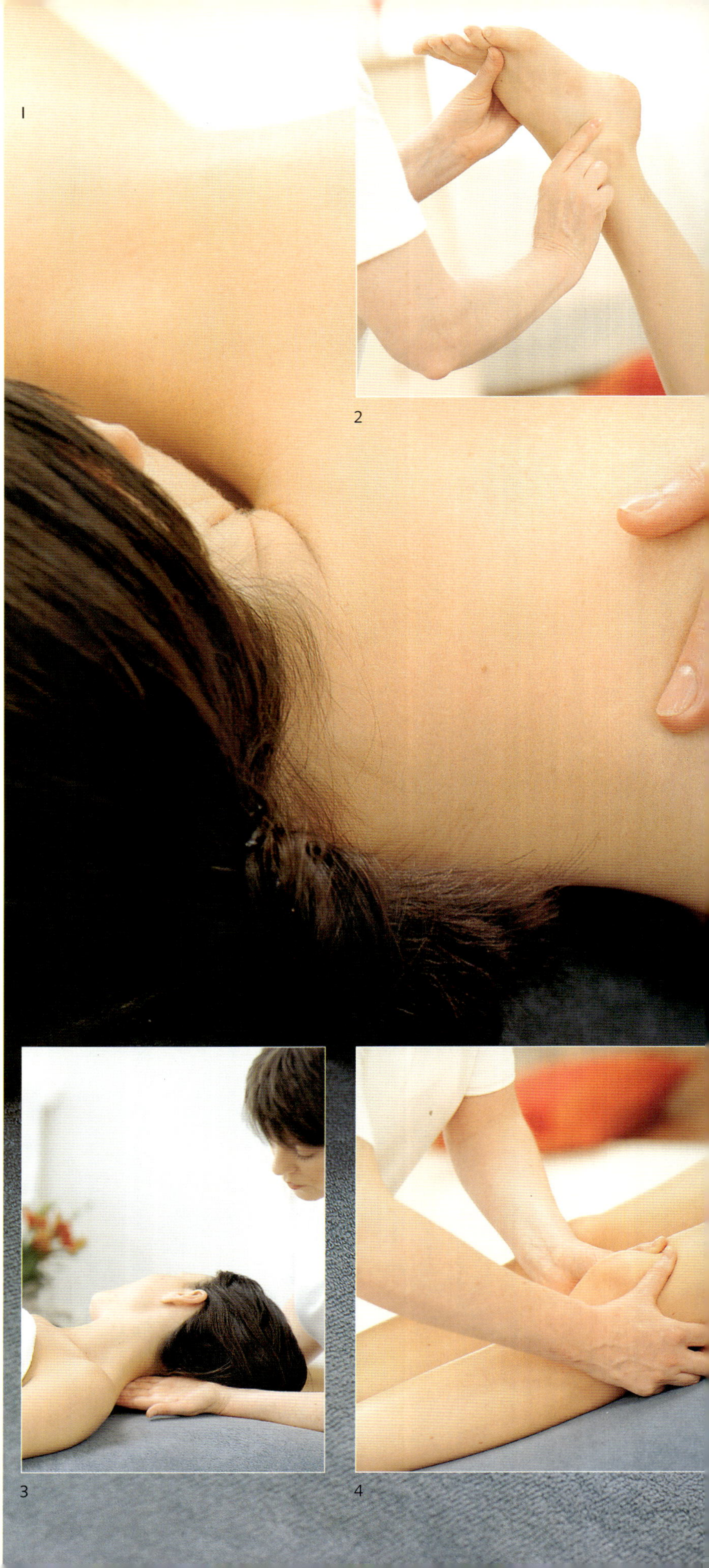
1
2
3
4

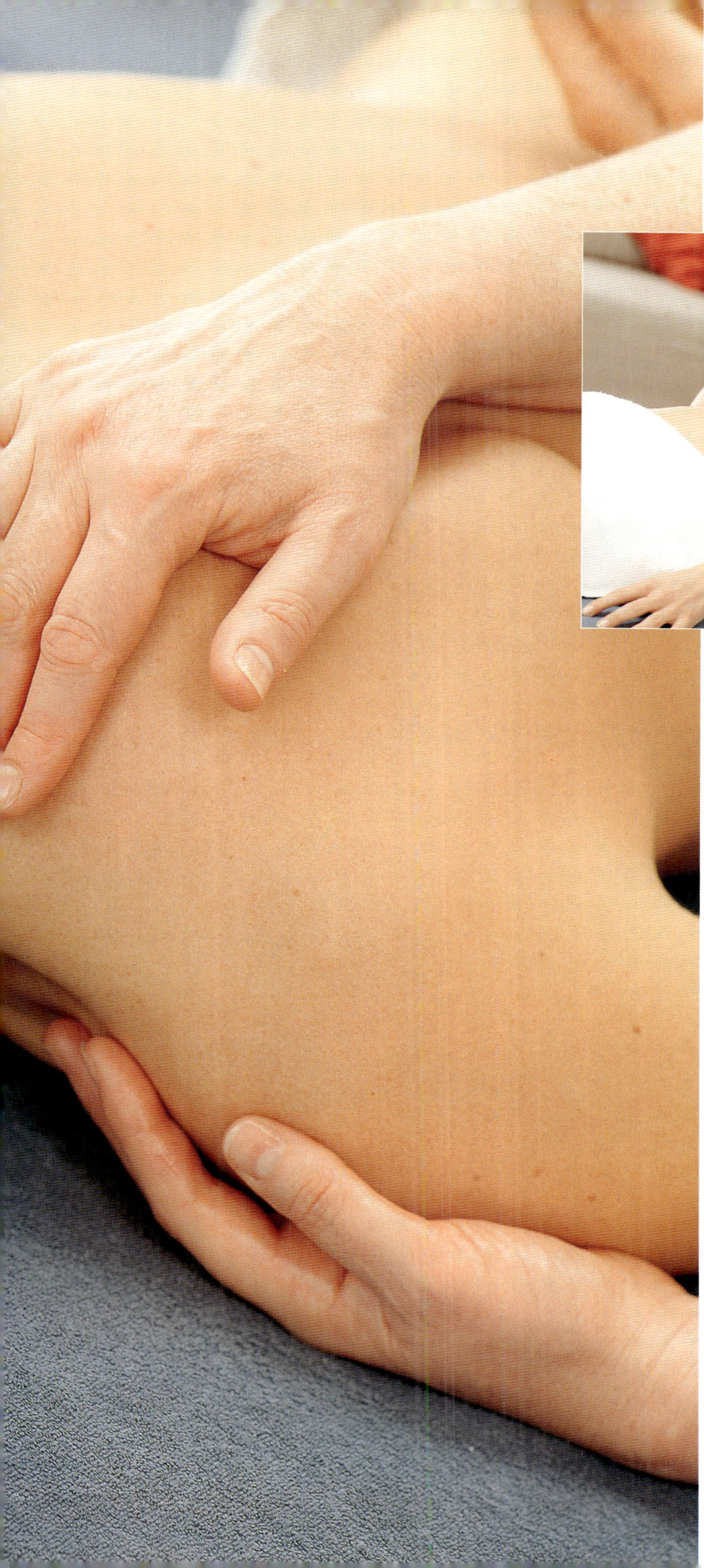

5

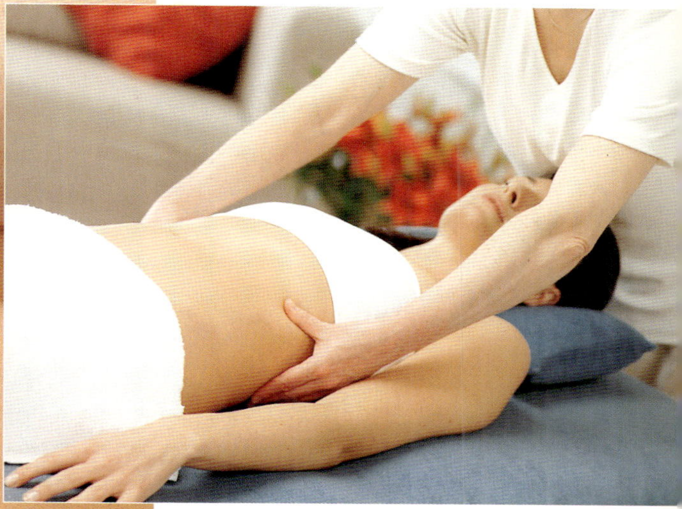

Nacken (3)
Sie stehen am Kopfende. Legen Sie den Kopf der Partnerin zur Seite, und stützen Sie ihn mit einer Hand. Die andere Hand wird mit den Fingern nahe der Wirbelsäule unter den oberen Rücken geschoben. Ziehen Sie diese Hand an der Wirbelsäule entlang bis zur Schädelbasis hinauf. Den Kopf dann auf die andere Seite wenden und das gleiche wiederholen.

Knie (4)
Sie stehen am Fußende. Legen Sie die Daumen nebeneinander direkt über das Knie, die Hände in der Kniekehle dienen als Stütze. Ziehen Sie nun die Daumen rund um die Kniescheibe, bis sie sich unterhalb wieder treffen, und drücken Sie leicht nach innen. Fühlt sich das Knie blockiert an, lassen Sie die Partnerin entspannen.

Rippen (5)
Sie stehen am Kopfende. Reichen Sie über den Brustkorb hinweg, und legen Sie die Daumen zwischen die unteren Rippen. Ziehen Sie die Daumen, dem Verlauf der Rippen folgend, zur Körperseite. Wiederholen Sie dies einmal weiter unten.

Gleiten mit den Handflächen

Bei dieser Technik wird mit mittlerem Druck gearbeitet, wobei man die Daumen und Handinnenflächenbasis über die Haut gleiten läßt. Die Bewegung sollte behutsam sein und das Körperzentrum von Spannungen befreien. Das Handflächengleiten ähnelt in gewisser Weise dem Nach-außen-Ziehen der Daumen, erfaßt jedoch einen viel größeren Bereich und erlaubt mehr Druck aus dem Handballen. Setzen Sie den Griff dort ein, wo sich die Partnerin besonders verkrampft fühlt. Die Methode empfiehlt sich zur Rückenentspannung, vor allem jedoch zum Besänftigen der Stirn. Stellen Sie sich vor, daß Streß abgebaut und der Geist der Partnerin beschwichtigt wird. Die Bewegungen können auch 5 cm vom Kopf entfernt ausgeführt werden.

Stirn (1)
Sie stehen am Kopfende. Legen Sie Ihre Hände flach auf die Stirn der Partnerin, die Daumen nebeneinander auf die Stirnmitte. Nun die Hände am Haaransatz entlang Richtung Schläfen auseinanderziehen und mit den Daumen Druck ausüben. Achten Sie auf lockere Hände.

Oberer Rücken (2)
Sie stehen vor dem Rücken der Partnerin, legen beide Hände zwischen die Schulterblätter und beginnen mit der Massage beiderseits der Wirbelsäule. Ziehen Sie die Hände zu den Schulterblättern, dabei Druck mit den Handballen ausüben. Weiter unten wiederholen.

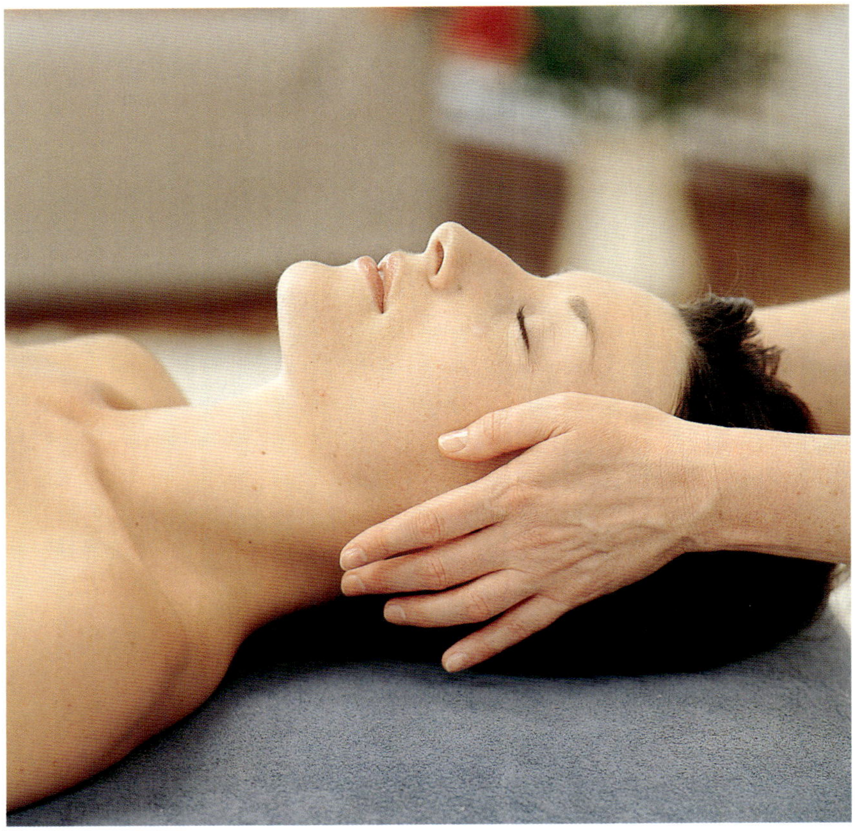

1

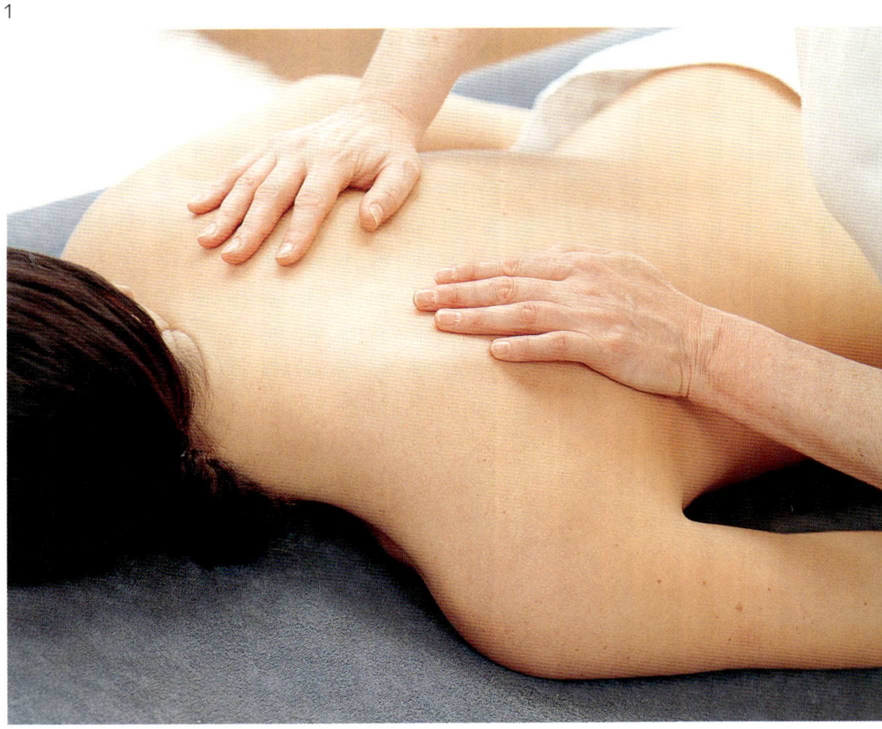

2

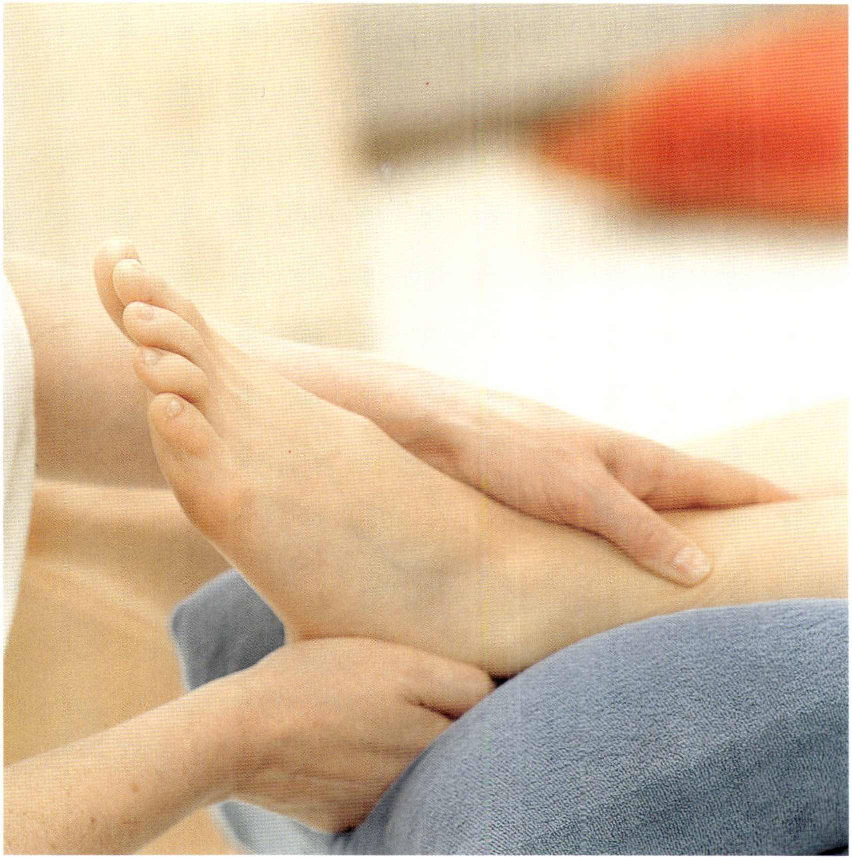

Drainage

Dieser mit mittelstarkem Druck ausgeführte Griff dient der Drainage der Muskulatur. Während des An- und Entspannens produzieren die Muskeln Ausscheidungsprodukte, die für gewöhnlich von Blut und Lymphe abtransportiert werden. Ist dieser Vorgang blockiert, lagern sich die Stoffe ab. Das Drainieren von Armen und Beinen erfolgt zum Körper hin mit Hilfe der Daumen oder der ganzen Hand entlang dem Muskelverlauf. Es kann auch an kleineren Bereichen angewendet werden, um den örtlichen Abtransport anzuregen oder Schwellungen zu reduzieren. Arbeiten Sie bei Schwellungen nie auf, sondern immer von der betroffenen Stelle weg.

Fußknöchel

Sie stehen am Fußende. Stützen oder heben Sie das Fußgelenk der Partnerin an, und legen Sie den Daumen mindestens 2 cm oberhalb einer Schwellung an. Streichen Sie nun sanft mit dem Daumen nach oben, um den Druck zu verringern. Arbeiten Sie schrittweise, und prüfen Sie, ob es als angenehm empfunden wird. Wird die Haut durch Ihre Behandlung rot, arbeiten Sie weiter entfernt von der schmerzenden Stelle.

Kreisen mit den Daumen und Fingern

Hier wird mit den Daumen oder Fingern in kleinen, kreisenden Bewegungen auf spezielle Körperstellen ein tiefer, sich nach unten fortsetzender Druck ausgeübt. Diese Methode eignet sich auch zum Drücken von Stellen, an denen Sie besondere Verspannungen oder »Knoten« festgestellt haben. Der Druck darf weder unangenehm noch schmerzhaft sein. Zunächst sollte er sanft ausfallen, jedoch verstärkt werden, wenn sich eine Reaktion einstellt. Auf keinen Fall mit den Muskeln kämpfen oder Gewalt anwenden! Stellen Sie sich vor, wie sich Entspannung im Körper ausbreitet. Kreisen Sie mehrmals langsam auf der Stelle, und gehen Sie dann weiter, um Widerstand oder Irritation zu vermeiden.

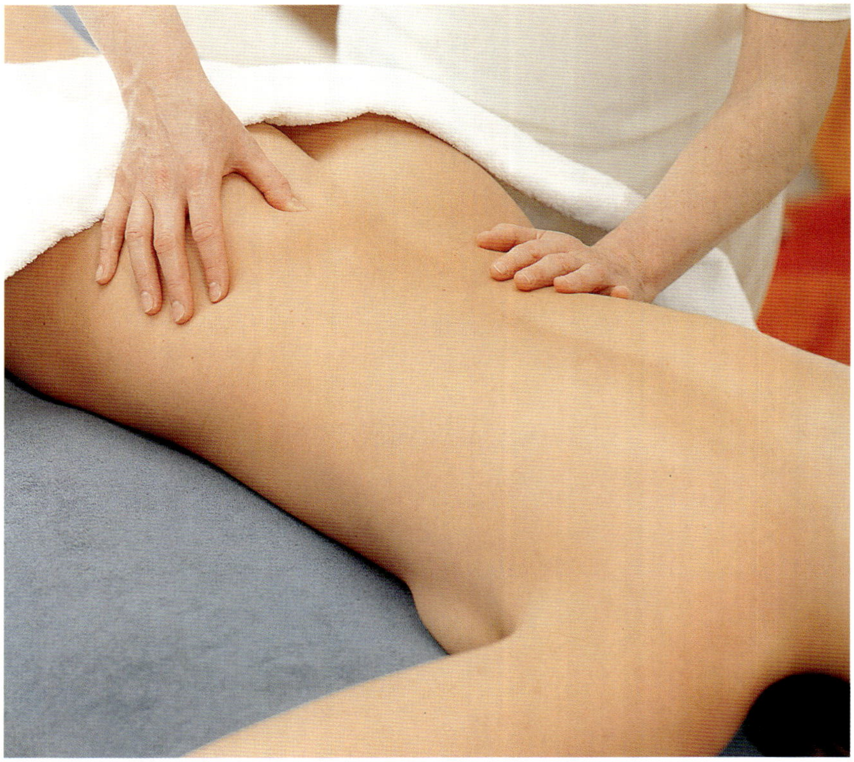

1

Kreuzbein (1)
Sie stehen vor dem unteren Rücken. Den Daumen auf der gegenüberliegenden Seite des Kreuzbeins aufsetzen und die Stelle sanft in kreisenden Bewegungen drücken. Dies entlang dem gesamten Kreuzbein bis zur Hüfte und anschließend weiter unten wiederholen. Stellen Sie sich vor, wie sich Verspannungen im unteren Rücken- und Hüftbereich lösen.

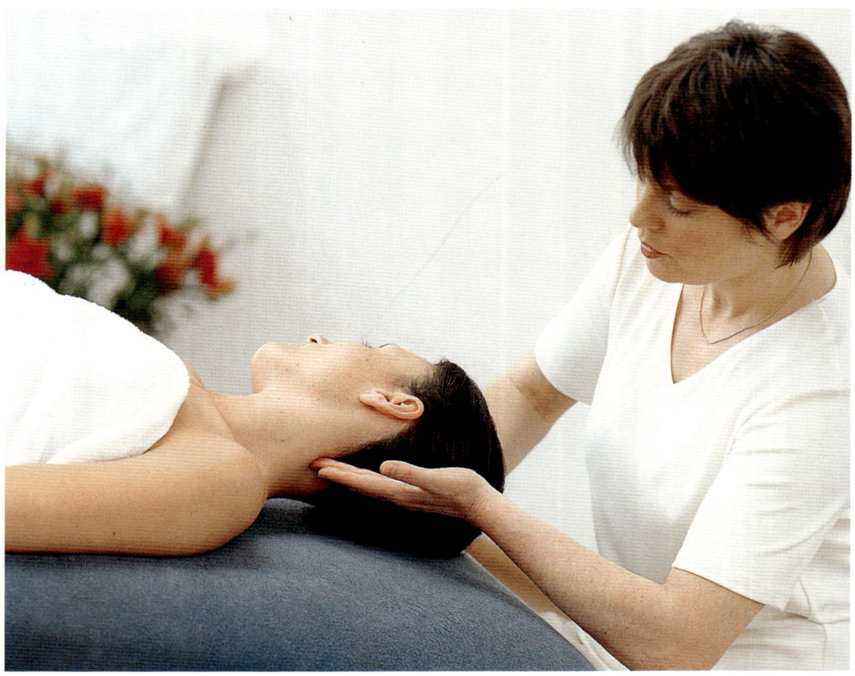

2

Nacken (2)
Sie stehen am Kopfende und legen beide Hände unter den Nacken, die Finger jeweils seitlich der Wirbelsäule. Kreisen Sie in kleinen Bewegungen am Nacken hoch bis zur Schädelbasis. Oder Sie stützen den Kopf mit einer Hand und kreisen mit der anderen jeweils eine Nackenseite. Mit leichtem Druck arbeiten.

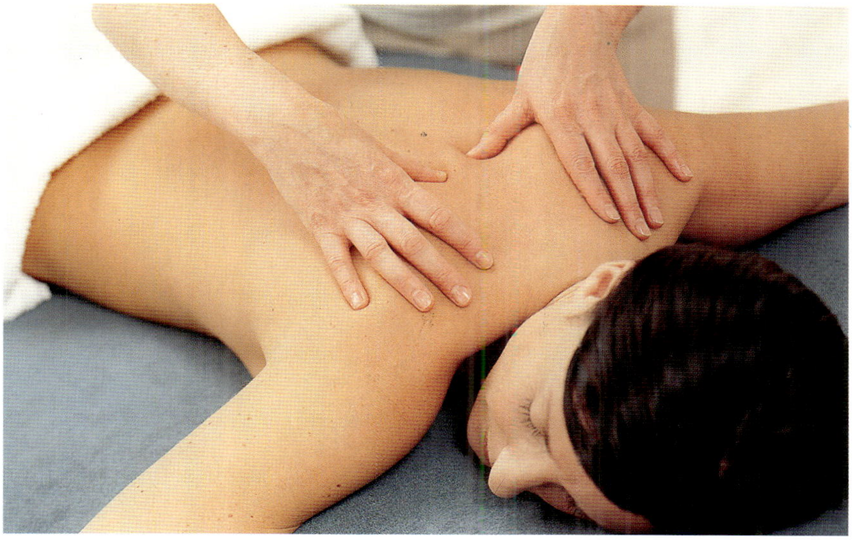

1

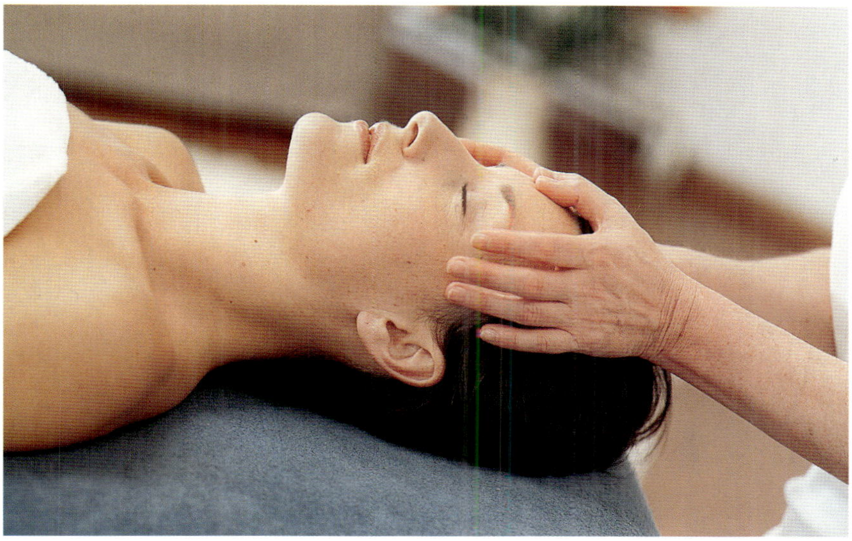

2

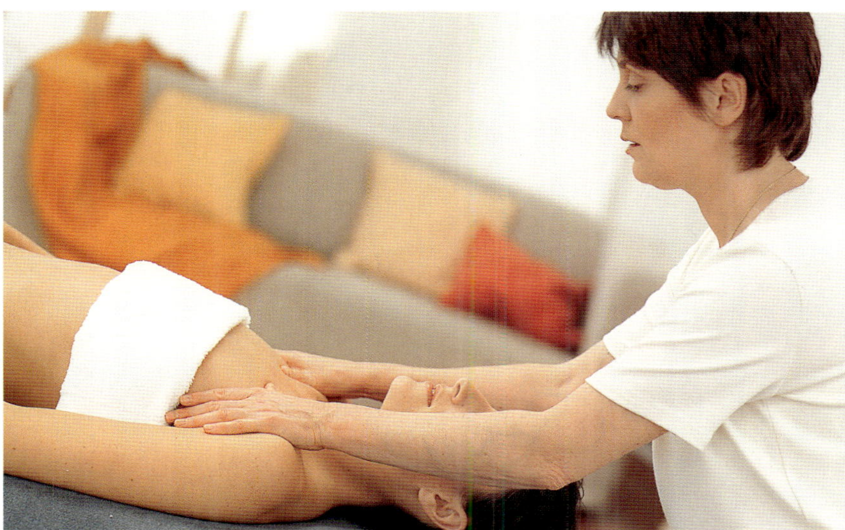

3

Drücken mit den Daumen

Mit diesem Griff wird stärkerer Druck auf einen kleinen Bereich verspannter Muskeln ausgeübt. Bei der Arbeit am Rükken ist es wirkungsvoll, in die Muskeln beiderseits der Wirbelsäule zu drücken. Der Druck wirkt ziemlich tief – körperlich wie seelisch. Drücken Sie, und lassen Sie den Druck über die Daumenkuppe dann leicht los. Stellen Sie sich vor, daß sich tief innen Verspannungen lösen. Bei Widerstand warten Sie ab, bis sich die Muskeln entspannt haben. Arbeiten Sie mit vermindertem Druck um die Gelenke, und drücken Sie an Kopf und Gesicht immer sehr sanft.

Rücken (1)
Lockern Sie Ihre Arme, und setzen Sie die Daumen jeweils 2–3 cm seitlich der Wirbelsäule auf. Einmal in die Muskeln hineindrücken, dann den Druck lösen. Wiederholen Sie dies bis hinunter zum unteren Rükken. Dabei jedesmal etwa 2–3 cm tiefer gehen oder jeweils einmal zwischen zwei Wirbeln drücken.

Stirn (2)
Setzen Sie die Daumen nebeneinander zwischen den Augenbrauen auf. Einmal leicht nach unten drücken und entlang der Stirnmitte und auf Sie zu wiederholen. Drücken Sie so bis zum Haaransatz oder zur Kopfmitte. Je langsamer und gleichmäßiger der Druck, desto effektiver.

Brustkorb (3)
Setzen Sie je einen Daumen oben seitlich des Brustbeinansatzes auf. Einmal langsam und gleichmäßig in den ersten Rippenzwischenraum drücken; dann in den nächsten usw. Wiederholen Sie dies einmal, unter Auslassung des Brustgewebes. Stellen Sie sich im Brustraum tiefe Entspannung vor.

Öffnen, Weiten

Mit diesem Griff können Sie den oberen Rücken und die Schultern vor Massagebeginn vorbereiten, sie lockern und öffnen. Die meisten Menschen haben verspannte Schultern. Selbst nach dem Entspannen auf der Liege verharrt ihr Körper, besonders aber der Schulterbereich, in der alten verkrampften Stellung. Aufgabe der Massage ist es unter anderem, die natürliche Bewegung wiederherzustellen. Wenn Sie hochgezogene Schultern in eine entspannte Lage führen, machen Sie der Partnerin bewußt, wie sich ihr Körper eigentlich fühlen sollte. Nach der Öffnung bzw. Weitung gehen Sie zur Massage des oberen Rückens über.

Schulter
Sie stehen an der Schulter mit Blick zum Kopf der Partnerin. Schieben Sie eine Hand unter die Schulter, legen Sie die andere auf das Schulterblatt. Ziehen Sie nun beide sanft zu sich her, so daß der Körper seine Lage ändert. Der obere Rücken sollte jetzt entspannen. Ziehen Sie die Hände behutsam zu sich heran.

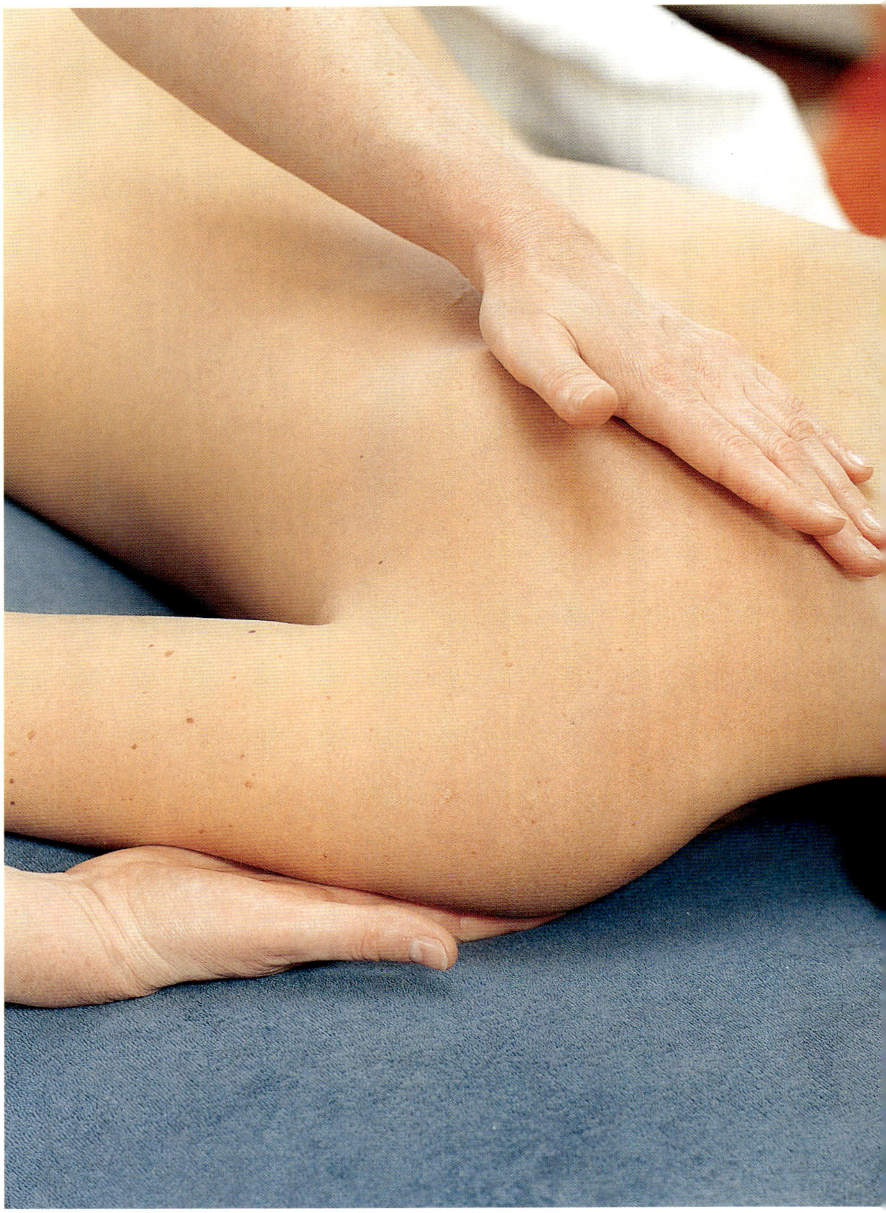

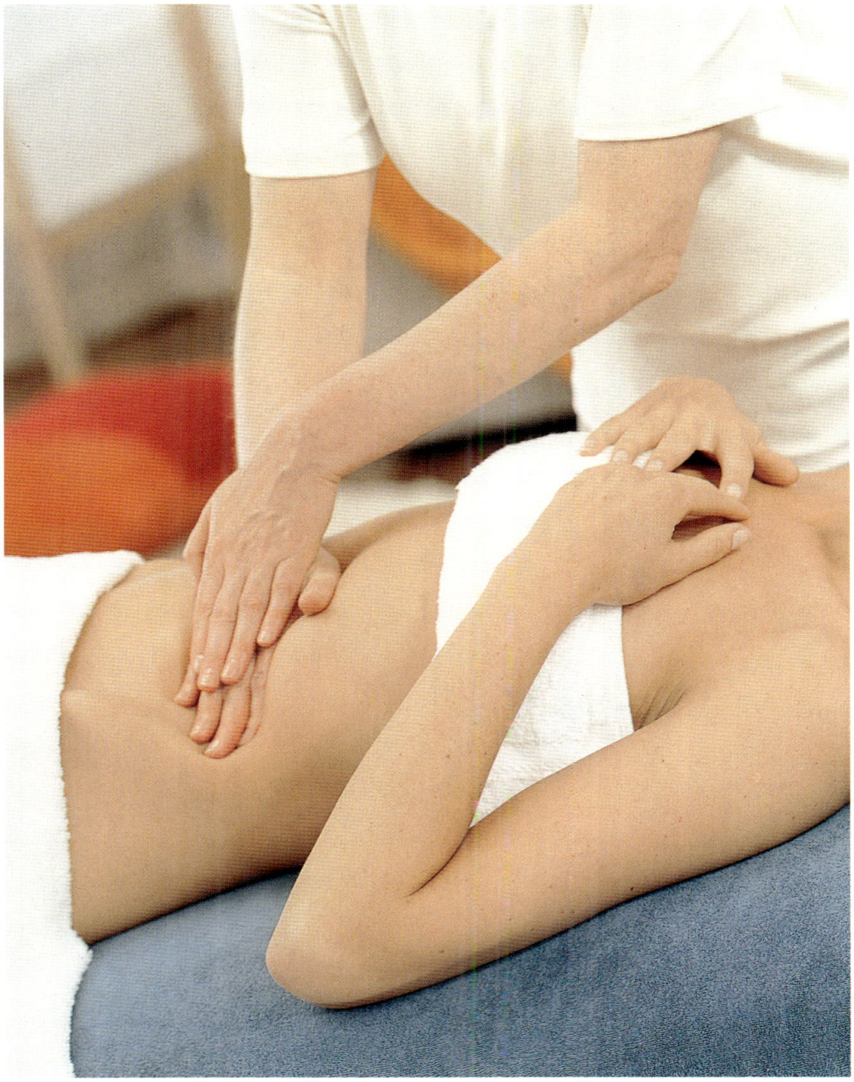

Drücken mit der Hand

Diesen Griff wenden Sie mit mittlerem Druck direkt unterhalb der Rippen an. Die Hände werden übereinandergelegt; die untere Handfläche übt festen Druck aus, ohne sich jedoch einzugraben. Für die Partnerin ist es angenehmer, wenn Sie den Griff beim Ausatmen einsetzen. Für gewöhnlich fühlt sich der Druck gut an, da in dieser Position unterhalb der Rippen das Verdauungssystem angeregt wird. Doch muß der Bauchbereich zuvor entspannt werden. Hat Ihre Partnerin Magenprobleme oder zuvor gegessen, sollten Sie den Griff nicht anwenden.

Bauch
Sie stehen vor der linken Körperseite der Partnerin. Legen Sie direkt unterhalb der Rippen die Hände aufeinander. Drücken Sie gleichmäßig nach unten, und ziehen Sie die Hände zu sich heran. Wiederholen Sie dies zweimal, und gehen Sie dann zum Rippenende der anderen Körperseite über.

Diagonales Ausstreichen

Dies ist ein Massagegriff von mittlerem Druck, bei dem die Hände diagonal auseinandergezogen werden. Diese Behandlung dient der Dehnung des unteren Rückens und kann, behutsam ausgeführt, den Bauchbereich anregen und entspannen. Folgen Sie dabei der Atmung der Partnerin, das heißt, massieren Sie bei Ausatmung. Diese Dehnungen fördern eine Entspannung der verkrampften Muskulatur und vermitteln das Gefühl, daß der Körper losläßt, statt zurückzuhalten. Lassen Sie die Hände gleiten; drücken Sie sie nicht hinein. Diese Technik erst nach einer einleitenden Entspannung des Bereichs anwenden.

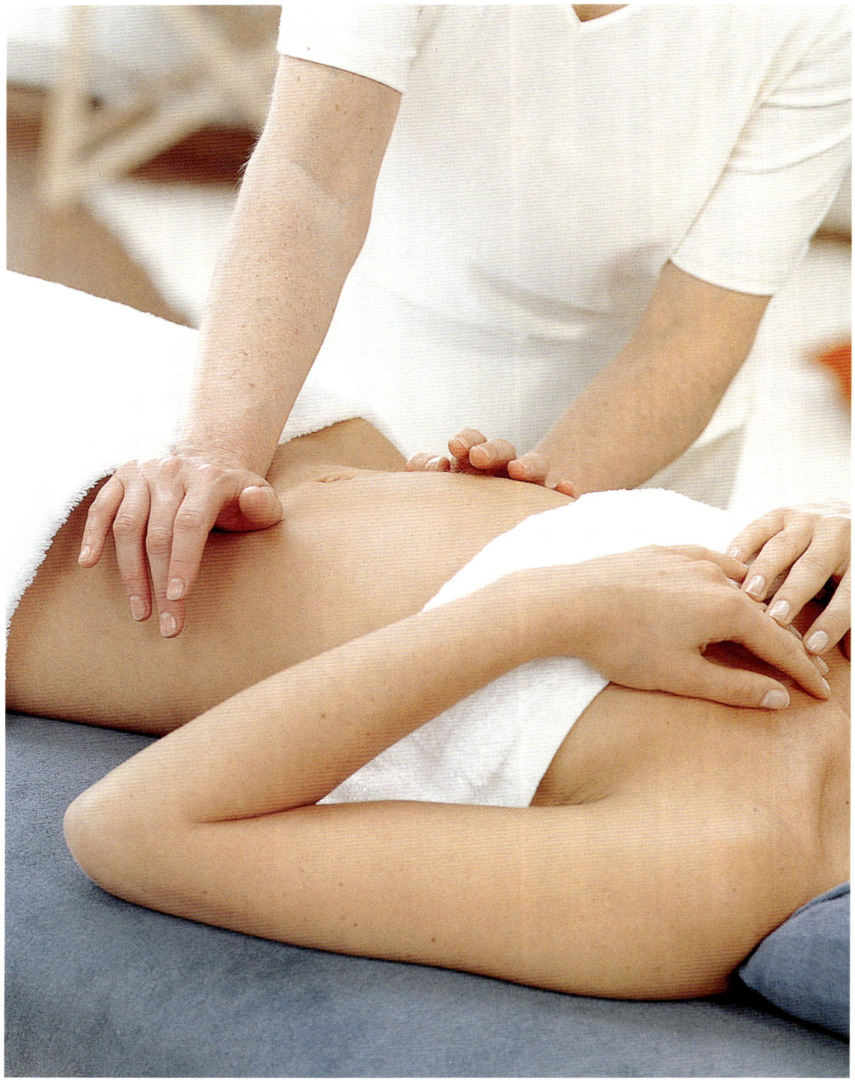

Bauch

Sie stehen vor der Partnerin. Legen Sie beide Hände auf ihren Bauch, und warten Sie, bis sie ausatmet. Dann drücken Sie die Handflächen leicht nieder und ziehen die Hände in Richtung Rippen und gegenüberliegende Hüfte diagonal auseinander. Wiederholen Sie dies von der anderen Seite aus. Achten Sie darauf, daß Sie nach außen dehnen, statt sich hineinzubohren.

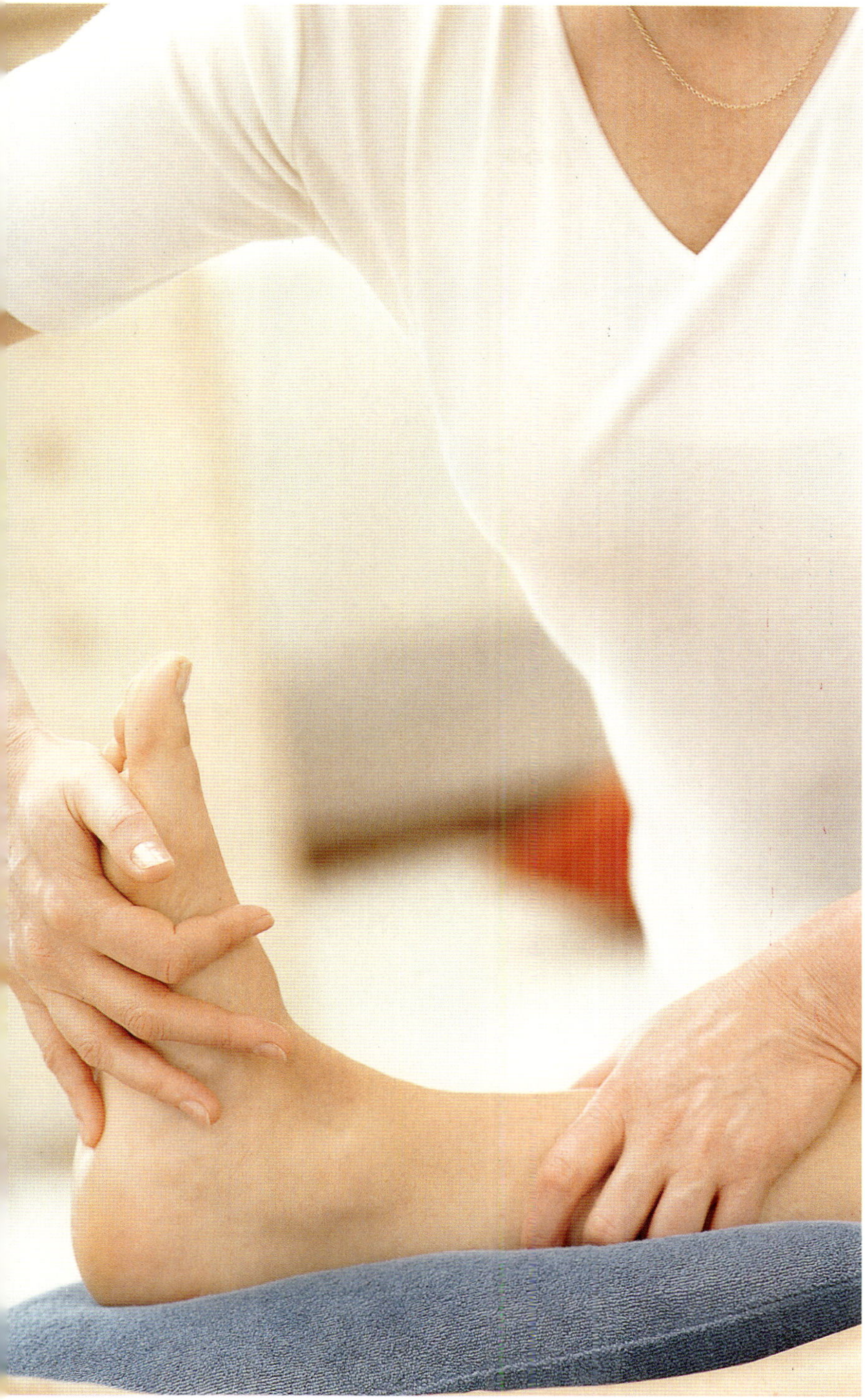

Beugen

Beim Beugen wird der Winkel eines Gelenks verkleinert, indem eine Gliedmaße Richtung Körper oder der Rumpf Richtung Boden geneigt wird. Diese Technik, am Fuß angewendet, erhöht beim Beugen auf den Körper zu die Gelenkbeweglichkeit und dehnt beim Beugen vom Körper weg die Beinrückseite. Vollziehen Sie die Bewegung schrittweise. Das Bein liegt dabei flach, und der Druck sollte langsam und in einer Linie zum Knie erfolgen. Ein scharfer Schmerz auf der Beinrückseite kann ein Hinweis auf Ischias sein oder auf Probleme im unteren Rücken. Fahren Sie in diesem Fall nicht fort. Der Griff kann bei gebeugtem Arm und etwas angehobenem Unterarm auch am Handgelenk ausgeführt werden.

Fuß

Stellen Sie sich so vor das Bein, daß Sie Richtung Fußende sehen. Legen Sie eine Hand oder beide auf die Fußsohle, und beugen Sie den Fuß behutsam Richtung Knie. Die Bewegung sollte unbedingt als angenehm empfunden werden. Wiederholen Sie dies mit einer stärkeren Beugung des Fußes. Stellen Sie sich vor, daß Verspannung abgebaut und die Beweglichkeit erhöht wird.

Rotieren auf der Stelle

Dieser Massagegriff kann überall am Körper ausgeführt werden, erzielt jedoch die beste Wirkung auf der Kopfhaut. Stützen Sie den Kopf mit einer Hand leicht ab, und lassen Sie die Finger der anderen Hand (diese behält eine feste Position) sanft auf einer Stelle rotieren. Der Druck ist behutsam und rhythmisch, der Effekt entspannend und lösend. Nach einer Weile heben Sie die Hand und gehen zur nächsten Stelle über. Im Unterschied zum Kreisen, bei dem die Muskulatur gedrückt wird, erfolgt das Rotieren leicht auf der Haut. Stellen Sie sich bei der Arbeit am Kopf vor, daß sich geistige Verspannung löst.

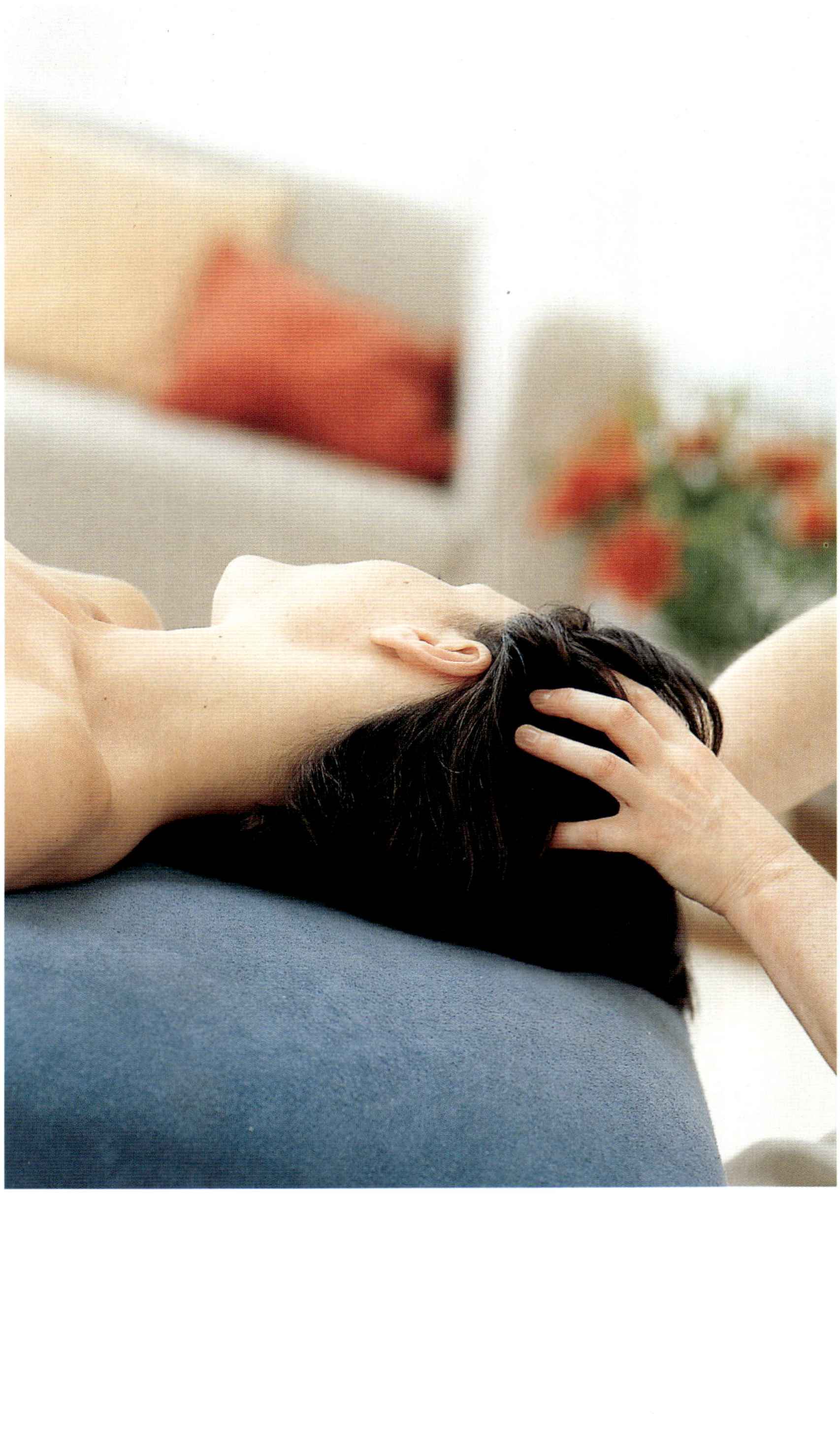

Kopfhaut

Sie stehen am Kopfende, neigen den Kopf der Partnerin leicht zur Seite und stützen ihn mit einer Hand. Nun bringen Sie die andere Hand in Position und lassen die entspannten Finger leicht auf der Kopfhaut rotieren. Dann die Hand anheben und das Rotieren an der nächsten Stelle fortsetzen, bis die gesamte Kopfseite bearbeitet ist. In gleicher Weise die andere Seite behandeln.

Ziehen mit den Fingern

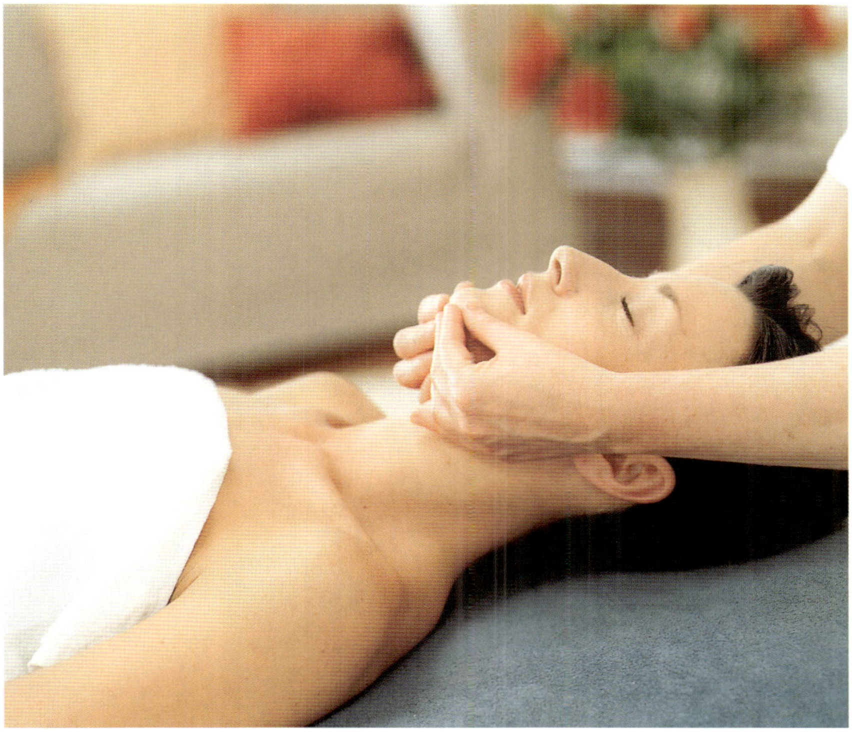

Dieser Griff eignet sich für eine sanfte Gesichtsbehandlung und wird mit leichtem bis mittlerem Druck ausgeführt. Ziehen Sie mit den Finger- oder Daumenkuppen direkt ober- und unterhalb der Gesichtsknochen entlang – das entspannt die Muskulatur um Brauen, Wangen und Kinn. Ein angespanntes Gesicht wirkt starr und verzerrt. Arbeiten Sie von der Gesichtsmitte nach außen und oben. Seien Sie an zarten Hautstellen besonders behutsam.

Kinn
Legen Sie die Daumen über und die Fingerspitzen unter dem Kinn an. Drücken Sie mit der Daumen- und allen Fingerkuppen am Unterkiefer entlang bis zu den Ohren. Stellen Sie sich vor, daß sich die Verspannung löst. Langsam wiederholen.

Halten

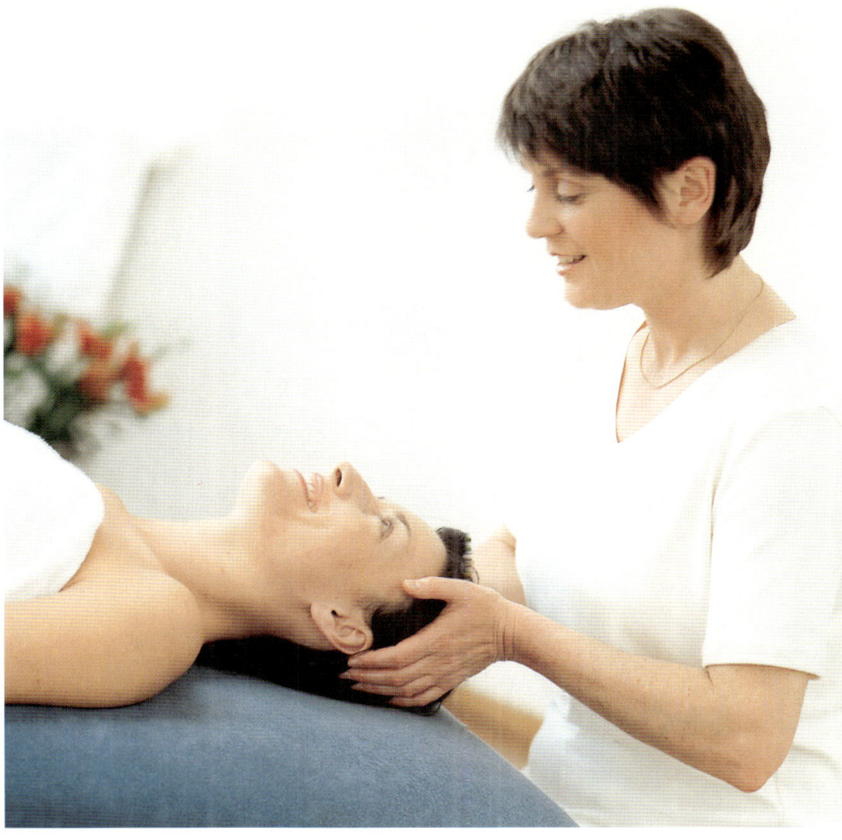

Ruhiges, stützendes Halten ist für jede Körperstelle geeignet, die Entspannung benötigt oder an physischen bzw. psychischen Schmerzen leidet. Umschließen Sie den jeweiligen Bereich behutsam mit den Händen, und spenden Sie Trost und Ruhe. Die Wärme Ihrer Hände wird beruhigen. Entspannen Sie Ihren Geist, und stellen Sie sich vor, daß Energie durch Ihre Hände fließt. Sobald Sie eine Veränderung spüren, lösen und entfernen Sie die Hände behutsam.

Kopf
Wölben Sie beide Hände sanft um die Kopfseiten. Entspannen Sie Arme und Hände, und verharren Sie so. Fühlen Sie, wie sich der Körper der Partnerin entspannt. Atmen Sie aus, wenn Sie die Hände entfernen.

Fächern

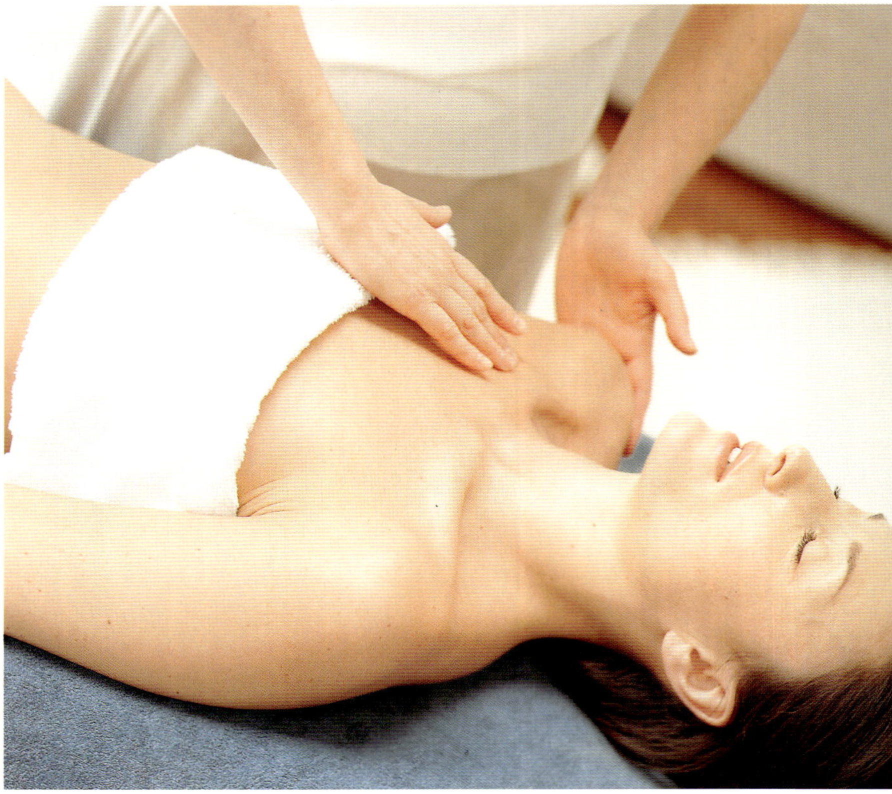

Dies ist ein Griff von leichtem bis mittlerem Druck für Rücken und Brustkorb, der sich von der Mitte aus fächerförmig ausbreitet. Die Bewegungen erfolgen leicht und rasch mit abwechselnd ausfächernden Händen. Dadurch wird u. a. auch erreicht, daß sich der Körper unter Suggestion entspannt. Setzen Sie am Brustkorb Ihre Fingerspitzen und am Rücken Ihre ganze Hand ein.

Brustkorb
Legen Sie Zeige- und Mittelfinger auf der gegenüberliegenden Seite des Brustbeins oben an. Von der Brustkorbmitte nach außen fächern, dann mit der anderen Hand auf sich zu arbeiten. Wiederholen Sie dies mehrere Male. Stellen Sie sich vor, wie sich der obere Brustkorb weitet.

Drücken mit den Handballen

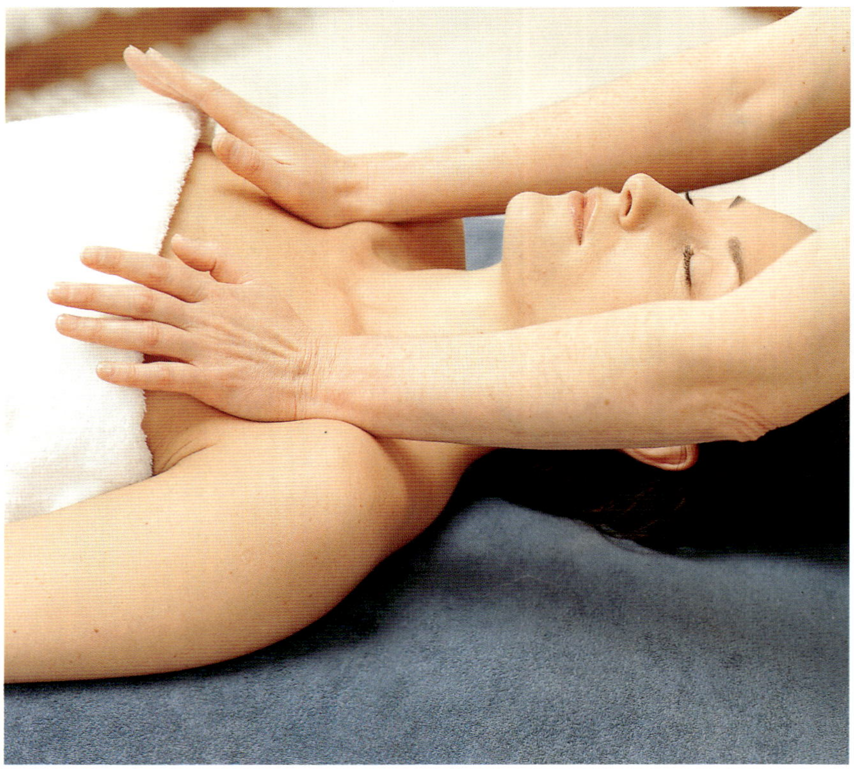

Ein Massagegriff von mittlerem bis starkem Druck, der mit den Handballen an Hüften, Gesäß und oberem Brustkorb ausgeführt wird. Der feste Druck leicht nach oben oder von sich weg wirkt tief in die Muskulatur ein. Achten Sie darauf, daß er sich angenehm anfühlt, und wiederholen Sie ihn, bis Sie eine Veränderung spüren. Stellen Sie sich vor, wie Ihre Partnerin tief innen losläßt.

Brustkorb
Legen Sie die Handballen direkt unter dem Schlüsselbein an. Achten Sie auf jegliche Verhärtung. Drücken Sie nun leicht von sich weg. Die Hände nach außen führen und erneut drücken, bis sich die Muskeln entspannen. Üben Sie gleichmäßigen Druck aus.

Drücken mit der ganzen Daumenlänge

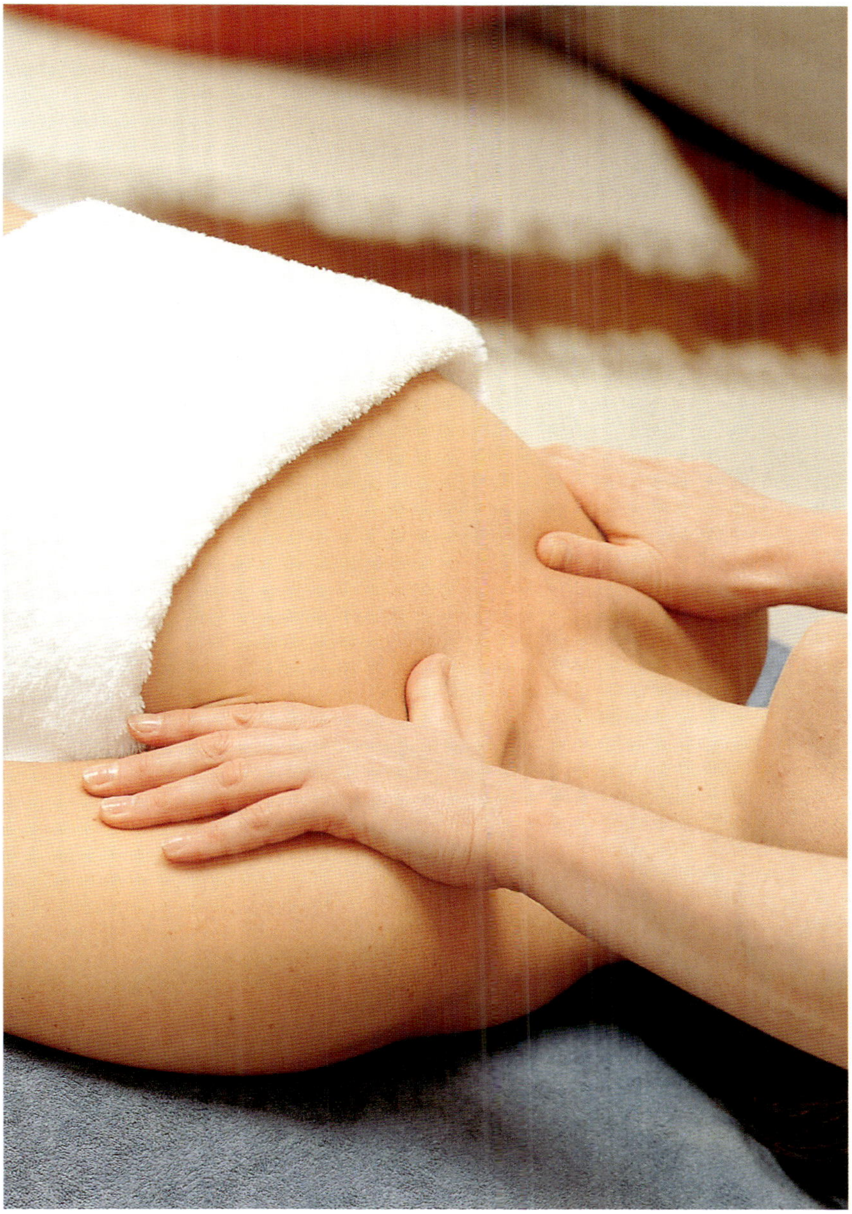

Es handelt sich um einen Griff von mittlerem Druck und um eine Variante des Drückens mit den Daumen. Das Drücken erfolgt mit der gesamten Daumenlänge, was sich besonders gut zwischen den Rippen ausführen läßt. Anders als bei der Daumenkuppe verteilt sich hier der Druck auf den ganzen Daumen und damit über einen größeren Bereich. Dies wird am oberen Brustkorb als angenehm empfunden und verhindert, daß man sich einbohrt.

Brustkorb

Legen Sie die Daumen beidseits des Brustbeins direkt unter der obersten Rippe an. Drücken Sie beide Daumen nach unten; wiederholen Sie dies, und drücken Sie die Daumen über den Brustkorb nach außen. Legen Sie die Daumen weiter unten an, und drücken Sie erneut zwischen den Rippen nach außen.

Anheben und ziehen

Die Bewegung erfolgt am Arm und dient der Dehnung der Schultern und des oberen Rückens. Der Arm wird zunächst vom Körper wegbewegt, dann nach oben und außen gezogen. Dies löst Nacken- und Schulterverspannungen und entlastet den oberen Rücken. Wenn uns eine andere Person bewegt, neigen wir dazu zurückzuziehen. Klären Sie die Partnerin über Ihr Vorhaben auf, und helfen Sie ihr, sich bestmöglich zu entspannen. Achten Sie beim Dehnen darauf, Ihren eigenen Rücken mitzudehnen, dies hilft Ihnen und macht die Bewegung wirkungsvoller. Blockiert Ihre Partnerin, sollten Sie beide entspannen und einen neuen Versuch starten.

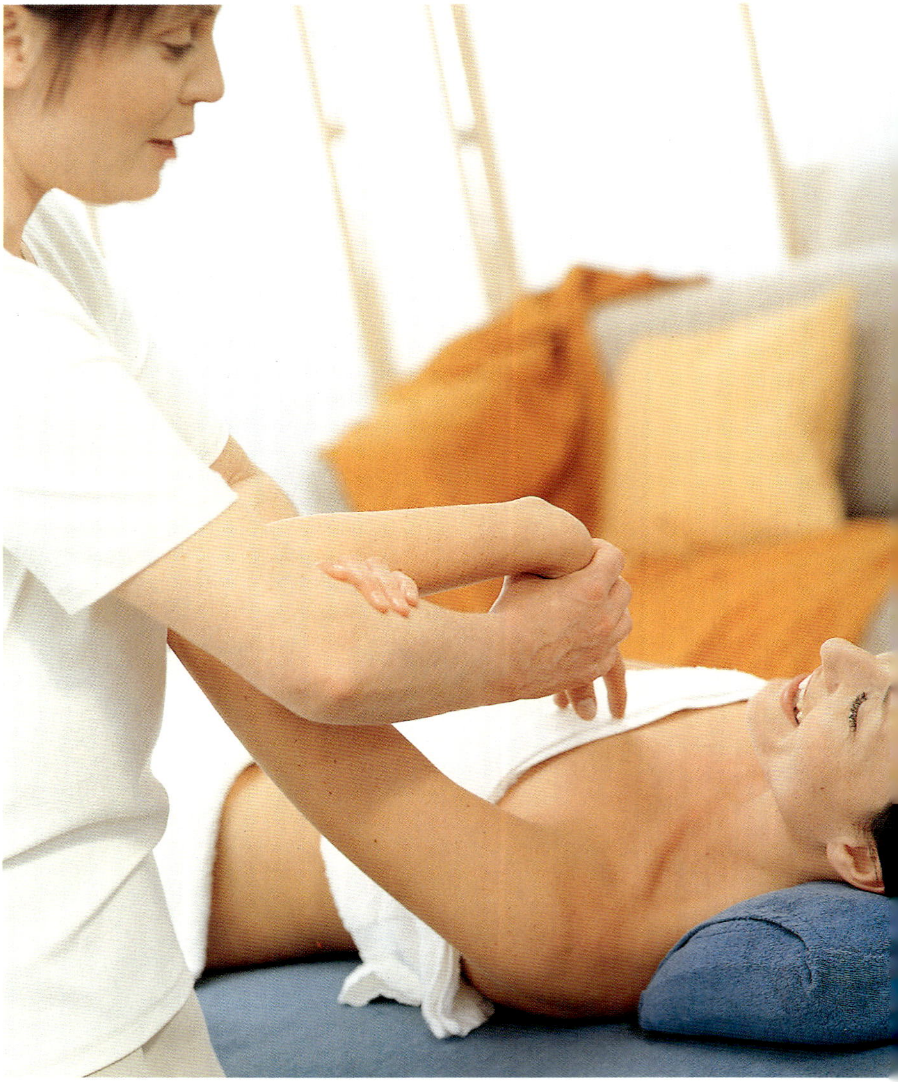

Arm

Sie stehen in Höhe des Brustkorbs vor der Partnerin. Heben Sie ihren Arm mit einer Hand auf und winkeln Sie ihn über Ihren ab. Halten Sie das Handgelenk fest, ziehen Sie den Arm behutsam hoch und gleichzeitig zu sich heran. Ist die Bewegungsabfolge beendet, senken Sie den Arm und wiederholen das Ganze mit verstärkter Dehnung.

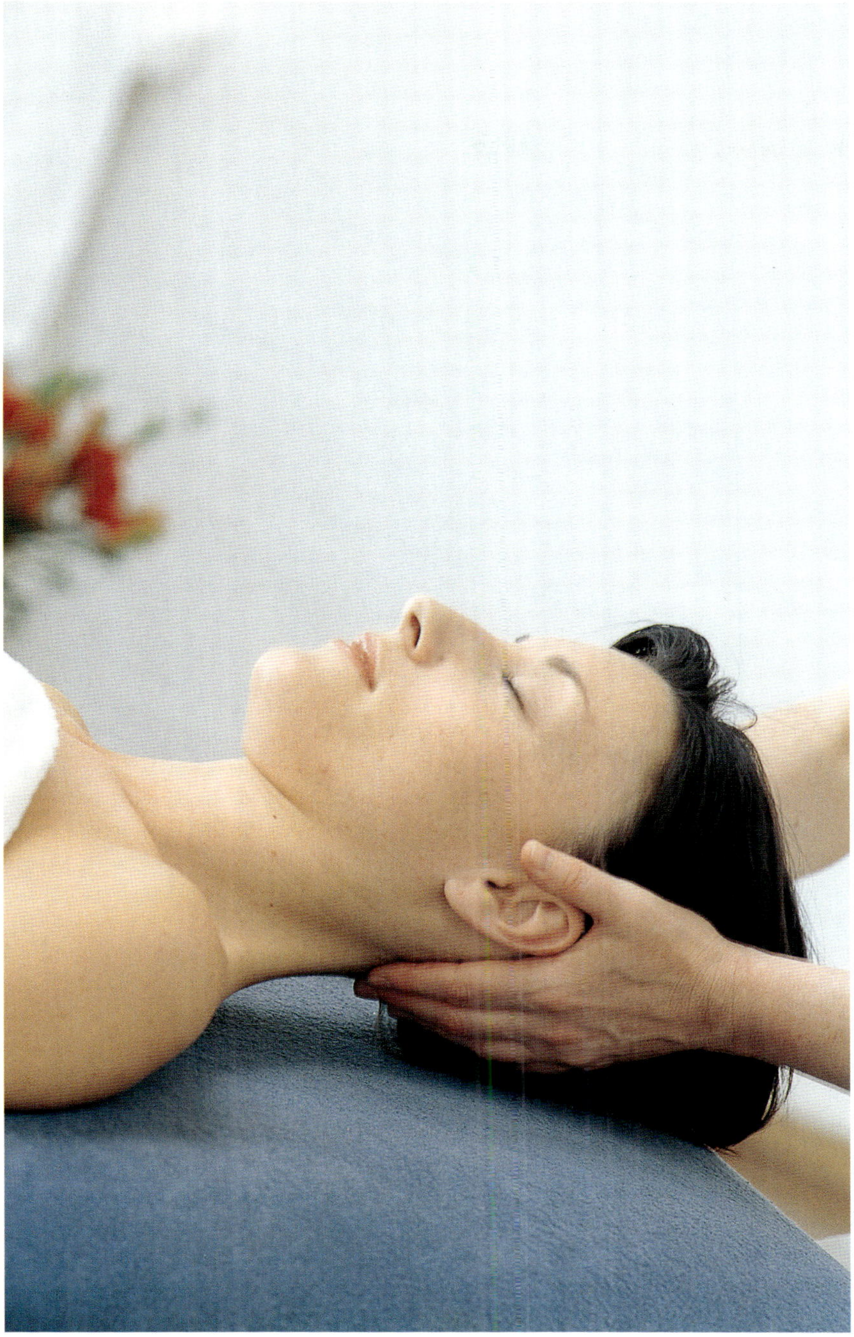

Ziehen

Ziehen stellt eine geradlinige Dehnung der Beine und des Nackens dar. Massagen lockern verspannte Muskeln; aber auch die Gelenke sind oft angespannt. Dehnung wirkt dem Zusammenziehen entgegen, erhöht also die Beweglichkeit von Rücken und Gliedmaßen. Nach einer Muskelmassage regt dieser einfache Griff Kreislauf und Beweglichkeit der Gelenke an und entspannt die umgebende Muskulatur. Steigern Sie Dehnungen nur langsam, und stoppen Sie bei Beschwerden. Setzen Sie Ihren gesamten Körper ein, und achten Sie darauf, daß Sie die Partnerin festhalten und gleichmäßig zu sich herziehen, statt sie hochzuziehen. Stellen Sie sich vor, daß Energie durch Ihren Körper strömt.

Nacken

Sie stehen oder sitzen am Kopfende; die Partnerin entspannt sich. Umfassen Sie den Nacken mit gewölbten Händen, und ziehen Sie ihn langsam zu sich heran. Lassen Sie die Hände bis zur Schädelbasis gleiten. Achten Sie auf entspannte Arme, und ziehen Sie nicht mit den Schultern. Entspannen und wiederholen.

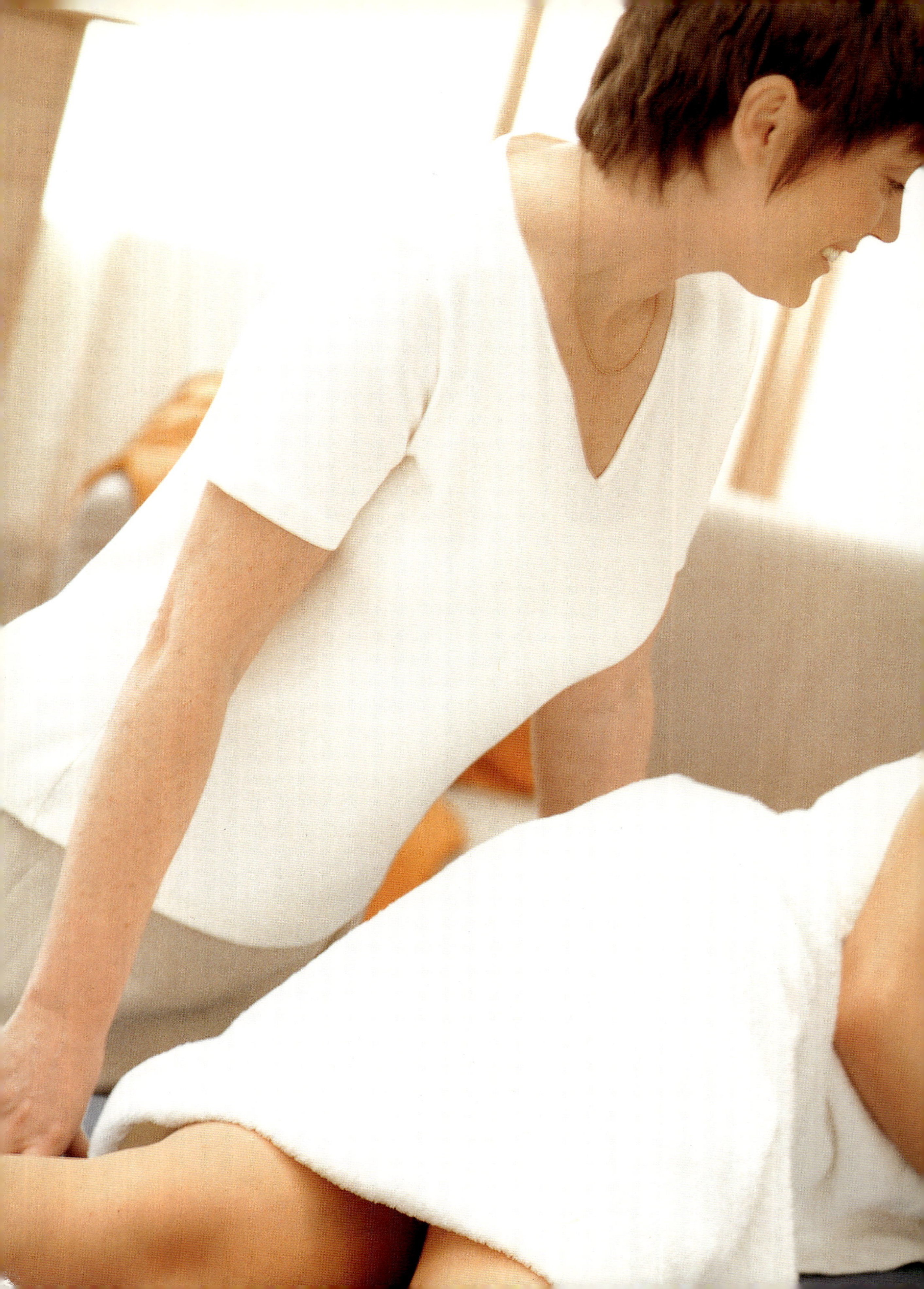

Die Heilmassage

Die nun folgende Ganzkörpermassage vereint alle bisher vorgestellten Massagetechniken und Griffe mit heilerischen Methoden. Eine solche Kombination bereichert eine Massage um neue Dimensionen und spricht die Energien der jeweiligen Personen direkt an. Achten Sie auf die Partner, helfen Sie ihnen zu entspannen, und setzen Sie dann energetisch ausgleichende Griffe ein. Da eine Heilbeziehung notwendigerweise dynamisch ist, wird keine Heilmassage der anderen gleichen. Form und Gestaltung der Massage werden durch Ihre Sensibilität und die Bedürfnisse der Partner bestimmt.

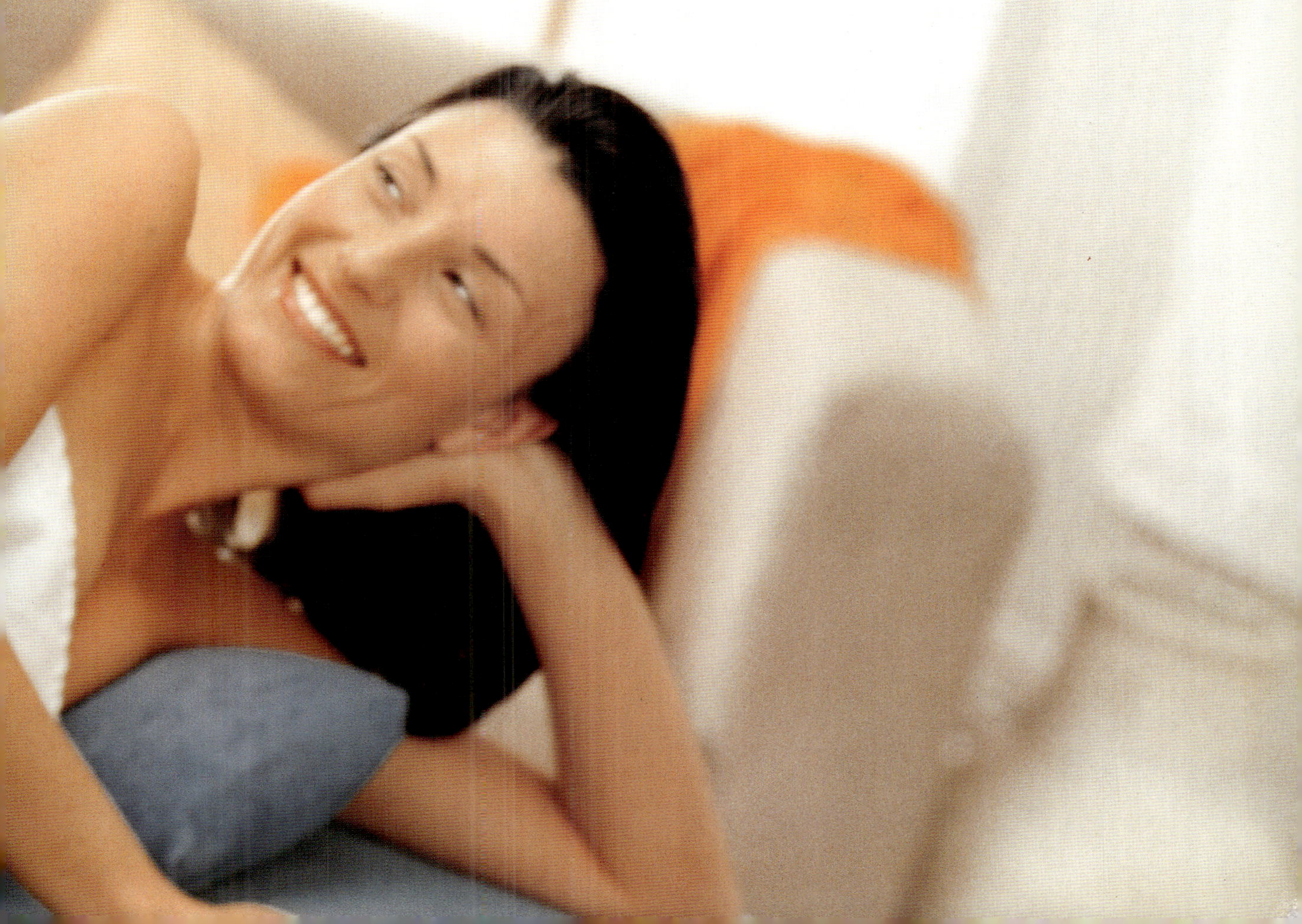

Legen Sie vor der Behandlung alles Notwendige zurecht, z. B. Handtücher, Kissen, Öl, und sorgen Sie für die richtige Raumtemperatur. Schließen Sie Kontraindikationen aus (Seite 7), und stellen Sie alle Körperbereiche fest, die spezielle Achtsamkeit benötigen. Waschen Sie sich die Hände, während sich die Partnerin hinlegt.

1. Schritt
Wenn Sie beide bereit sind, stellen Sie sich ans Kopfende. Achten Sie darauf, daß Sie sich entspannt und wohl fühlen. Atmen Sie in den Bauch hinein, und spüren Sie beim Ausatmen die Energie in Ihre Hände fließen – vielleicht kribbeln sie. Legen Sie die Hände sanft auf den oberen Rücken, und verweilen Sie einen Moment. Achten Sie auf jede Wahrnehmung.

2. Schritt
Sie stehen am unteren Rücken, verreiben etwas Öl zwischen den Händen und beginnen mit einer sanften Effleurage zu den Schultern hinauf und zum unteren Rücken wieder zurück. Bei der Aufwärtsbewegung ist der ausgeübte Druck immer etwas stärker. Achten Sie auf jede Muskelstelle, die später erneut massiert werden muß.

3. Schritt
Sobald sich die Partnerin entspannt, beginnen Sie mit dem oberen Rücken und den Schultern. Die Massage fängt da an, wo die meisten Menschen verspannt sind, und setzt sich nach unten bis zu den Füßen fort. Dies zentriert die Partnerin. Zunächst an einer Schulter arbeiten, wobei der Kopf von Ihnen abgewendet ist. Zum Weiten des oberen Rückens eine Hand unter die Schulter, die andere auf das Schulterblatt legen und beide behutsam zu sich heranziehen.

4. Schritt
Kneten Sie nun sanft um das Schulterblatt, damit die Muskulatur weich und locker wird.

1
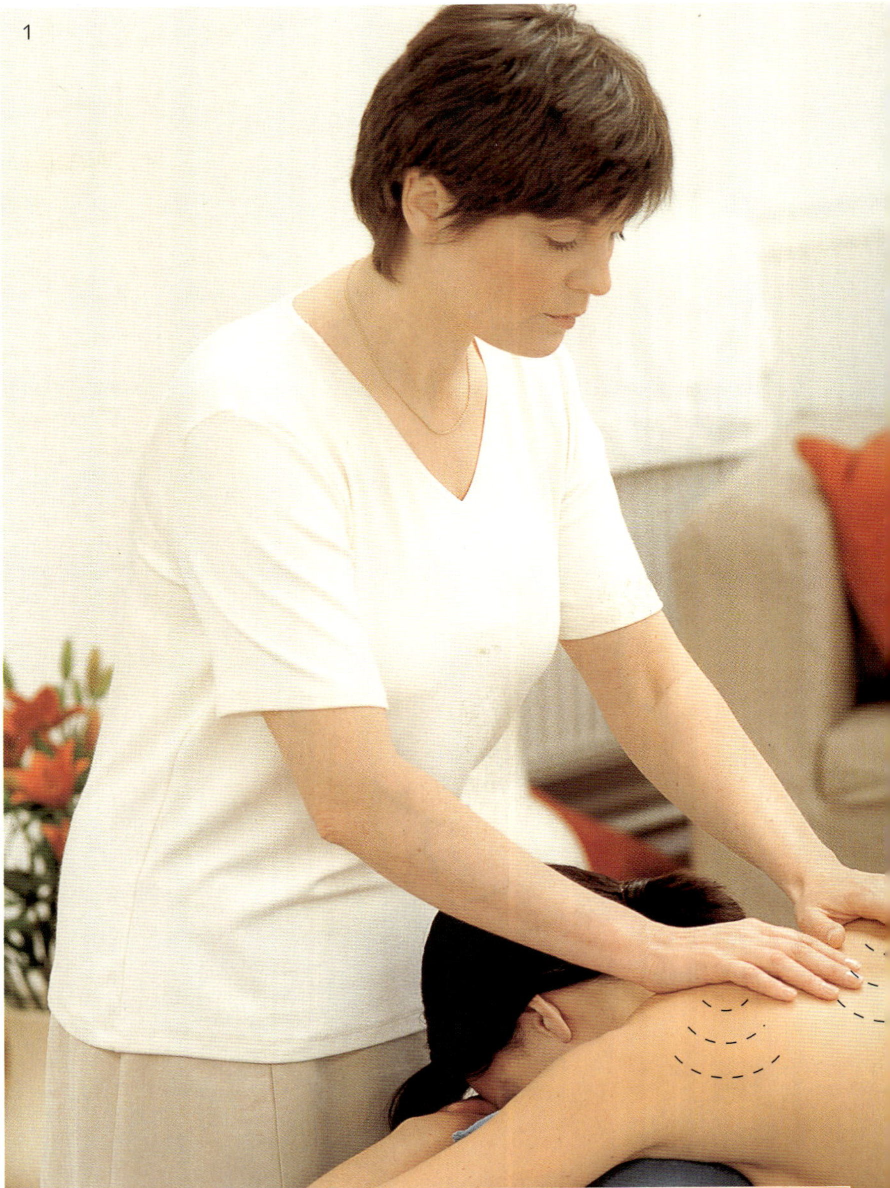

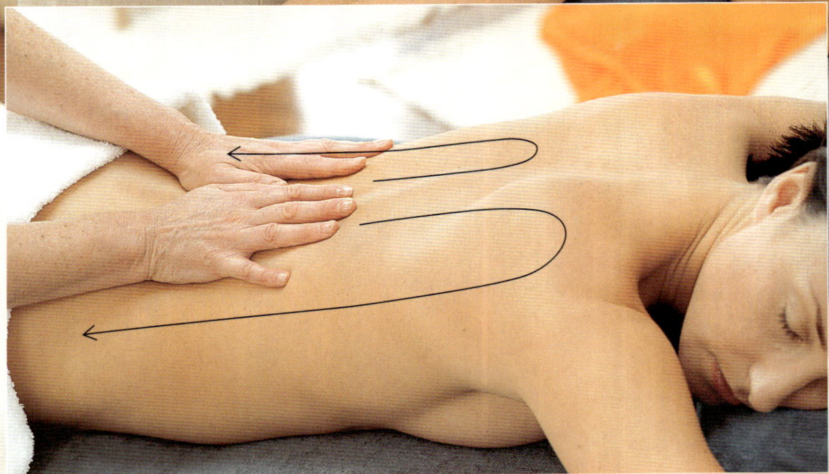
2

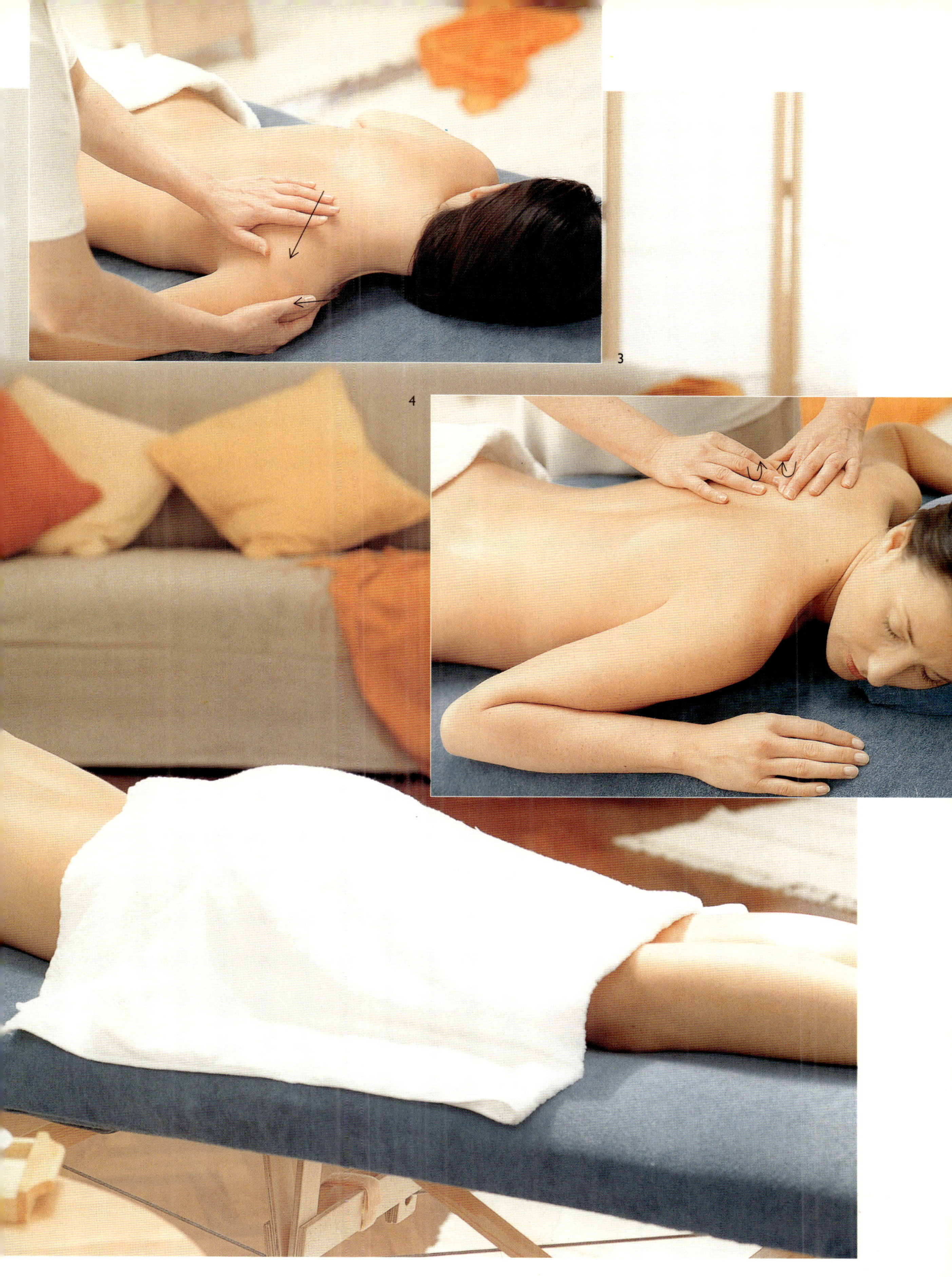

3

4

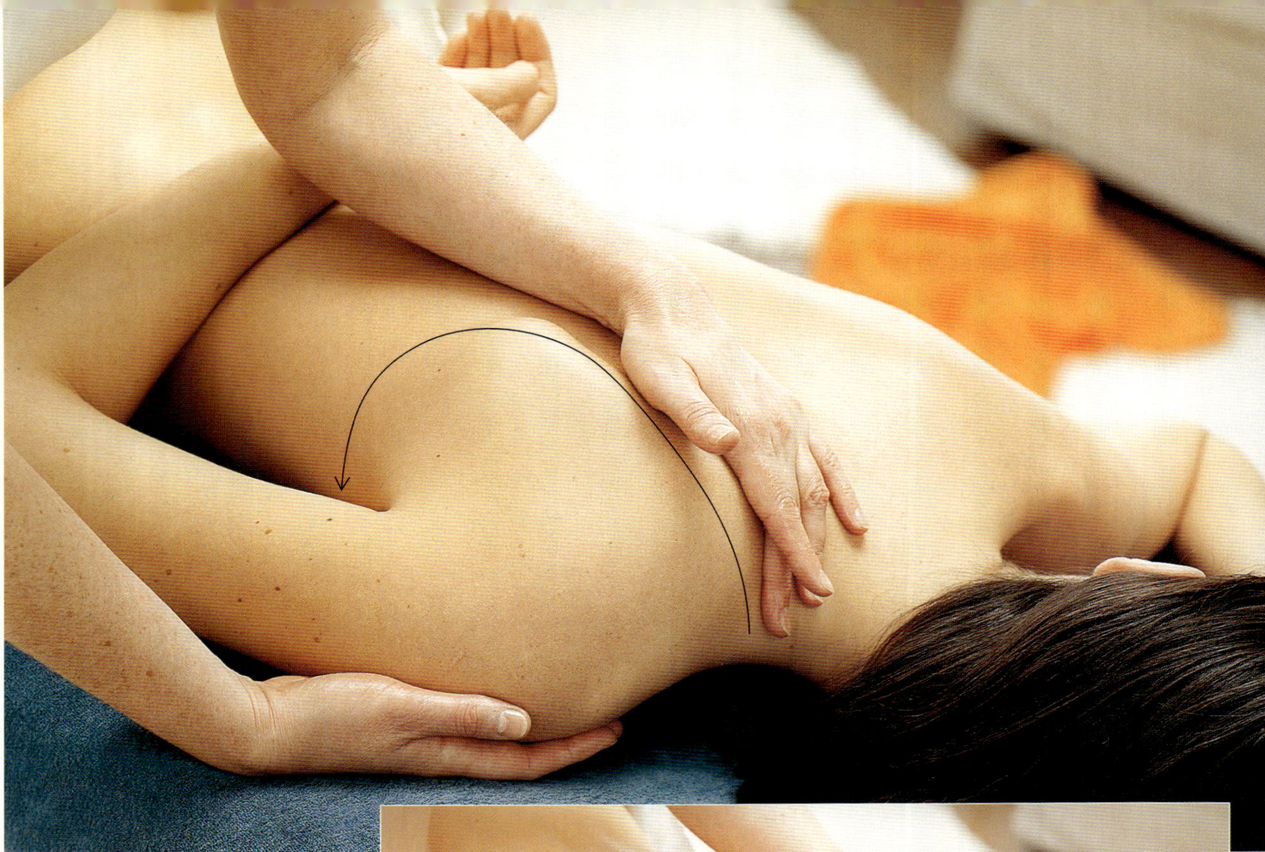

1

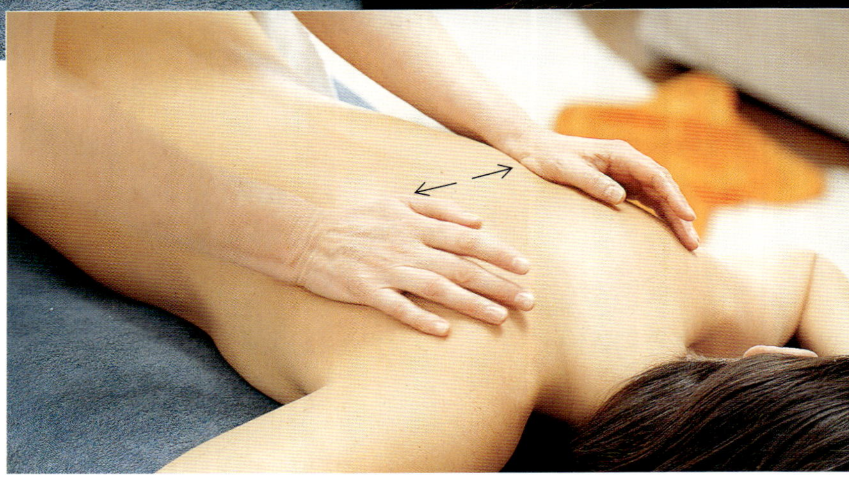

2

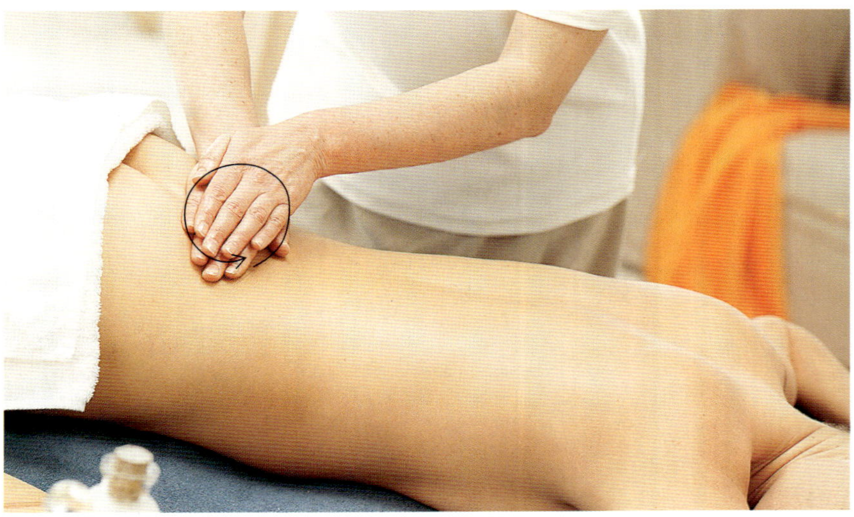

3

Der Schulterbereich ist meist sehr empfindlich, weil er die physischen sowie die emotionalen Verspannungen aushalten muß. Die Massage erscheint leicht und sanft, doch ihre Wirkung ist nicht zu unterschätzen. Für manche Menschen ist es der reinste Genuß, wenn ihre Verspannungen wegmassiert werden, für andere dagegen fast zuviel des Guten. Um die Reaktionen Ihrer Partnerin abschätzen zu können, beginnen Sie immer mit leichten Handgriffen.

1. Schritt

Legen Sie den Unterarm der Partnerin auf deren Rücken, und umrunden Sie mit Ihren Fingern das Schulterblatt. Sie beginnen mit leichtem Druck, der sich bei Wiederholung verstärkt, jedoch Richtung Arm reduziert. Wenden Sie abschließend den Arm abwärts beruhigende, gleitende Streichungen an. Drehen Sie den Kopf der Partnerin, wechseln Sie zur anderen Seite und wiederholen das Ganze.

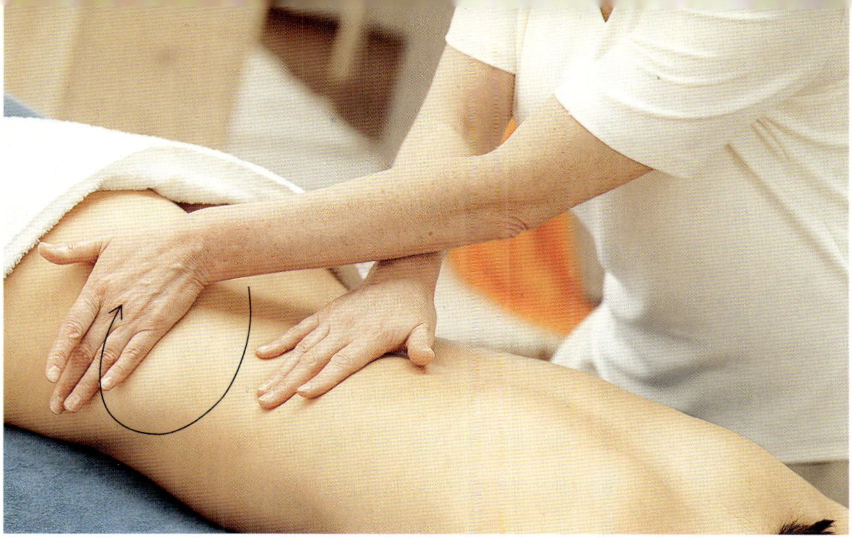

4

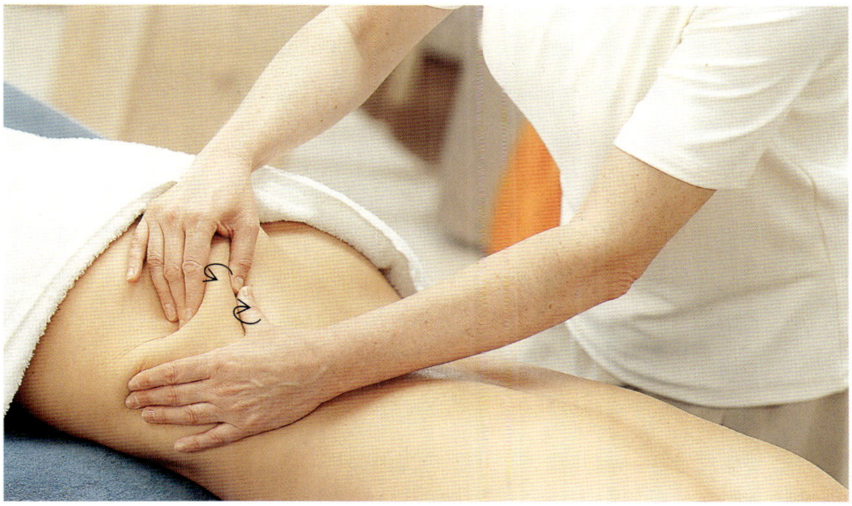

5

2. Schritt

Zum vorläufigen Abschluß legen Sie die Hände nebeneinander zwischen die Schulterblätter und ziehen sie behutsam auseinander.

3. Schritt

Verreiben Sie etwas Öl zwischen den Händen, und wenden Sie jetzt am unteren Rücken die Effleurage bis zu den Hüften an. Die Hände am Kreuzbein übereinanderlegen und gegen den Uhrzeigersinn kreisen. Das entspannt und lenkt die Aufmerksamkeit auf den unteren Rücken. Vermeiden Sie zu starken Druck.

4. Schritt

Streichen Sie von hier Hüfte und Gesäß aus, wobei Sie von sich weg auf der gegenüberliegenden Seite der Wirbelsäule arbeiten.

5. Schritt

Jeden verspannten Muskel um Hüfte und Gesäß durchkneten.

6. Schritt

Kreisen Sie nun leicht am Kreuzbein entlang nach außen. Denken Sie daran: Auch dieser Bereich kann psychisch belastet sein.

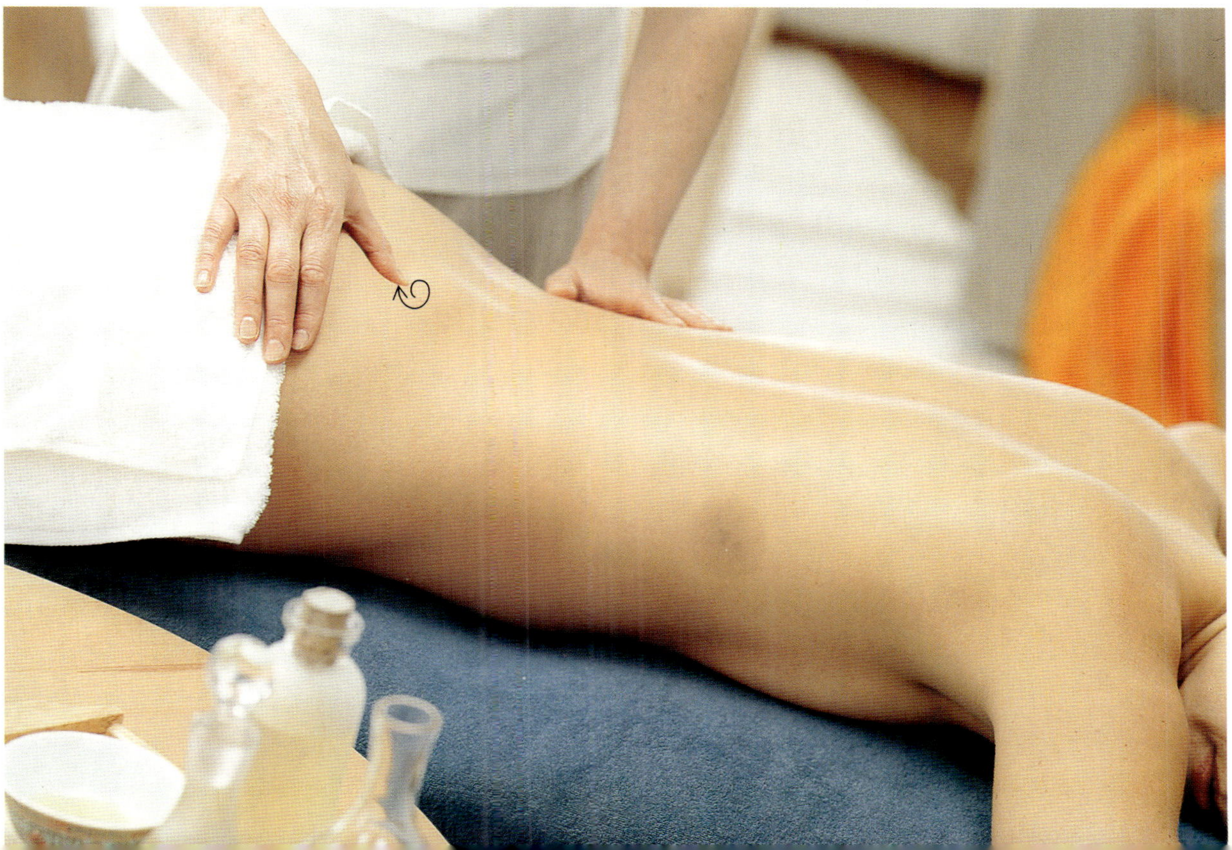

6

Nach der Behandlung des oberen und unteren Rückens dienen die nächsten Griffe dem Gefühl der Verbundenheit und Ganzheit. Wenn Muskeln sich entspannen, beleben sich Kreislauf und Empfindungen; Energie beginnt zu fließen. Was sich zuvor als isolierte, steife Schulter oder als verselbständigter, schmerzender unterer Rücken anfühlte, wird nun als Teil eines großen inneren Zusammenhangs empfunden. Beachten Sie das bei der Behandlung; ziehen Sie das Gefühl der Entspannung durch den gesamten Körper hindurch nach unten.

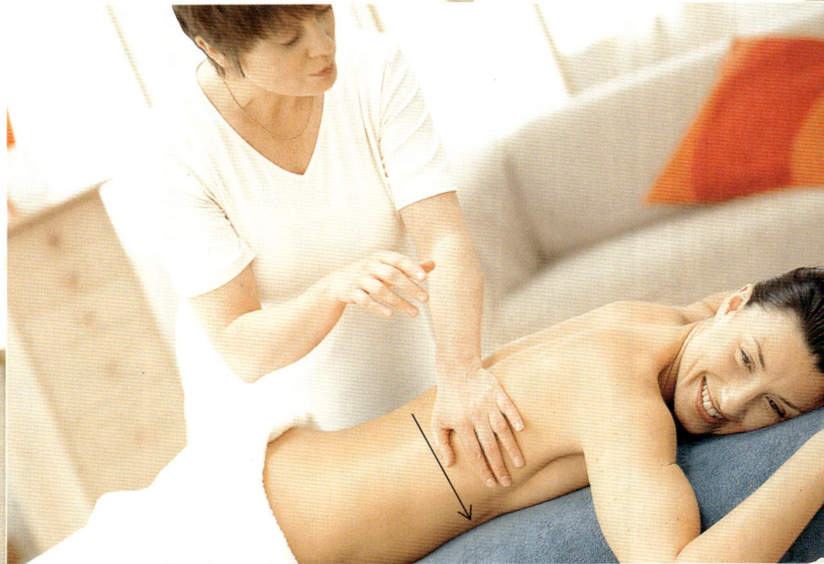

1

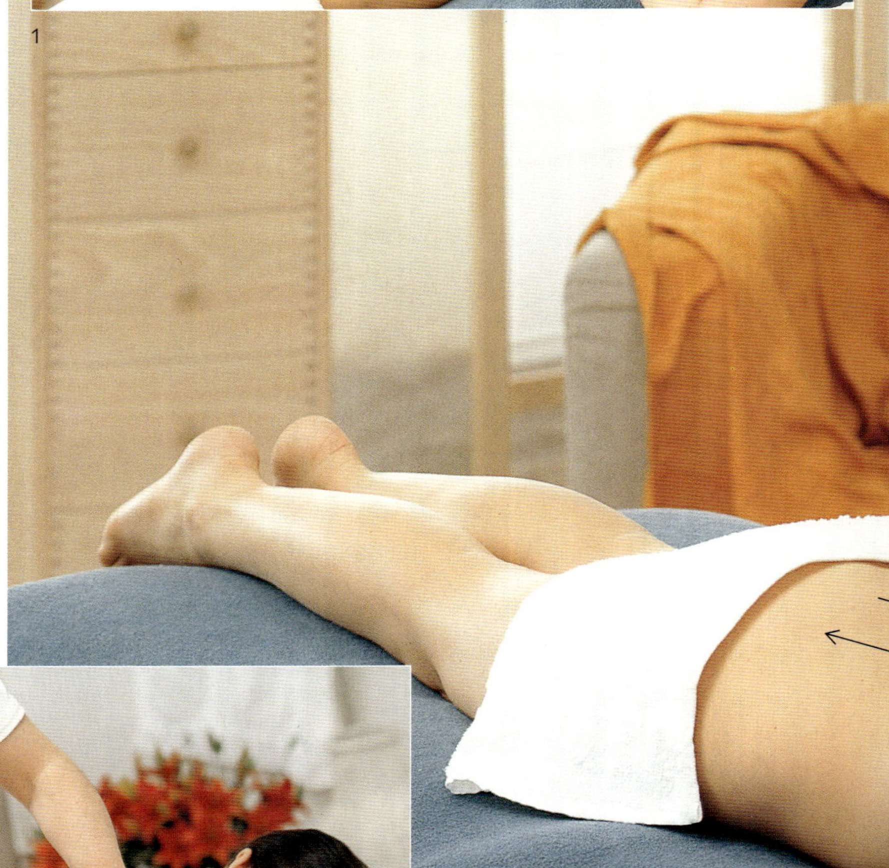

1. Schritt
Wiederholen Sie die ausstreichenden Griffe auf der anderen Seite der Wirbelsäule, jetzt vom unteren Rücken zu den Schultern hinauf. Wenden Sie bei den Muskelausstreichungen rhythmischen Druck an. Mehrmals wiederholen.

2. Schritt
Kneten Sie behutsam die Muskelbänder seitlich der Wirbelsäule. Wieder am unteren Rücken beginnen und zum Nacken hoch arbeiten. Dann direkt unter der Taille den Daumen in das Muskelband drücken und nach unten arbeiten. Auf der anderen Seite der Wirbelsäule wiederholen.

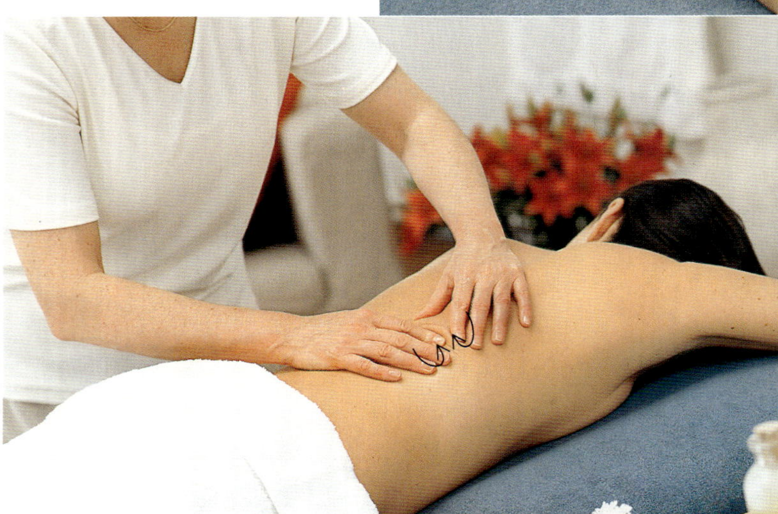

2

3

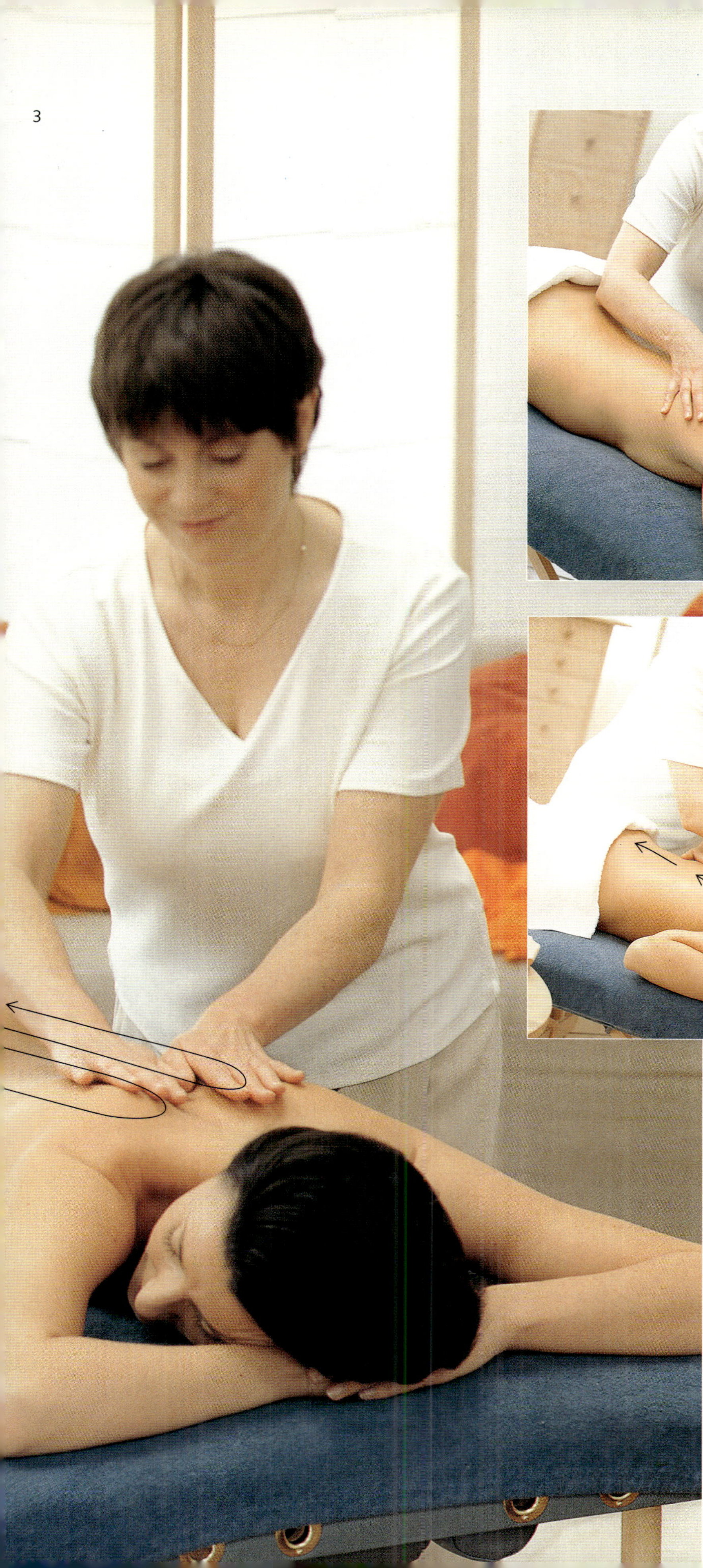

4

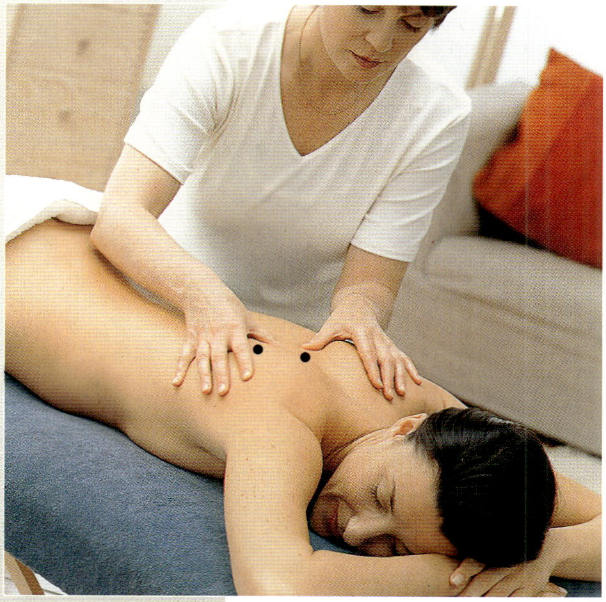

5

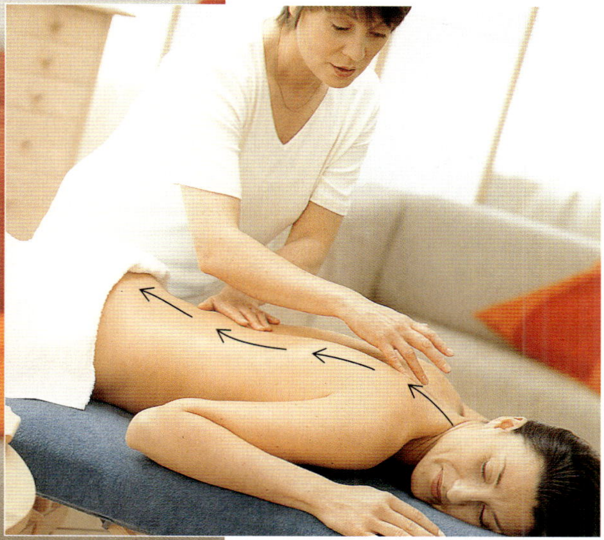

3. Schritt
Streichen Sie zum Abschluß über die Schultern aus – dies ist ein recht belebender Griff.

4. Schritt
Drücken Sie nun in die Muskelbänder seitlich der Wirbelsäule, Sie arbeiten vom oberen zum unteren Rücken auf beiden Seiten der Wirbelsäule. Drücken Sie jeweils einmal mit beiden Daumen seitlich eines Wirbels (der Abstand der Druckpunkte beträgt 2–3 cm).

5. Schritt
Streichen Sie zum Abschluß behutsam an der Wirbelsäule entlang.

Wenn die Partnerin bereit und ihr Rücken entspannt ist, können einige Heilgriffe angewendet werden. Im Grunde gibt es keine Trennung zwischen den einzelnen Massageabschnitten, denn Massage an sich ist eine Heiltechnik. Wenn Sie jedoch einige Vorarbeit zur Lösung körperlicher Spannungen geleistet haben und ein gewisser Kontakt zwischen Ihnen und der Partnerin entstanden ist, wird sie der energetischen Behandlung gegenüber offener sein. Das macht die Sache für Sie einfacher.

1

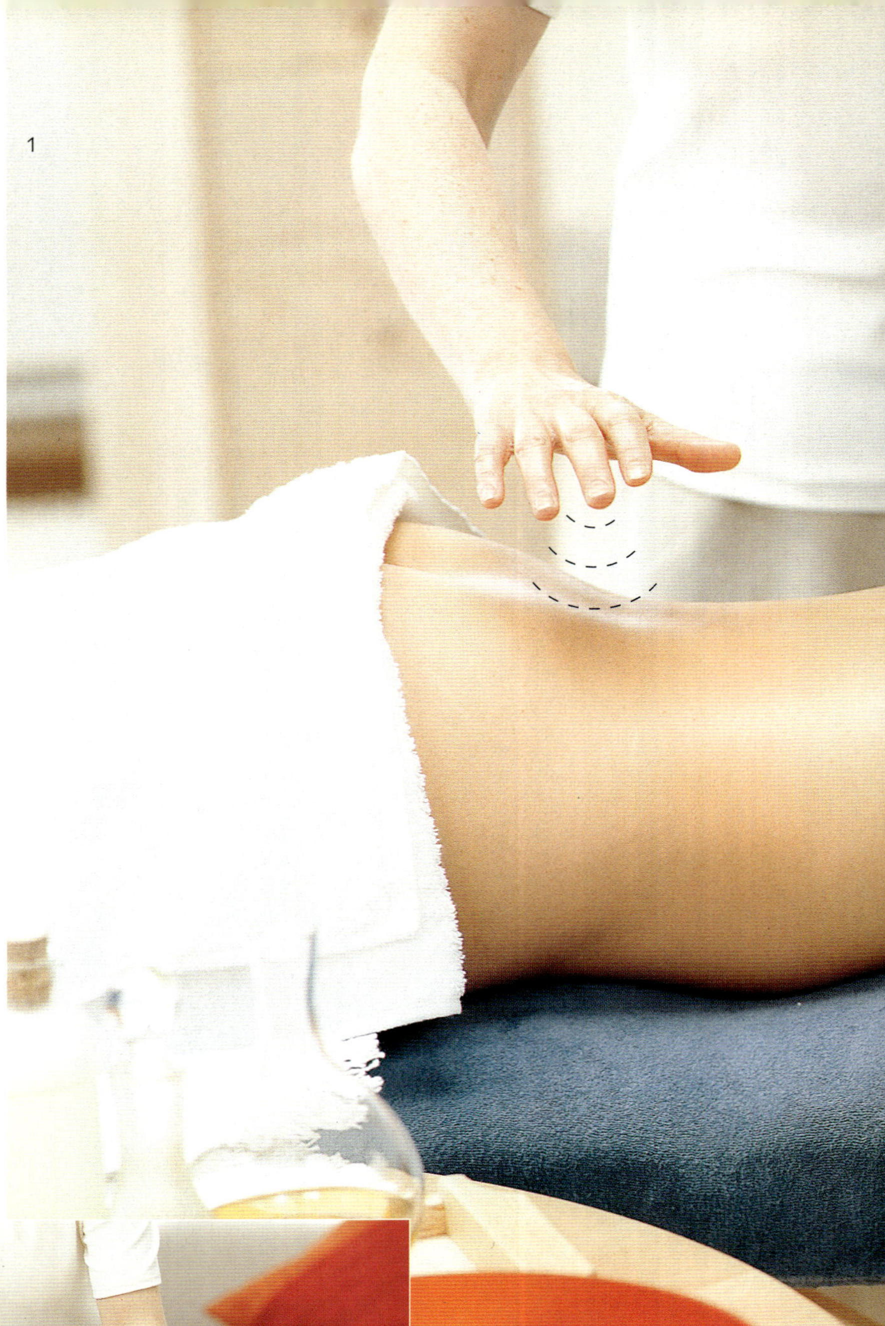

1. Schritt

Sie stehen gut ausbalanciert vor dem Rücken der Partnerin und halten die Hände etwa 5–15 cm über ihren Körper – eine Hand über dem oberen, die andere über dem unteren Rücken. Achten Sie auf jede besondere Empfindung.

2

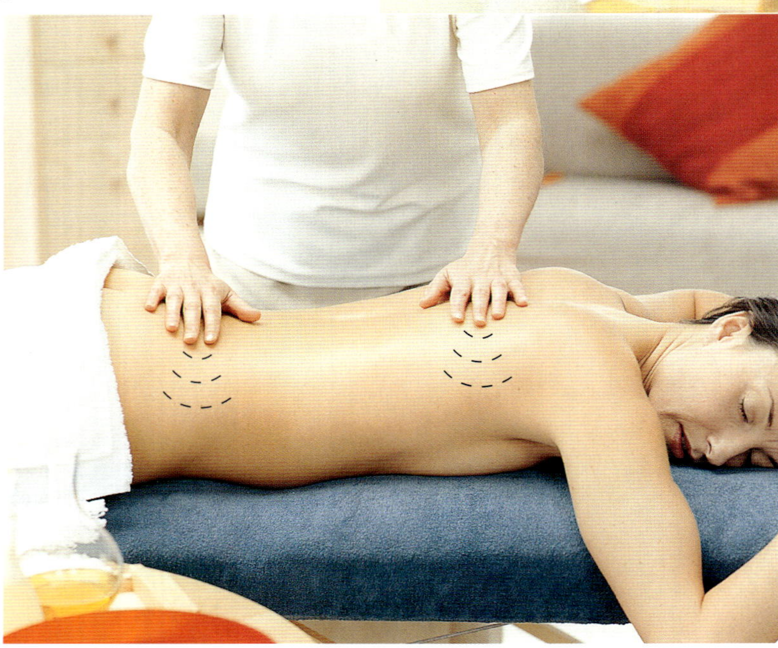

2. Schritt

Senken Sie die Hände langsam und ruhig, bis sie leicht auf der Wirbelsäule ruhen – eine Hand direkt unterhalb der Schulterblätter, die andere auf dem Kreuzbein. Fühlen Sie Energie durch Ihre Hände fließen. Verharren Sie einige Momente so, und achten Sie auf alles, was Sie am unteren Rücken wahrnehmen (z. B. Wärme, Kälte, Dumpfheit, Kribbeln, Unruhe usw.).

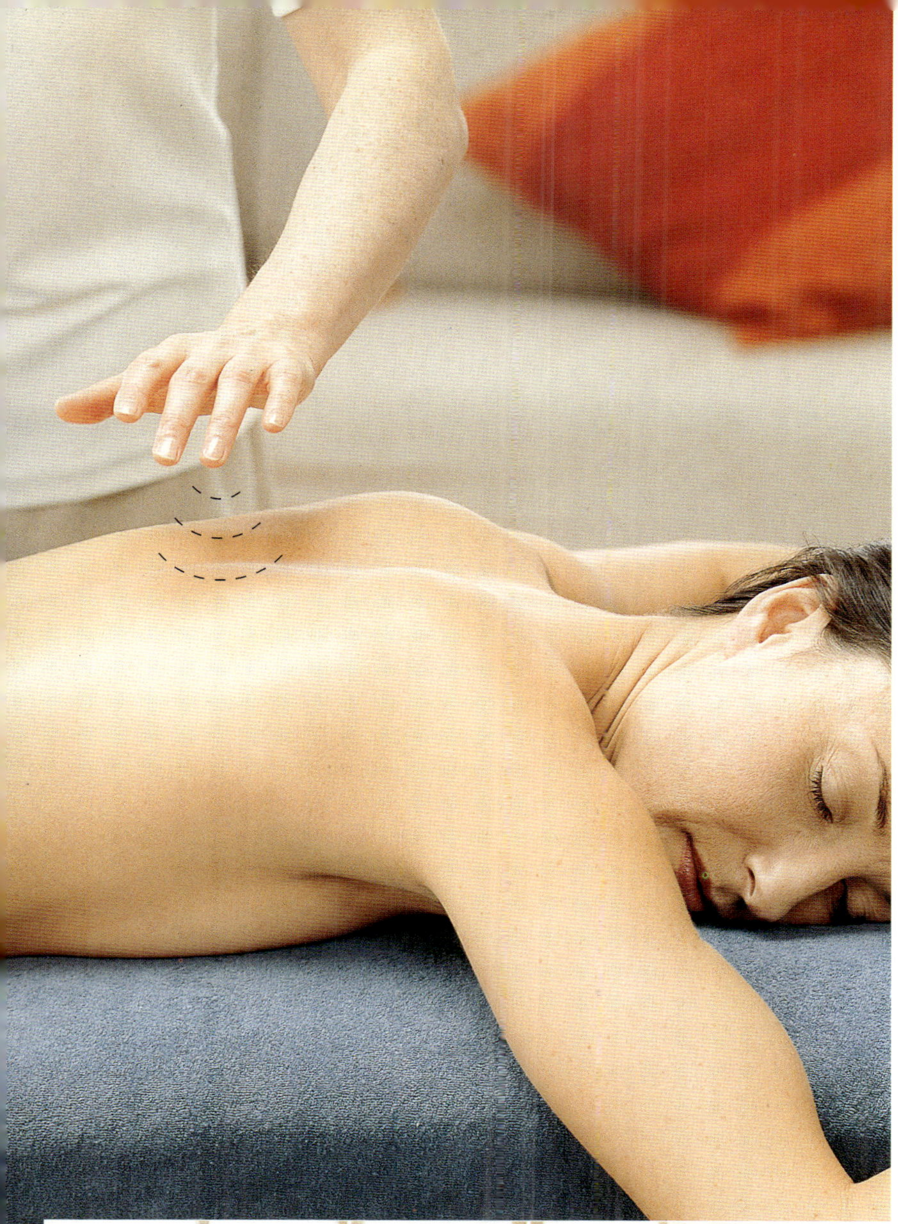

3

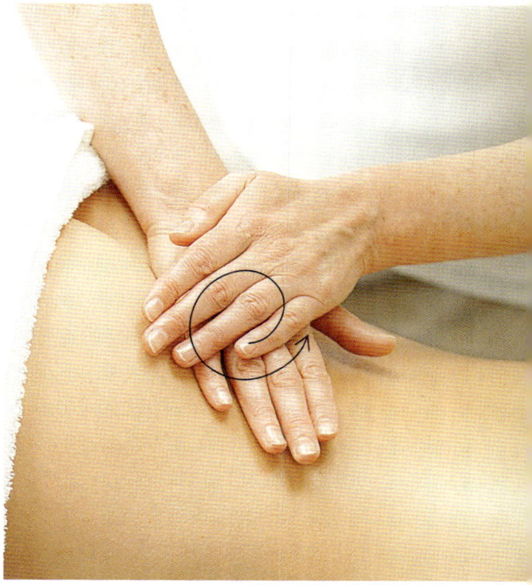

3. Schritt

Zur Zentrierung der Partnerin stellen Sie sich vor, daß Energie mit der Bewegung Ihrer oberen Hand sanft zum unteren Rücken fließt. Kreisen Sie dann auf dem Kreuzbein.

4. Schritt

Bevor Sie mit der Beinmassage beginnen, legen Sie eine Hand auf das Kreuzbein, die andere auf den Fuß. Stellen Sie sich vor, wie Energie das Bein hinunterfließt. Wiederholen Sie dies am anderen Bein.

4

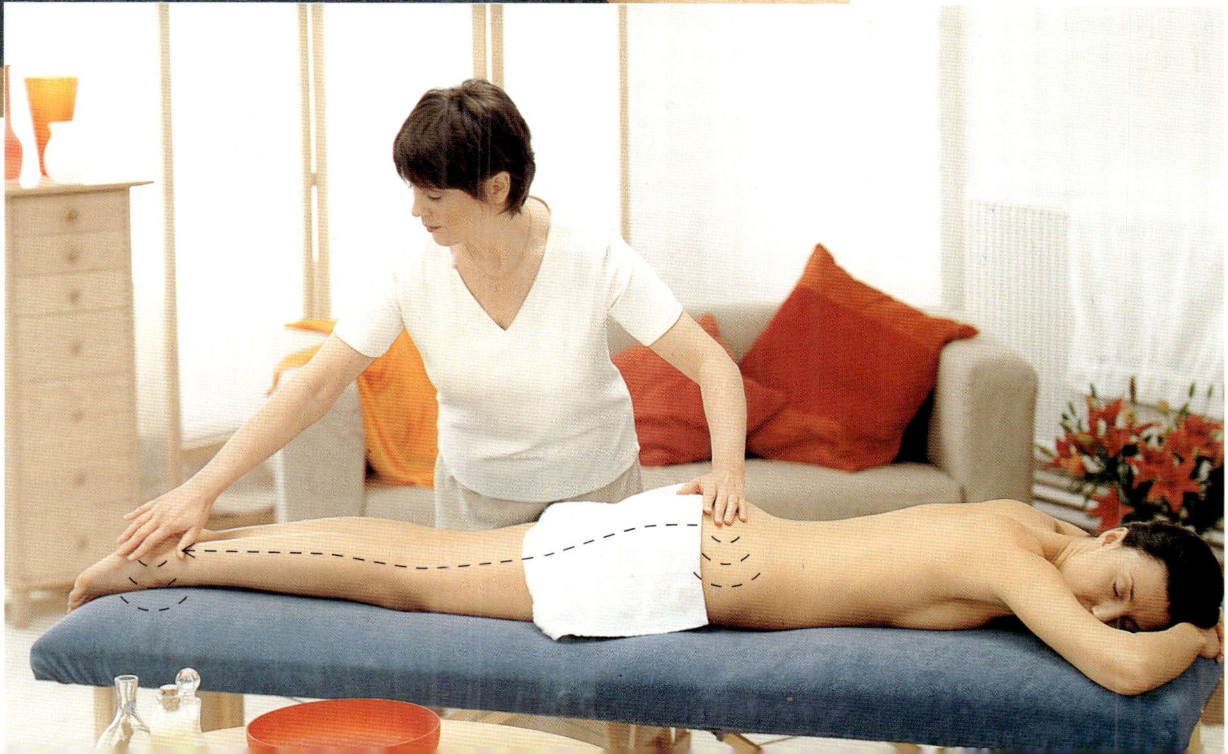

Achten Sie vor der Behandlung der Beine auf alles, was Ihnen auffällt – Hautfarbe, Beinform, kalte oder warme Füße usw. Erkundigen Sie sich, ob Knie- oder Gelenkprobleme vorliegen. Da sich die meisten dieser Techniken mit den Gelenken befassen, wird nicht viel Öl benötigt. Verteilen Sie jedoch zum besseren Gleiten ein wenig auf Ihren Fingern und etwas mehr auf den Füßen der Partnerin. Grundsätzlich gilt: Streichen Sie nur leicht über Krampfadern. Nehmen Sie die gesamte Behandlung erst an einem Bein vor, und ziehen Sie dabei gedanklich die Aufmerksamkeit durch den Körper hinunter zu den Beinen und Füßen. Es ist auffallend, wie wenige Menschen diesem Körperbereich Aufmerksamkeit schenken und wie verändert er sich bei zunehmender Bewußtheit anfühlt.

1. Schritt
Schaukeln Sie das Bein vom Oberschenkel bis zum Knöchel zwischen Ihren Händen. Das lockert Muskeln und Gelenke, setzt Verspannungen der Füße frei, belebt und energetisiert. Suchen Sie sich eine gute Position, um Ihren Rücken zu schonen, und bewegen Sie sich dem Körper entlang mit nach unten.

2. Schritt
Ziehen Sie die Daumen oberhalb der Kniekehle auseinander; wiederholen Sie das mehrmals. Es wirkt zutiefst beruhigend.

3. Schritt
Entspannen Sie schließlich die Sehne auf der Rückseite des Fußgelenks, indem Sie sie zwischen Fingern und Daumen zupfen. Benutzen Sie dazu abwechselnd beide Hände, so daß ein rasches, leichtes Bewegungsmuster entsteht.

1

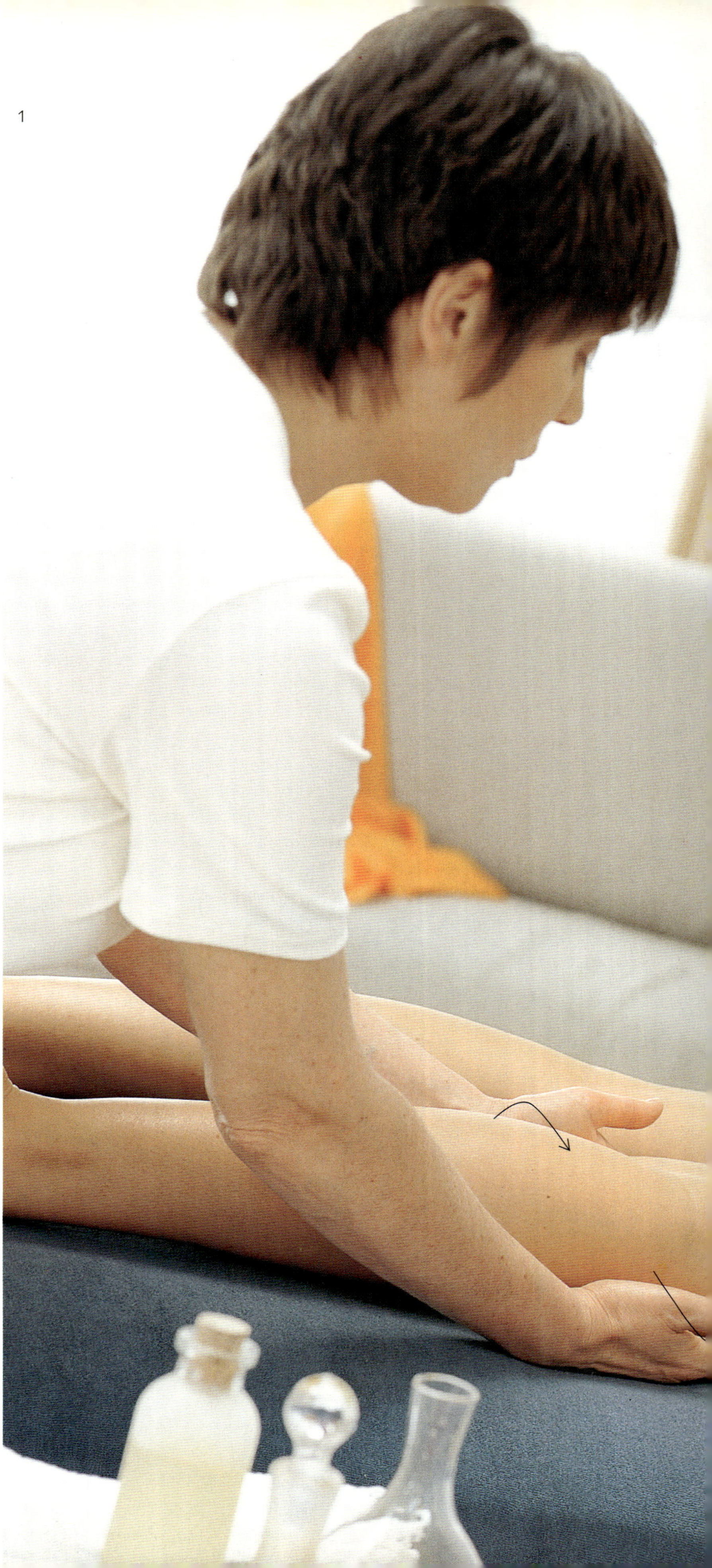

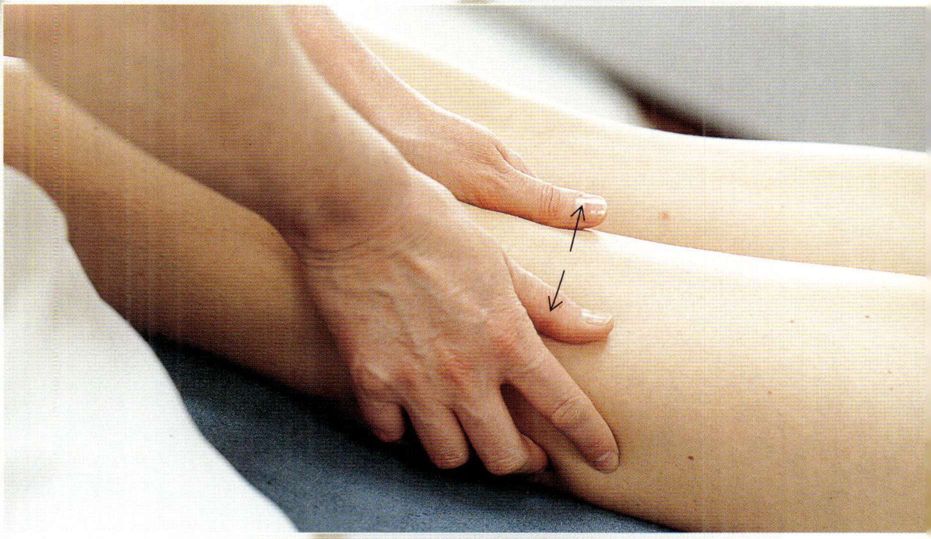

2

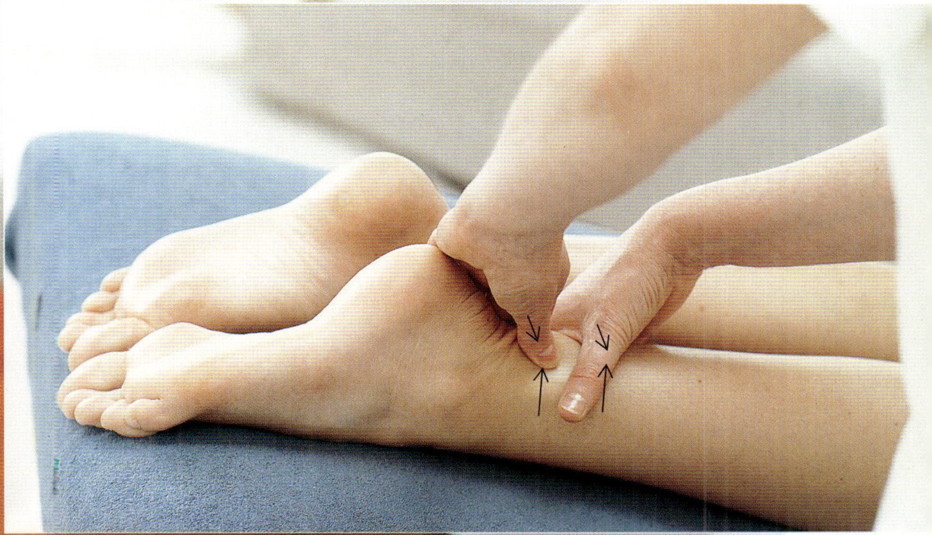

3

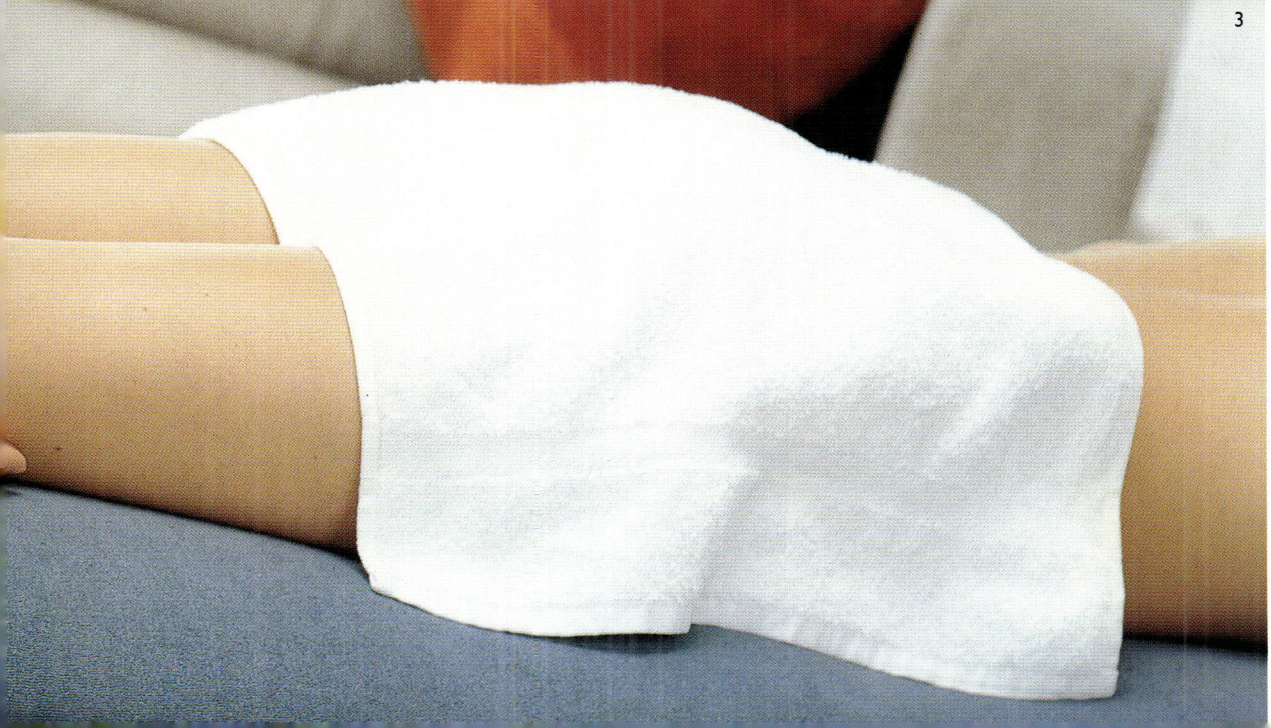

Die Fußmassage dient nicht nur der Entspannung, sondern der Stimulierung des gesamten Körpers. Wenn sich die Muskeln entspannen und beleben, wird die Partnerin zentriert und fest geerdet. Weil wir so rational sind, haben die meisten von uns das Bewußtsein darüber verloren, was unter unseren Füßen vorgeht. Ein Herumhetzen unter höchstem Streß, ein starrer unterer Rücken, steife Knie und Fußgelenke hindern uns daran, beide Füße fest und bequem auf den Boden zu setzen. (Auf den Fotos dieser Seite ist bereits die Behandlung des anderen Beines zu sehen.)

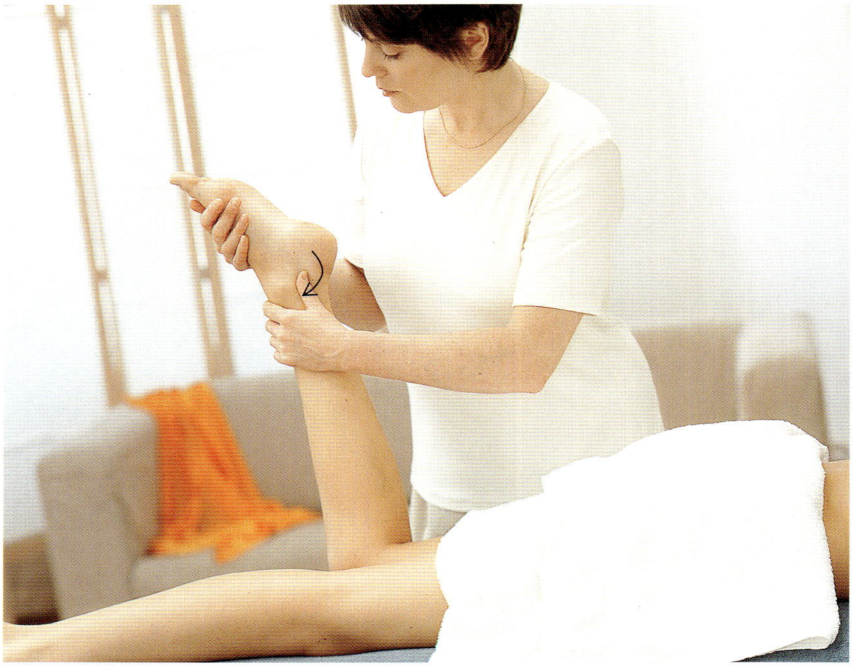

1

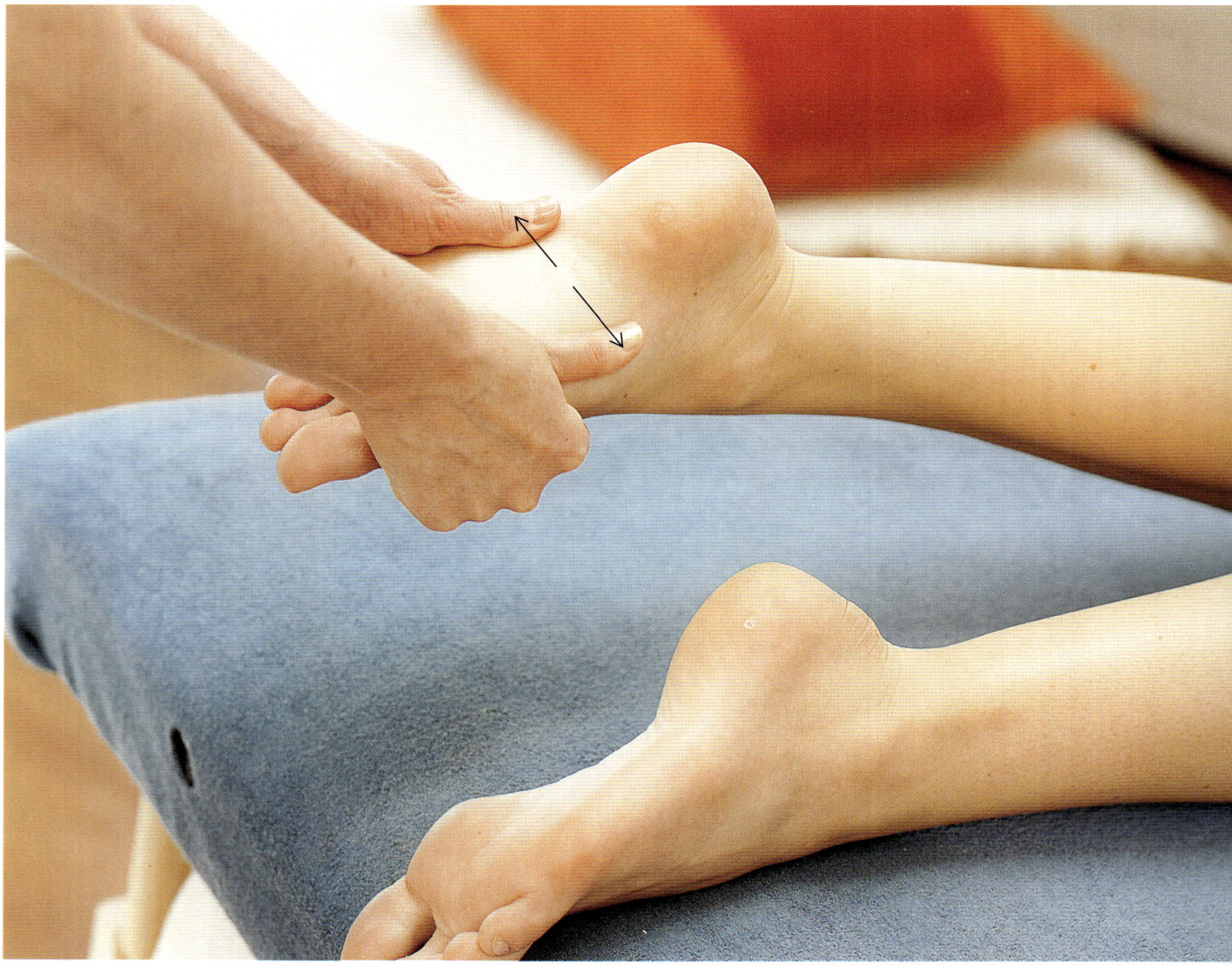

2

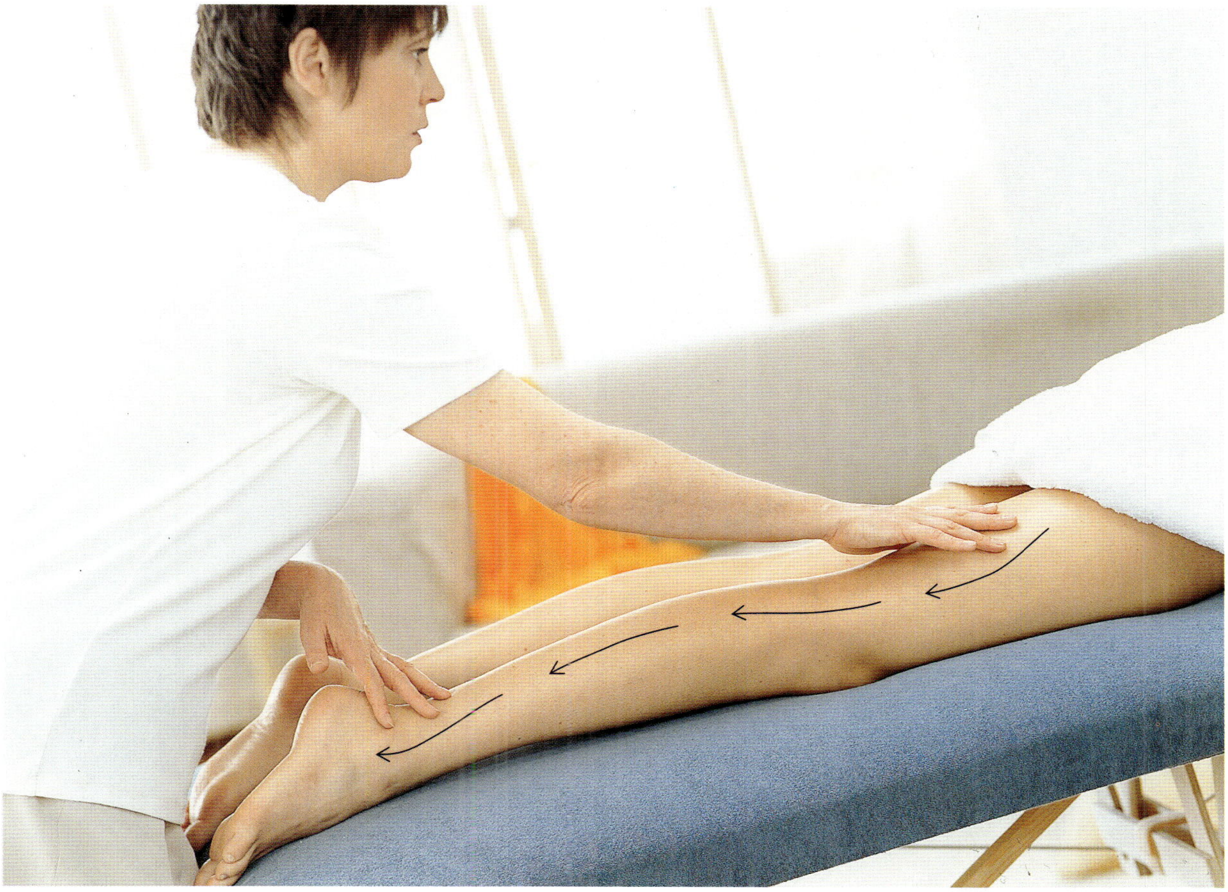

3

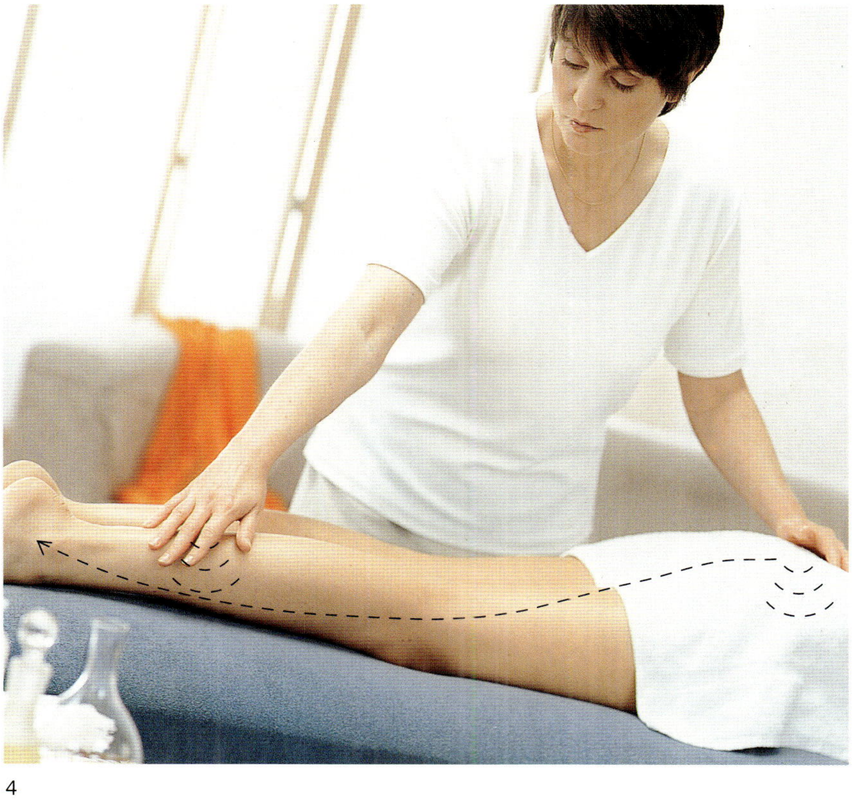

4

1. Schritt

Stützen Sie den Unterschenkel, und ziehen Sie mit Fingern und Daumen um das Knöchelgelenk. Wenn keine Empfindlichkeit besteht, kann relativ starker Druck ausgeübt werden. Beachten Sie: Sie arbeiten nicht nur am Knöchel, sondern verbessern auch den Kreislauf und das Gefühl zwischen Bein und Fuß.

2. Schritt

Lassen Sie auf der Fußsohle ein entspannendes Ziehen der Daumen nach außen folgen.

3. Schritt

Streichen Sie leicht das Bein hinab bis zu den Zehen, und gehen Sie dann zum anderen Bein über.

4. Schritt

Eine Hand auf den unteren Rücken legen, mit der anderen über das Bein zum Fuß streichen. Alle Schritte am anderen Bein wiederholen. Dies schließt die Rückenmassage ab und gibt ein Gefühl der Verbundenheit.

1

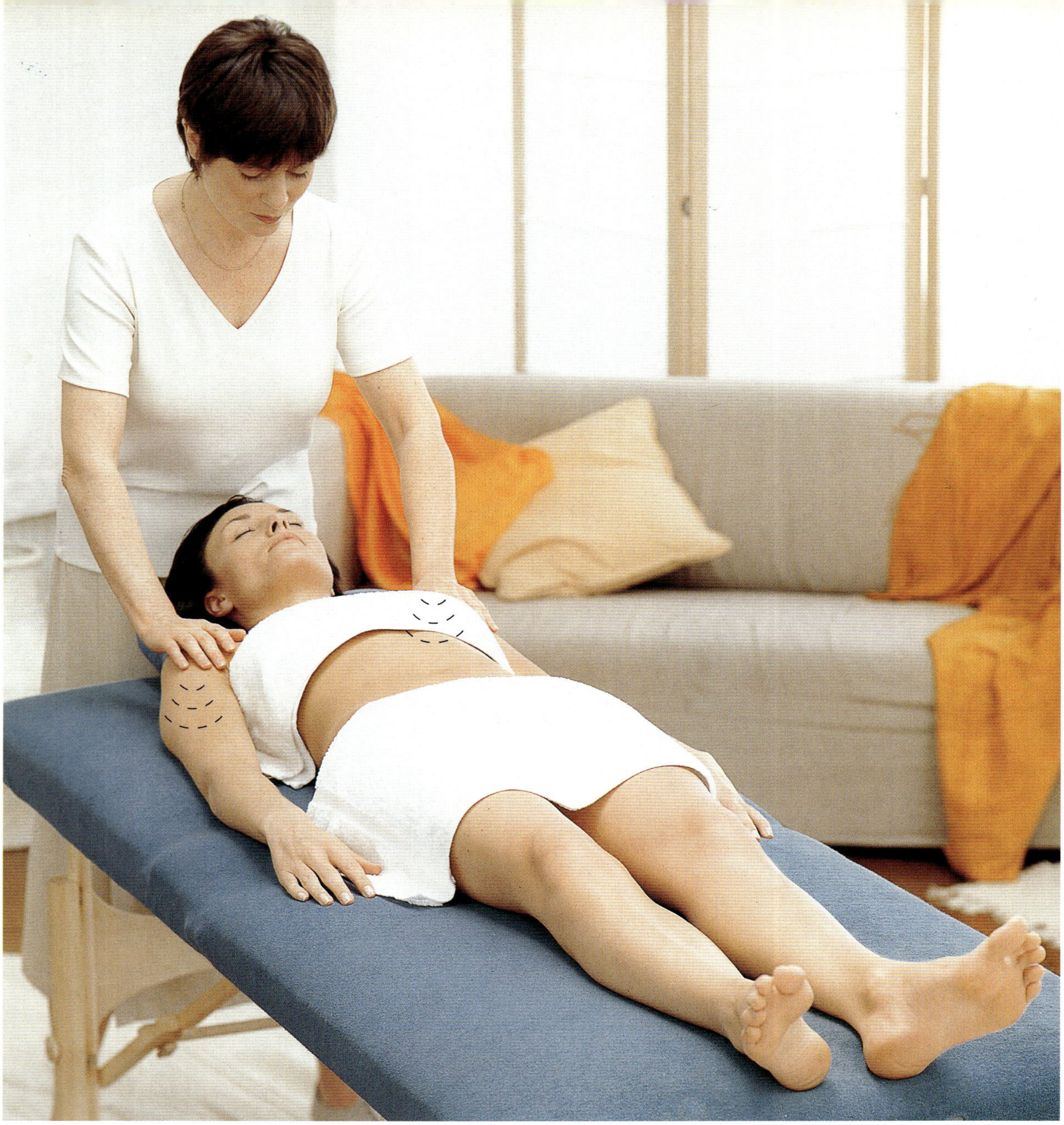

Mit dem Rücken wird vor allem deshalb begonnen, weil er nicht so empfindlich wie die Körpervorderseite ist und die Behandlung der Vorderseite oft mit einem Gefühl der psychischen Entblößung einhergeht. Dies betrifft Frauen wie Männer gleichermaßen – beachten Sie dies. Ihre Bewegungen müssen jetzt also weicher sein. Die Massage beginnt am Kopf und endet an den Füßen, sie vermittelt der Partnerin wiederum ein Gefühl der Entspan-

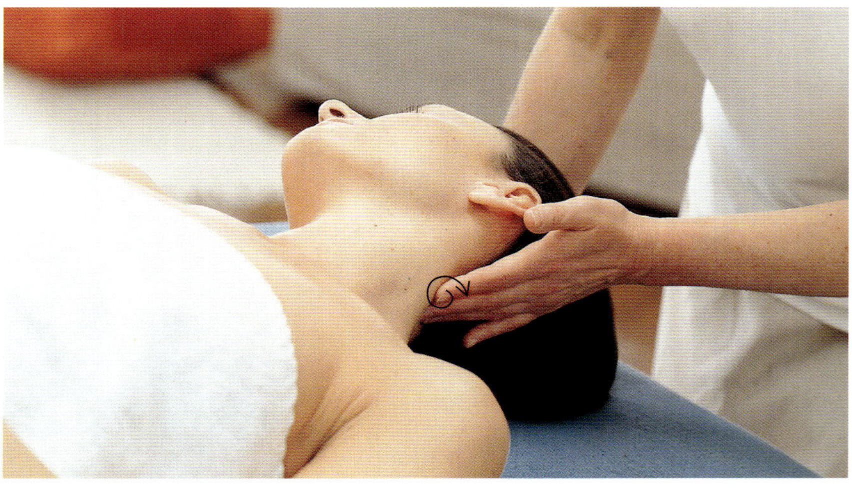

2

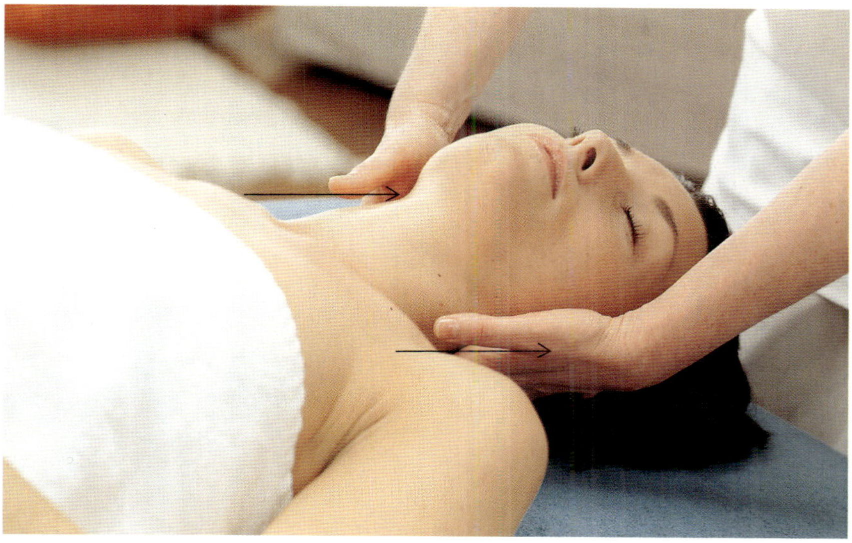

3

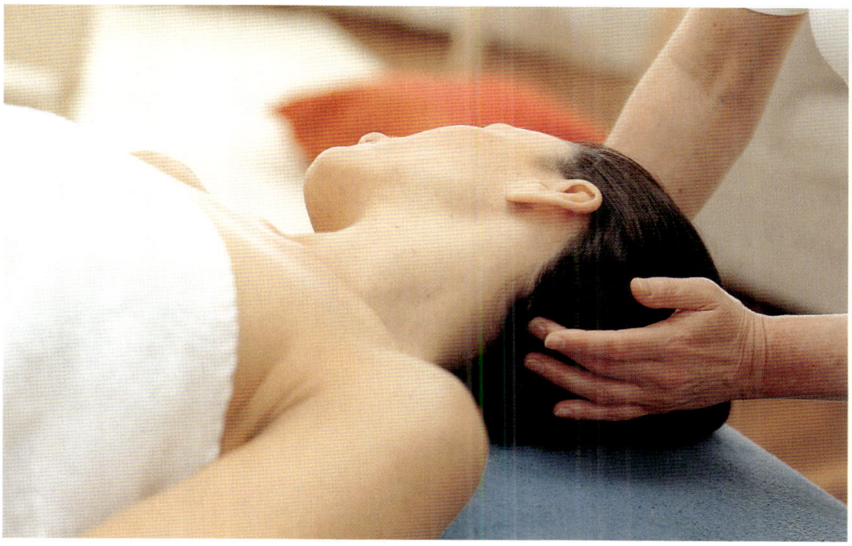

4

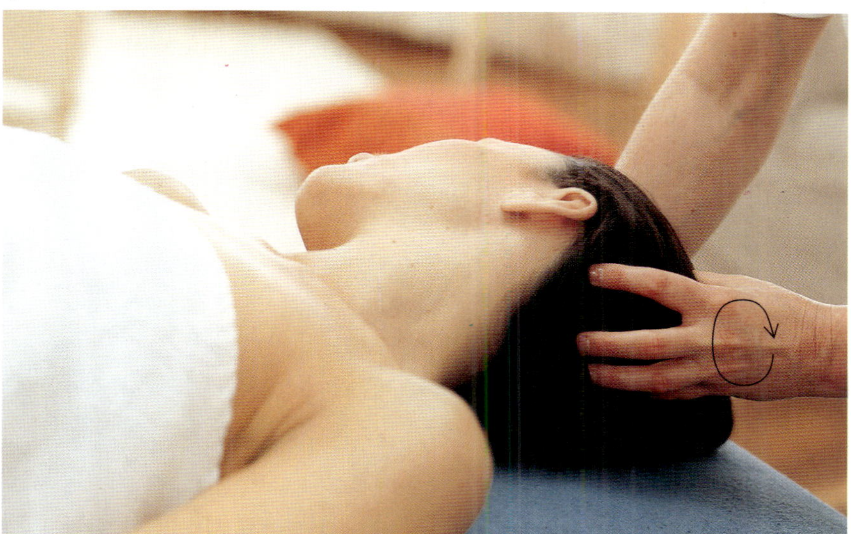

5

nung, Zentriertheit und des Geerdetseins. Die Entspannung des Nackens ist eine der wichtigsten, aber auch schwierigsten Angelegenheiten. Ein steifer Nacken steht meist im Zusammenhang mit einem verspannten oberen Rücken und Kopfschmerzen. Manchen Menschen ist es fast nicht möglich, einer anderen Person das Gewicht ihres Kopfes anzuvertrauen. Haben Sie Geduld, kämpfen Sie nicht dagegen an. Warten Sie auf die völlige Entspannung und Bereitschaft der Partnerin.

1. Schritt
Zentrieren Sie sich. Achten Sie darauf, daß Ihre Schultern gelöst, Ihre Hände weich und entspannt sind. Nötigenfalls die Arme einen Moment ausschütteln. Atmen Sie in den Bauch ein, und atmen Sie aus, während Sie die Hände auf die Schultern der Partnerin legen. Spüren Sie die Energie durch Ihre Hände fließen.

2. Schritt
Begonnen wird mit kleinen kreisenden Bewegungen an den Muskeln seitlich der Wirbelsäule, vom unteren Nacken bis zur Schädelbasis. Dabei kann der Nacken gerade oder seitlich liegen.

3. Schritt
Schließen Sie ein entspannendes Ziehen an.

4. Schritt
Drehen Sie den Kopf, und drücken Sie von der Schädelbasis aus und an dieser entlang bis zum Ohr.

5. Schritt
Rotieren Sie mit den Fingern auf der Kopfhaut. Wiederholen Sie die Schritte auf der anderen Seite des Kopfes.

Eine Gesichtsmassage wirkt zutiefst entspannend und lösend. Das Gesicht (wie auch der Rücken) sagt viel über eine Person aus. Die Gesichtsmuskulatur arbeitet fast unentwegt und ist das, was wir der Welt präsentieren. Die Augen nehmen Energie auf und geben Energie ab, die Haut erzählt von unseren emotionalen Zuständen, aber auch von Belastungen durch die Umwelt. Da Haut etwas sehr Zartes ist, benötigen Sie bei der Arbeit eine feste Position, damit Sie sich weder an die Partnerin lehnen, noch an der Haut zerren. Meist empfiehlt sich ein Hocker oder Kissen. Wirkt die Haut besonders angespannt oder trocken, verreiben Sie etwas Öl zwischen den Händen, und tragen Sie auch ein wenig auf das Gesicht der Partnerin auf.

1. Schritt
Beginnen Sie mit der Entspannung der Stirn und der Beschwichtigung von mentalem Streß, indem Sie die Daumenkuppen sanft auf die Stirnmitte drücken. Arbeiten Sie bis zum Haaransatz hinauf. Wiederholen Sie dies mehrmals.

2. Schritt
Streichen Sie mit der ganzen Daumenlänge über die Stirn.

3. Schritt
Nun erfolgt verstärkter Druck durch Handfläche und Handballen. Die Hände sollten über die Stirn gleiten und nicht ziehen.

4. Schritt
Streichen Sie die Fingerkuppen mit Druck über die Augenbrauen Richtung Schläfen. Alle Bewegungen sollten sehr zart sein und dazu dienen, Verspannungen aus der Gesichtsmitte auszuleiten. Die Veränderungen der Handposition sind nur geringfügig, aber wirkungsvoll.

1

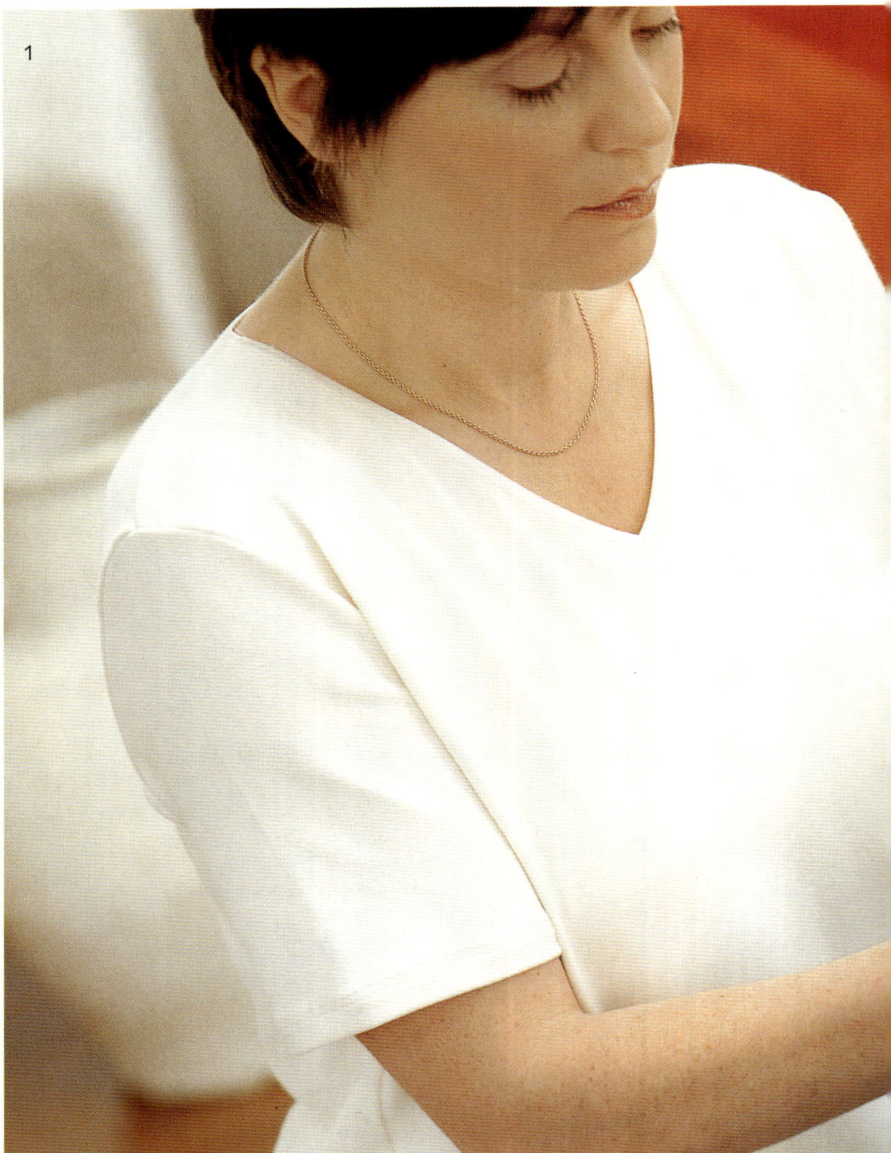

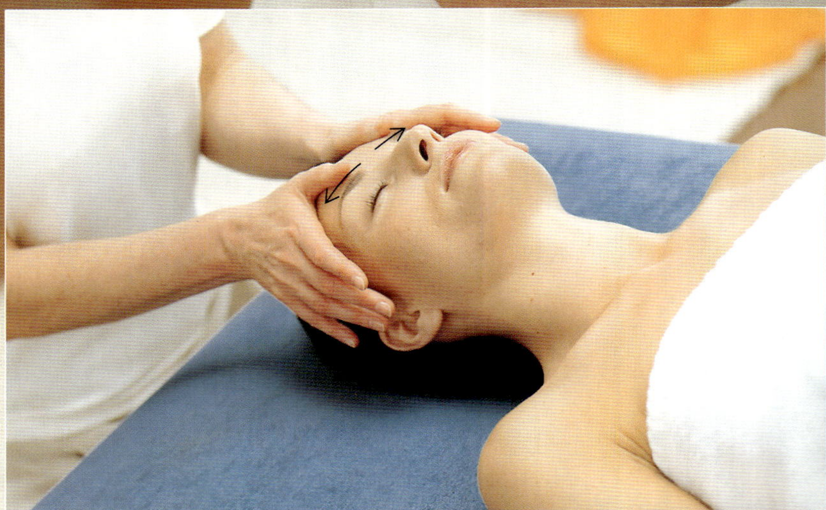

2

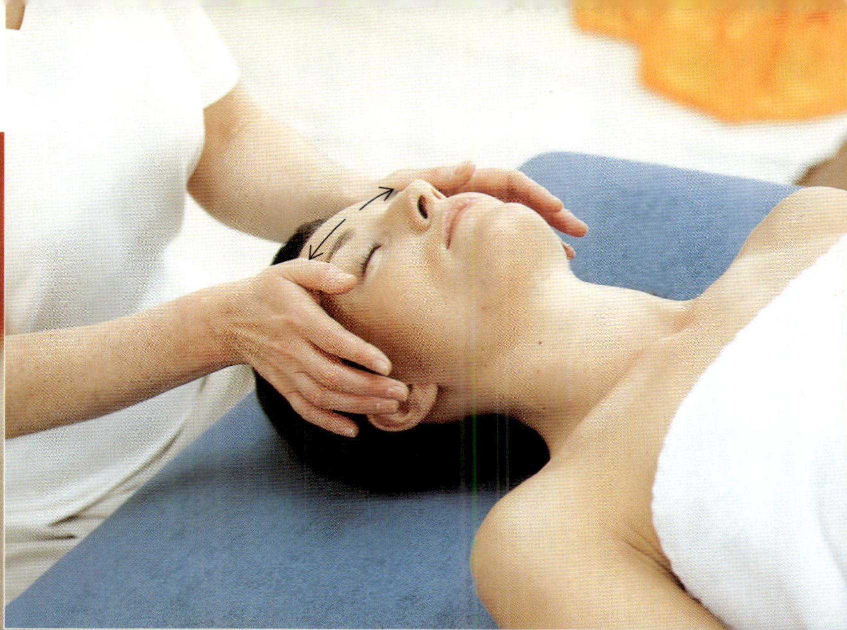

3

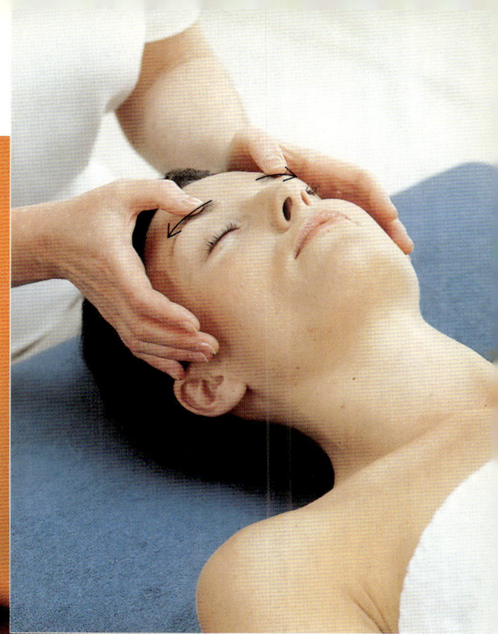

4

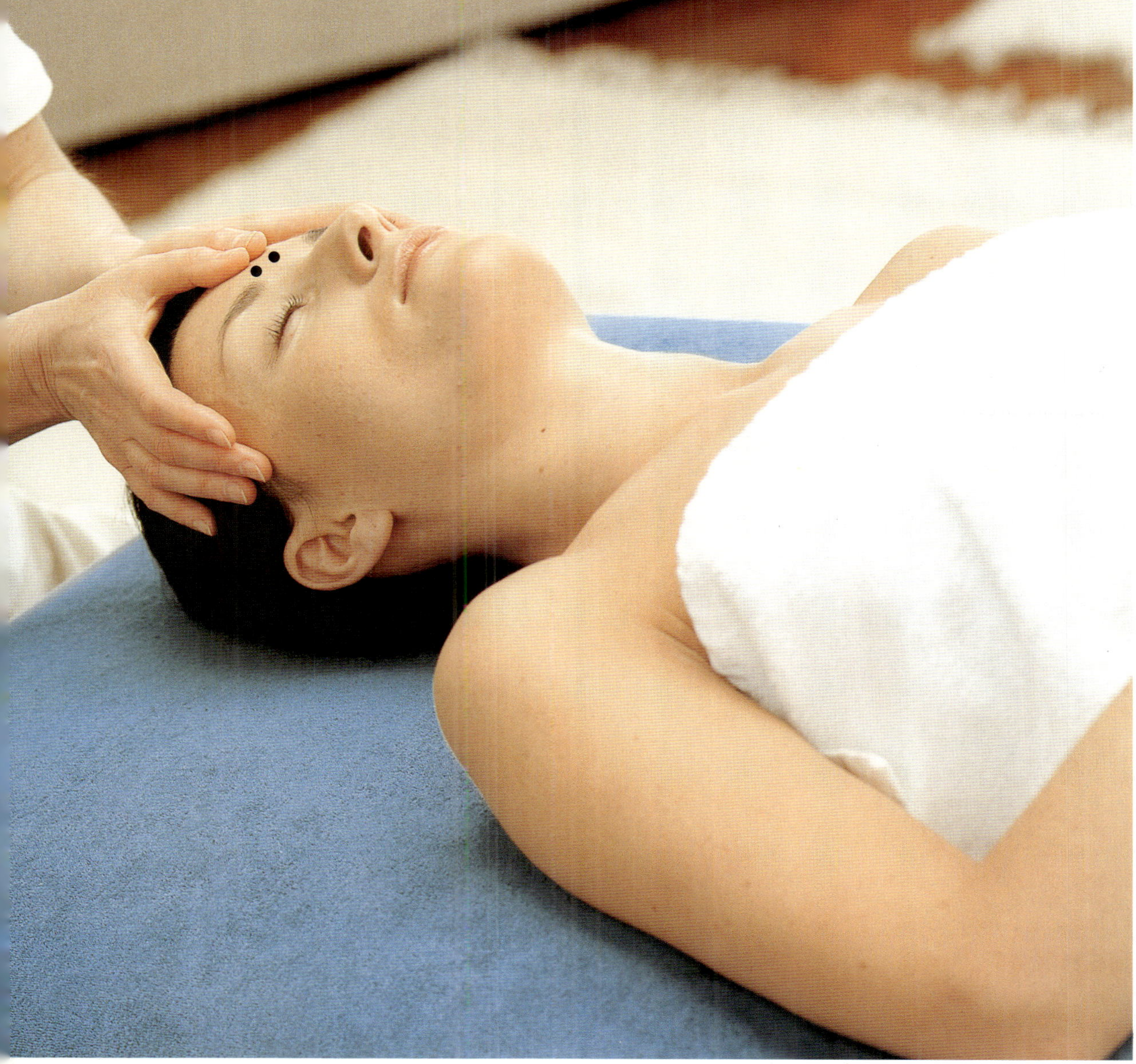

Gesichter spiegeln Streß. Verbissene Gesichter sind sehr beredt, und die Auswirkungen auf Wangen und Kiefer sind meist nicht nur sichtbar, sondern auch fühlbar. Bei der Arbeit an einem Gesicht werden leichte, anhebende Bewegungen – die Haut darf nicht gezerrt werden – mit nötigenfalls festen Bewegungen kombiniert. Schließen Sie immer mit einer Aufwärtsbewegung ab, um das Gesicht aufzuhellen und ein Lächeln auszulösen. Veranlassen Sie bei zusammengebissenen Zähnen Ihre Partnerin, den Unterkiefer etwas hängen zu lassen. Ruhen Sie Ihre Schultern einen Moment aus, und schütteln Sie gegebenenfalls Ihre Hände aus, die entspannt und genügend eingeölt sein sollten.

1. Schritt

Streichen Sie mit den Daumenkuppen mehrmals über die Wangen und auch unterhalb der Wangenknochen entlang.

2. Schritt

Drücken Sie mit den Fingerspitzen sanft, aber fest am Wangenknochen entlang bis zu den Ohren.

3. Schritt

Die Muskulatur um den Kiefer läßt sich durch locker kreisende Fingerspitzen (zu sich her) lösen. Sind die zu bearbeitenden Stellen nicht ganz eindeutig, lassen Sie die Partnerin den Mund öffnen und schließen, um das Spiel der Muskeln zu sehen.

4. + 5. Schritt

Ziehen Sie zur weiteren Kieferentspannung mit einer leicht drückenden Bewegung von der Kinnmitte nach außen (Richtung Ohren). Schließen Sie mit einem sanften, aber festen Druck oberhalb der Oberlippe und in der Vertiefung oberhalb des Kinns ab.

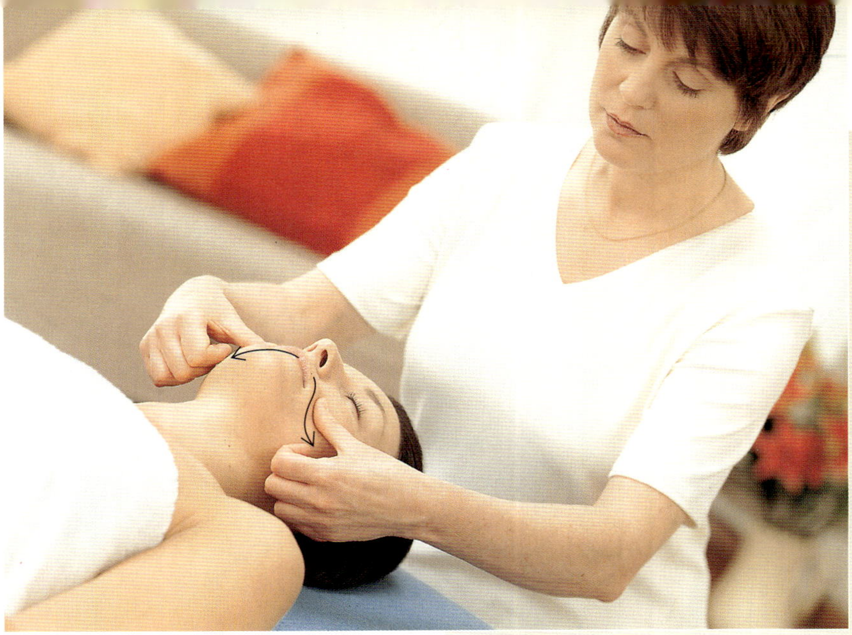

1

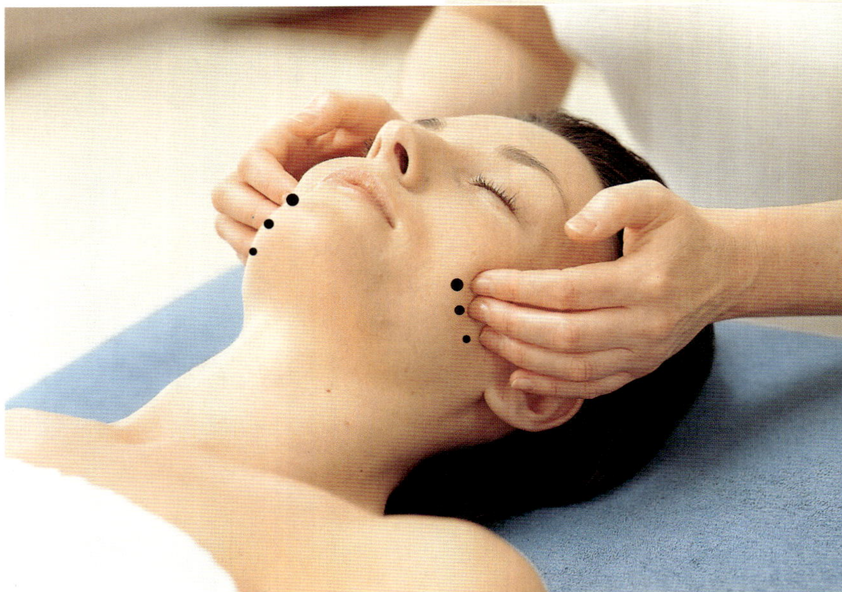

2

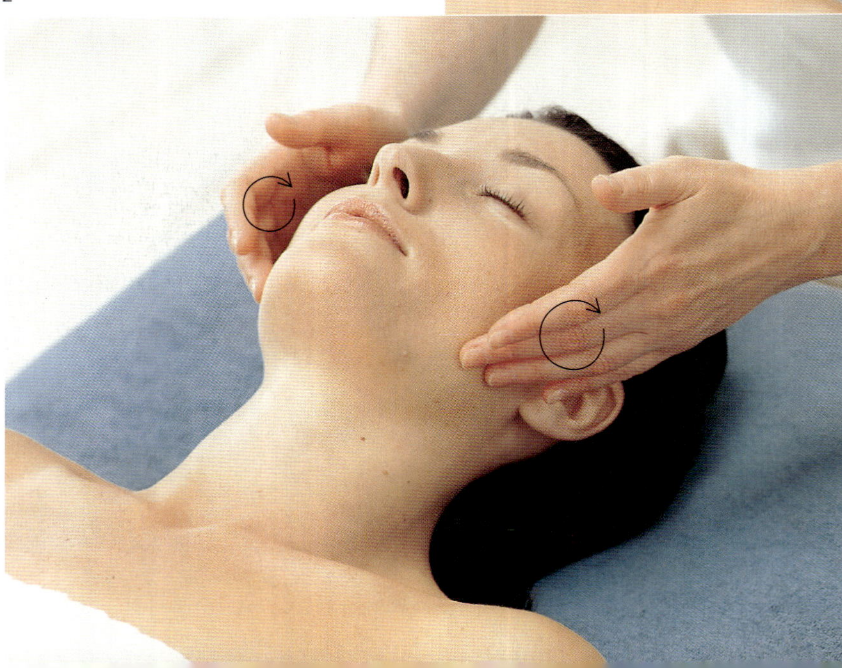

3

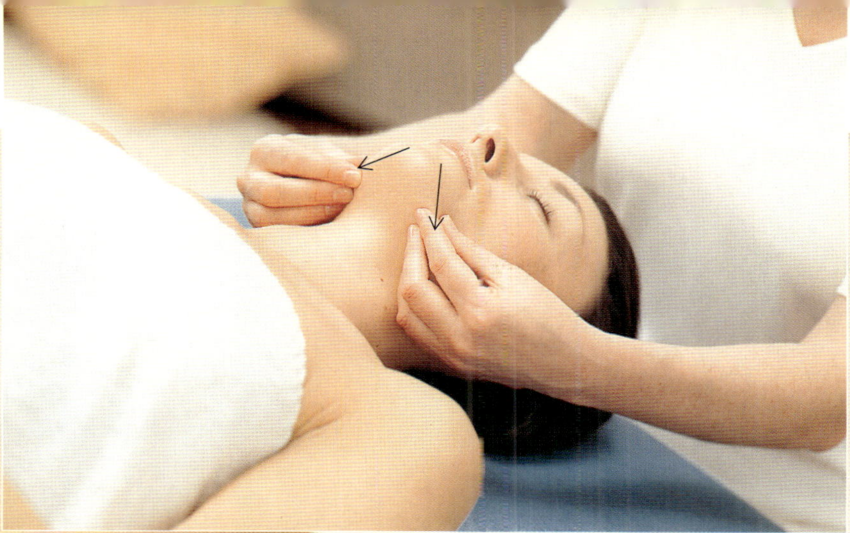

4

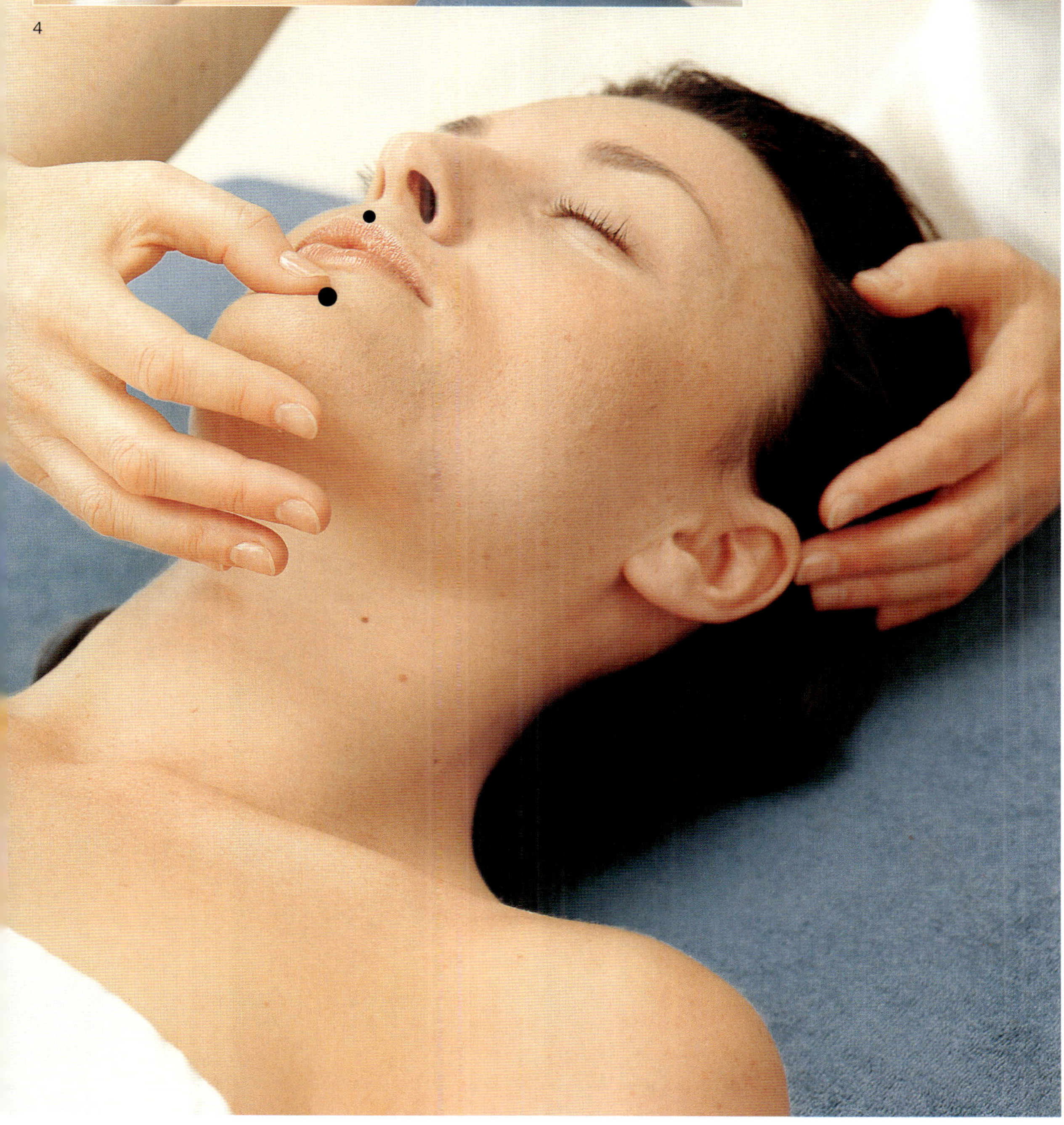

5

1

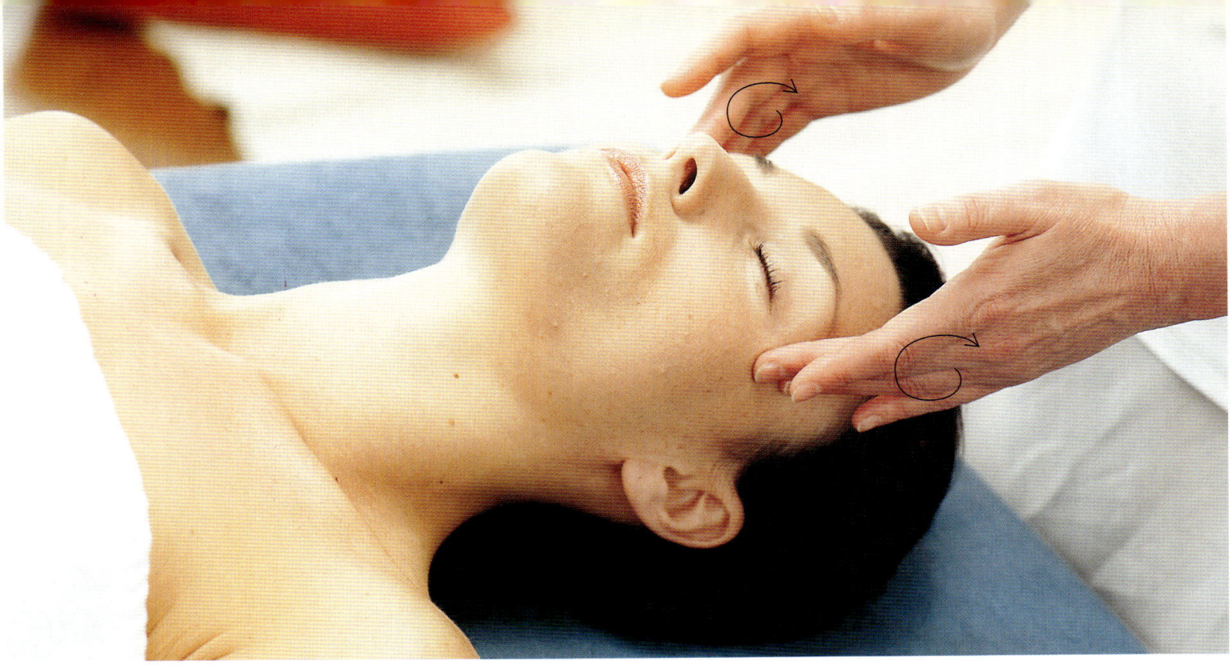

Diese Sequenz vervollständigt die Gesichts- und Kopfmassage. Meist erfolgt hier sehr wenig Heilarbeit, da Gesicht und Kopf besonders sensibel, jedoch oft mit zuviel Aktivität – leider meist der falschen Art! – belastet sind. Die folgenden behutsamen und lindernden Techniken sollen lediglich der Unterstützung und Beruhigung dienen. Selbst die zarteste Bewegung wird deutlich wahrgenommen, arbeiten Sie also unbedingt mit Feingefühl. Beruhigen Sie Ihre Gedanken, entspannen Sie die Arme und Schultern, und achten Sie darauf, daß Ihre Bewegungen nicht als lästig empfunden werden. Abrupte Bewegungen oder zu nah am Gesicht gehaltene Hände können unangenehm sein. In sanfter Weise ausgeführt, wirken die Techniken jedoch beruhigend, entspannend und stärkend.

1. Schritt

Kreisen Sie mit den Fingerkuppen langsam und sanft (zu sich her) die Schläfen der Partnerin.

2. Schritt

Streichen Sie oben über den Kopf.

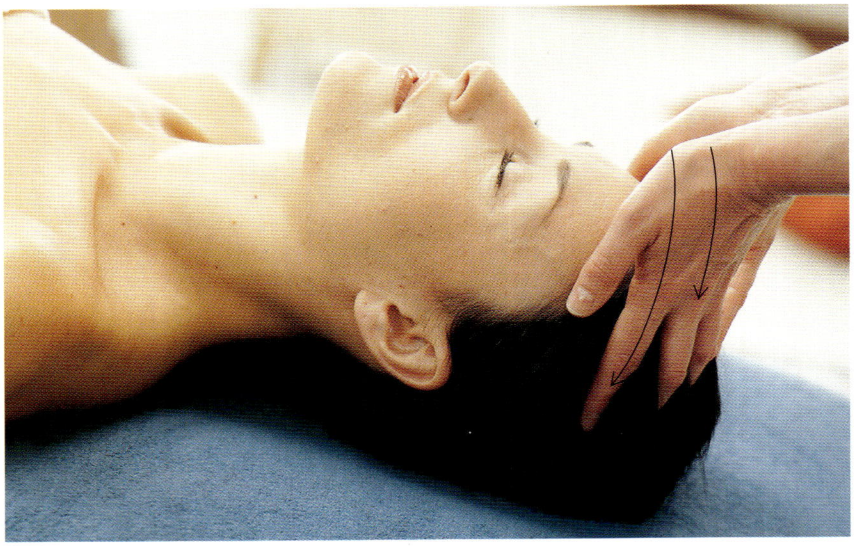

2

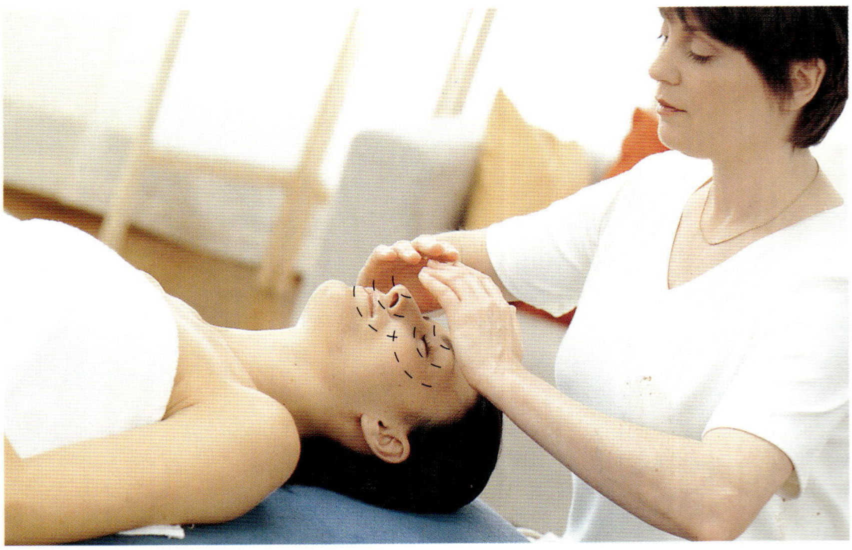

3

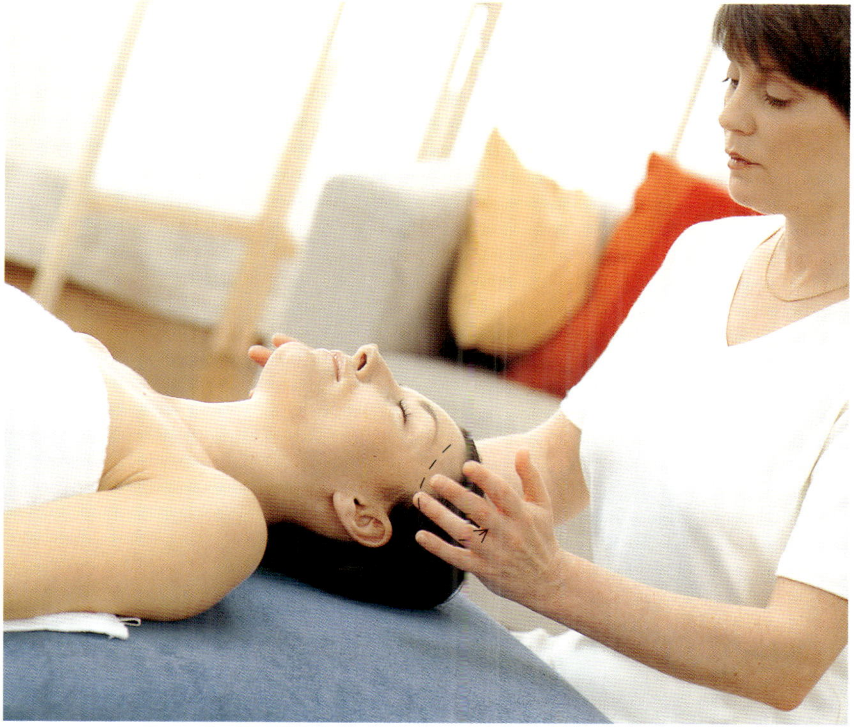

4

3. Schritt

Halten Sie die Hände vorsichtig 12–15 cm über die Augen der Partnerin. Dies läßt die Augen ausruhen. Denken Sie daran, daß Wärme aus Ihren Händen strömt, die Entfernung also als angenehm empfunden werden sollte. Verharren Sie so, und atmen Sie ruhig.

4. Schritt

Führen Sie nach einer Weile die Hände zum Hinterkopf, weiterhin ohne Berührung.

5. Schritt

Wölben Sie die Hände sanft um den Kopf der Partnerin, und verharren Sie so eine Weile ganz still. Entfernen Sie dann behutsam die Hände.

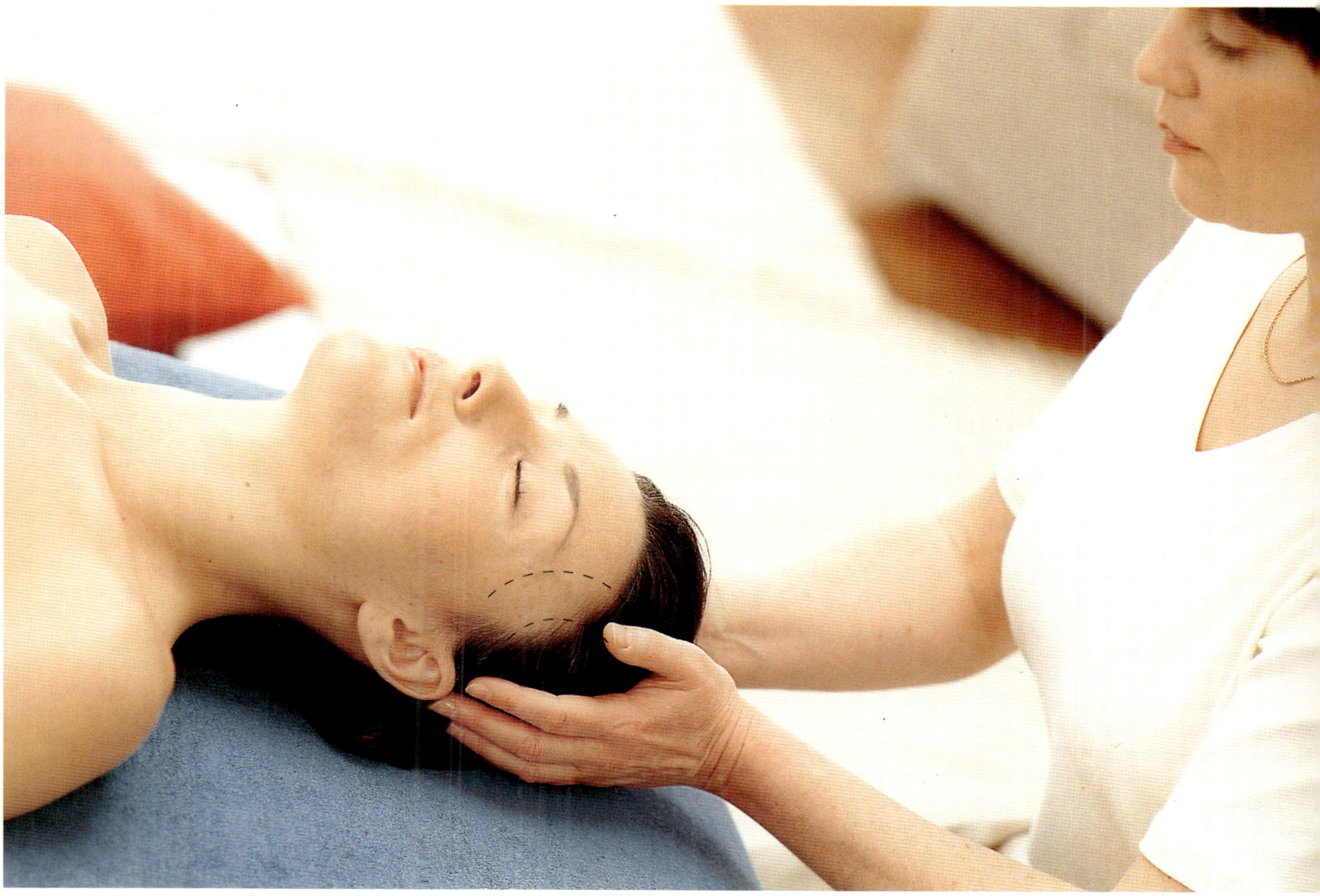

5

Die Behandlung des Brustkorbs ist äußerst wichtig und kann tiefgreifende Wirkungen zeitigen. Hier werden oft viele Emotionen festgehalten, was meist zu flacher Atmung und Steifigkeit des Schulterbereichs führt. Da es sich um eine sehr sensible Zone handelt, wird auch hier wenig direkte Heilarbeit vorgenommen. Von größter Wichtigkeit ist die Entspannung, denn sie gewährleistet eine korrekte Anbindung an Bauch und Arme. Manchmal wird die Behandlung als etwas weniger angenehm empfunden. Beschränken Sie sich bei einer Frau auf den Brustbeinbereich, und sparen Sie die Brüste aus. Achten Sie immer darauf, das zarte Brustgewebe zu umgehen! Möchte sich die Partnerin mit einem kleinen Handtuch bedecken, wird einfach darum herum massiert. Wichtig ist, daß Sie sich beide wohl fühlen.

1

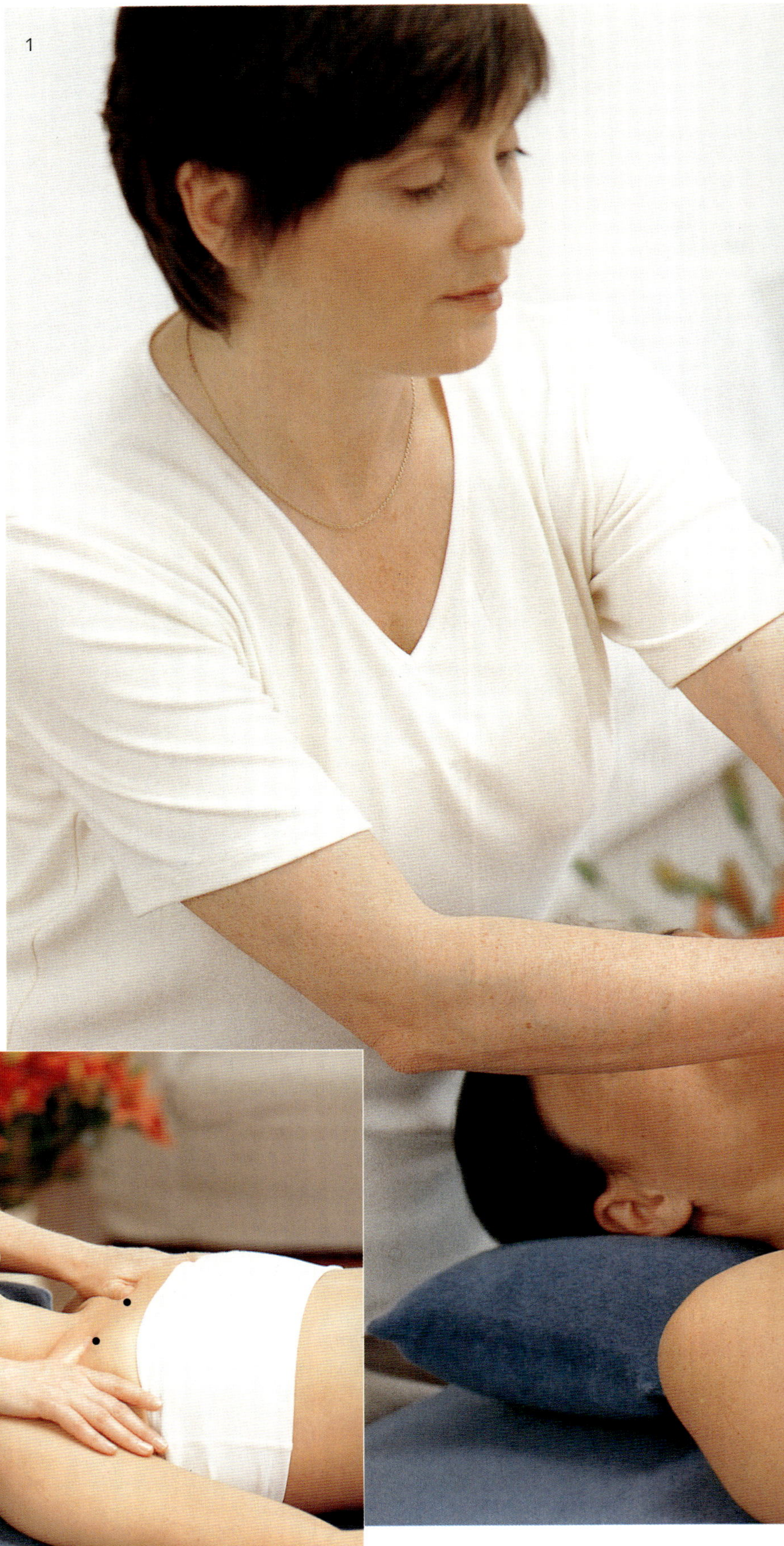

2

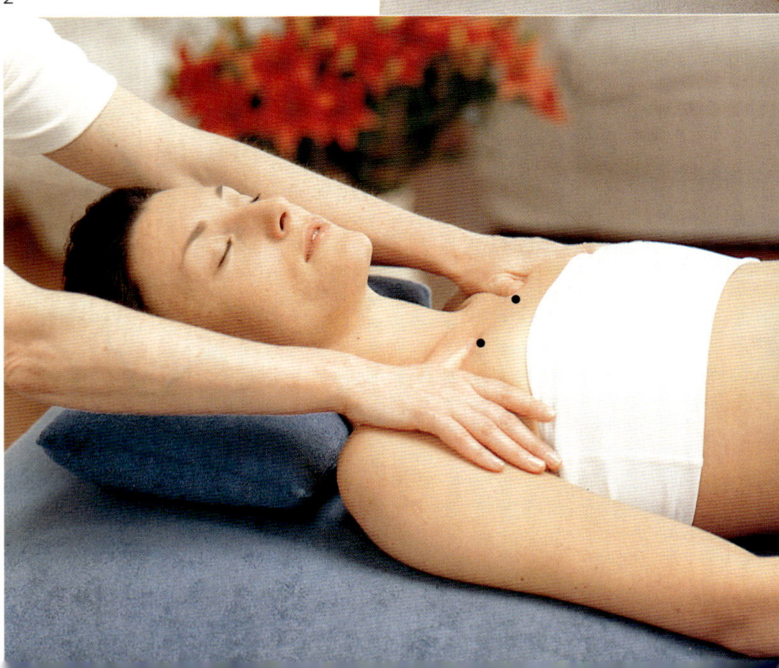

3

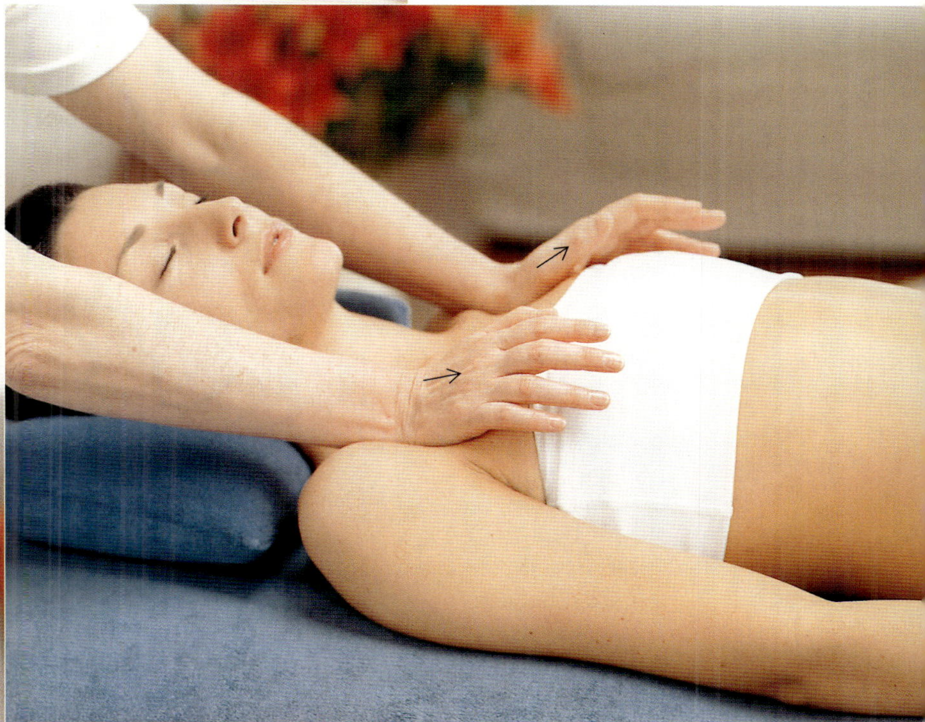

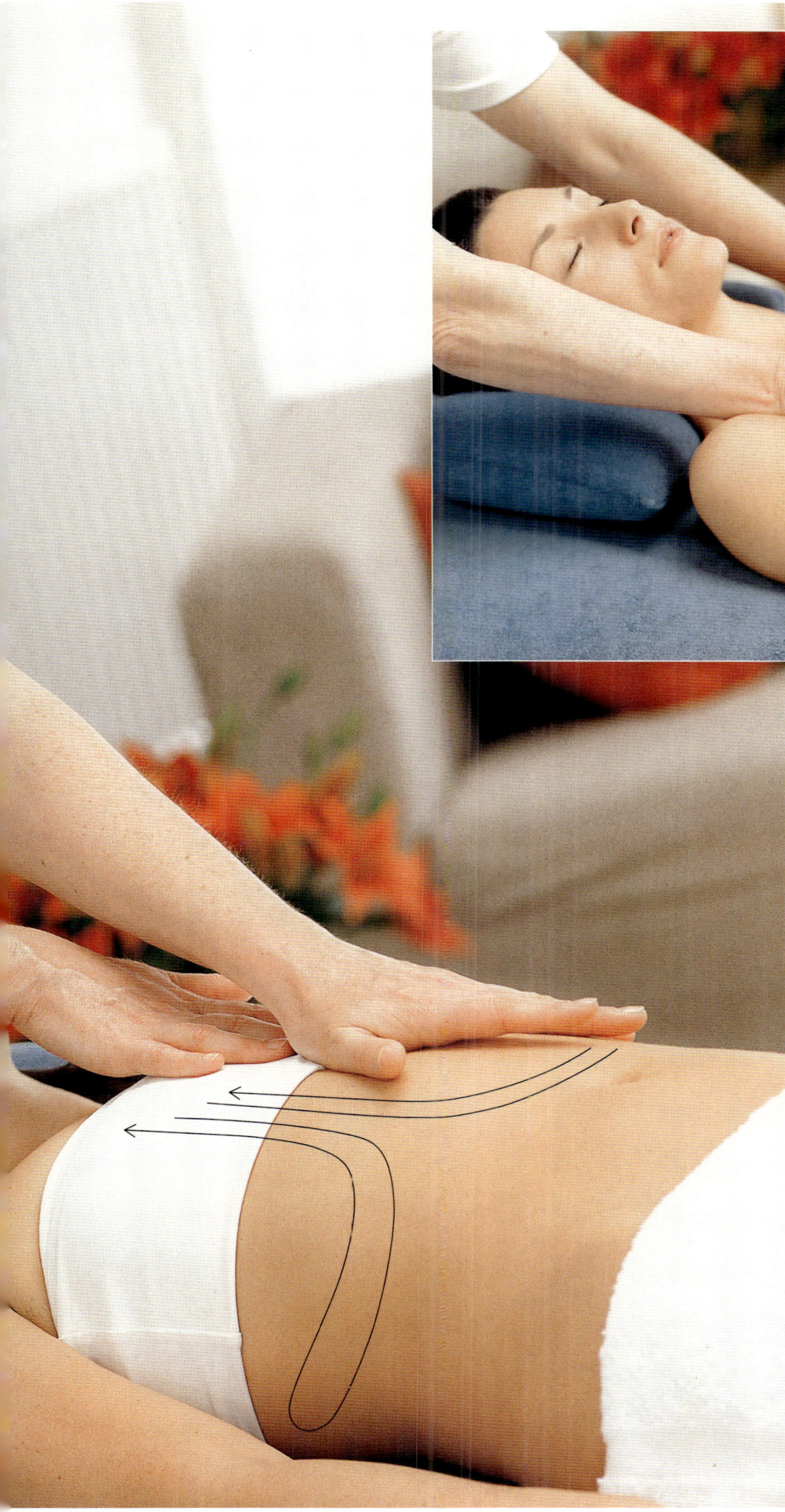

1. Schritt
Legen Sie die etwas eingeölten Hände oben auf den Brustkorb. In sanfter Effleurageweise massieren Sie nun das Brustbein hinunter, am Rippenbogen entlang zur Seite, im Bogen zurück zur Mitte und wieder nach oben. Beruhigen und entspannen Sie den gesamten Bereich. Die Bewegungen sind rhythmisch und ausstreichend.

2. Schritt
Legen Sie zur Entspannung des oberen Brustkorbbereichs die Daumen in der ganzen Länge beiderseits des Brustbeins auf, und drücken Sie fest nach unten. Lassen Sie dann los. Wiederholen Sie dies weiter außen.

3. Schritt
Drücken Sie mit dem Handballen einmal fest nach unten und seitlich von sich weg, dies löst noch tiefer. Achten Sie auf Bewegungen, die der Partnerin angenehm sind.

Die folgenden Griffe entspannen die Zwischenrippenmuskulatur und machen den Brustkorb beweglicher. Achten Sie auf die Bewegungen des Körpers während der Atmung. In flacher Lage sollte sich der Brustkorb wenig bewegen, Zwerchfell und Unterbauch sollten sich entspannt anfühlen. Gelingt es der Partnerin, die Schultern loszulassen, wird sich der Brustbereich entspannen und eine natürliche Atmung einstellen. Nach meinem Empfinden setzt tiefe, entspannte Atmung sanft und auf natürliche Weise ein, wenn Körper und Seele unbelastet sind. Eventuell kann die Konzentration auf die Atmung oder der Versuch, den Atemrhythmus zu ändern, zu noch mehr Verspannung führen. Weisen Sie die Partnerin darauf hin, wenn sich der Brustbereich sehr angespannt anfühlt, und empfehlen Sie ihr später einige Entspannungsübungen. Auch Sie sollten Ihre Schultern entspannen und natürlich atmen. Diese unmittelbare körperliche Nähe kann leicht zu Übertragungen führen.

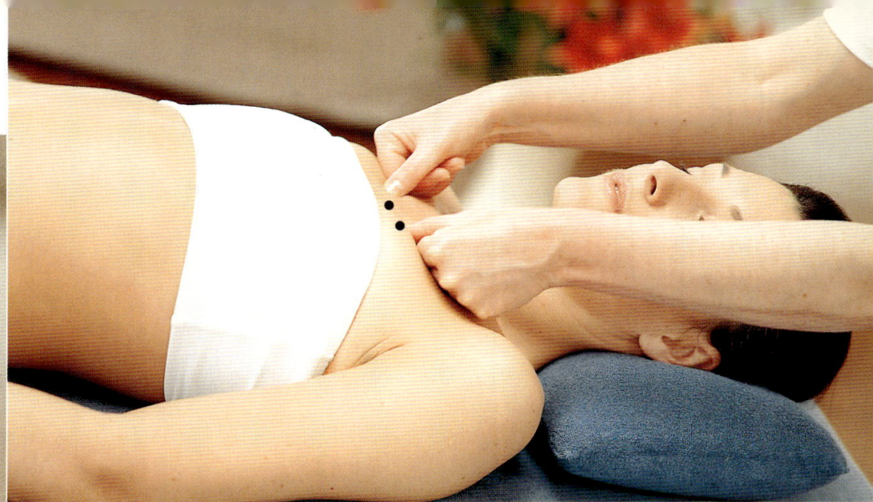

1

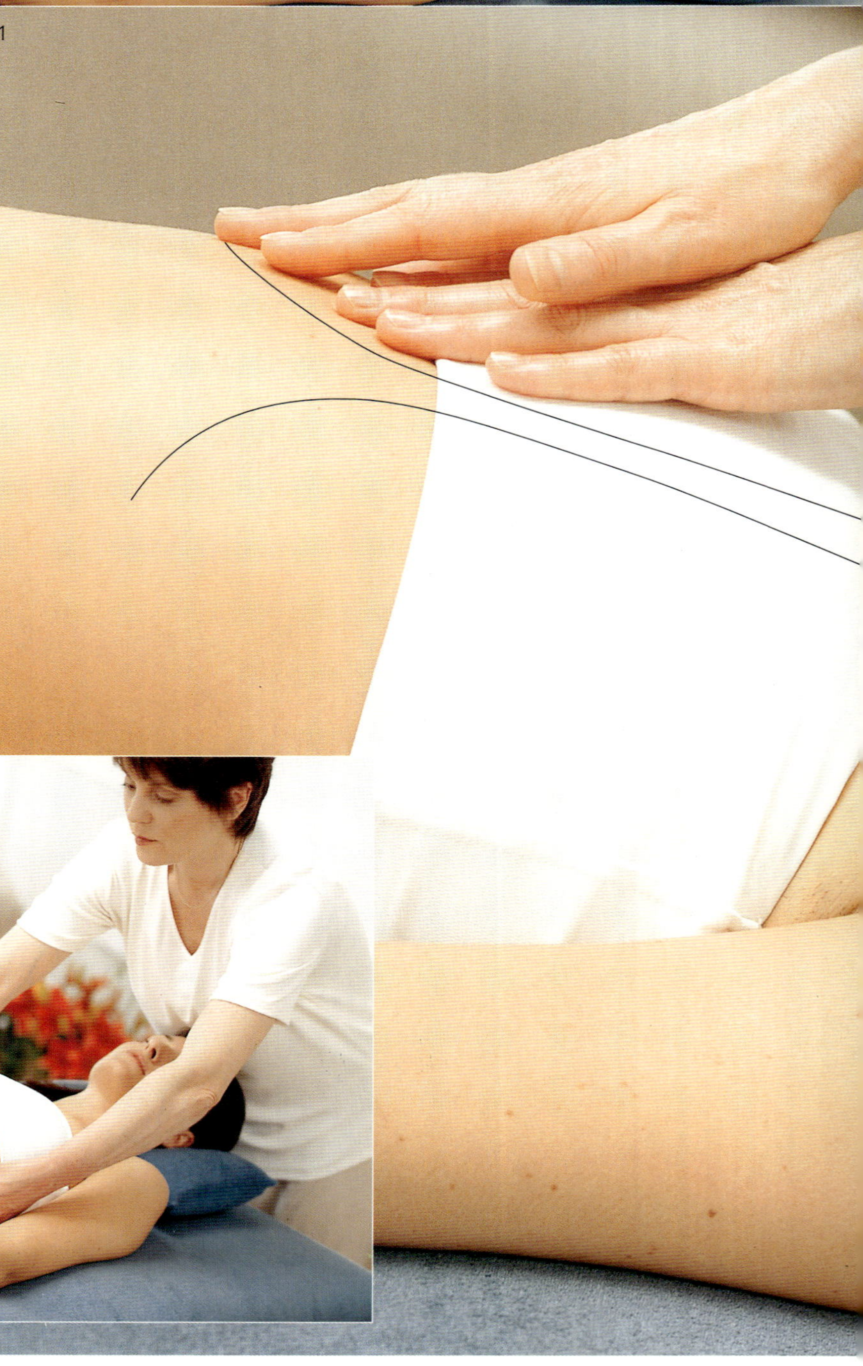

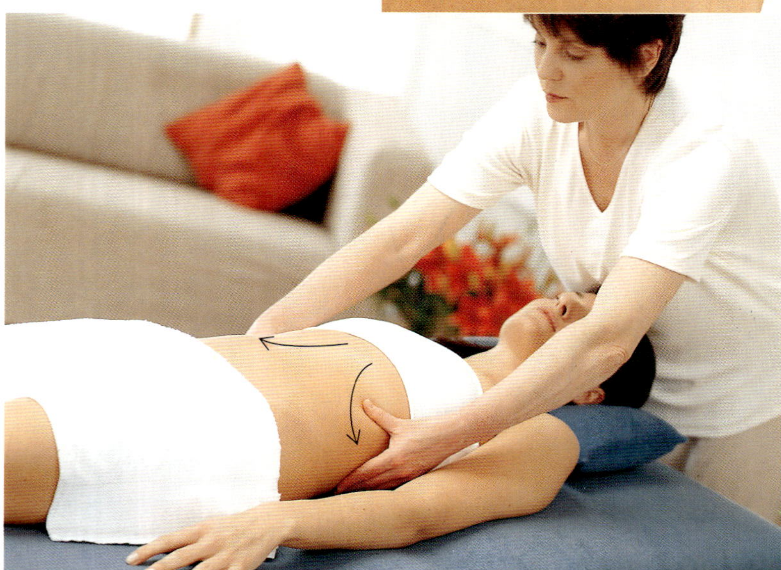

2

3

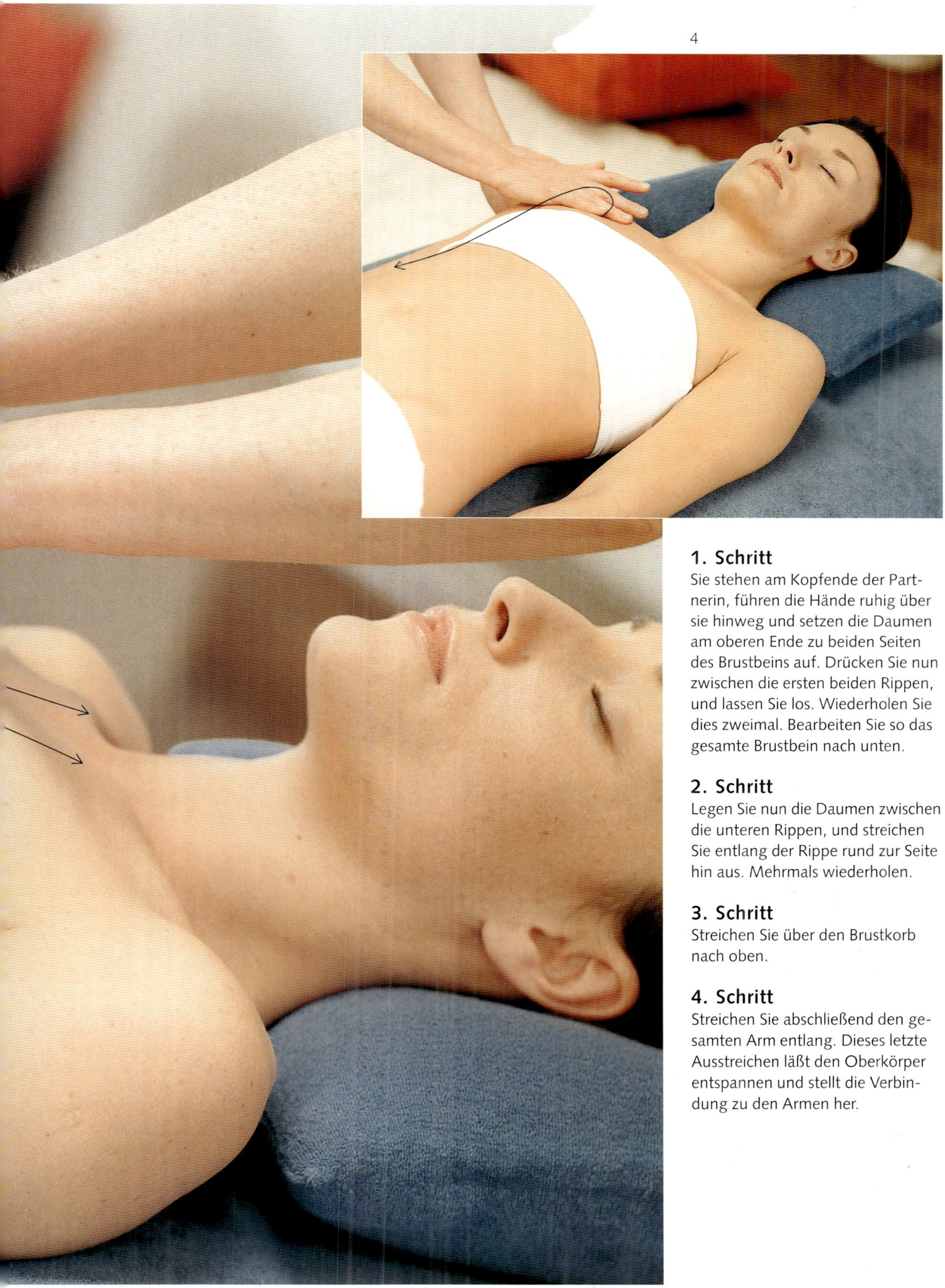

4

1. Schritt
Sie stehen am Kopfende der Partnerin, führen die Hände ruhig über sie hinweg und setzen die Daumen am oberen Ende zu beiden Seiten des Brustbeins auf. Drücken Sie nun zwischen die ersten beiden Rippen, und lassen Sie los. Wiederholen Sie dies zweimal. Bearbeiten Sie so das gesamte Brustbein nach unten.

2. Schritt
Legen Sie nun die Daumen zwischen die unteren Rippen, und streichen Sie entlang der Rippe rund zur Seite hin aus. Mehrmals wiederholen.

3. Schritt
Streichen Sie über den Brustkorb nach oben.

4. Schritt
Streichen Sie abschließend den gesamten Arm entlang. Dieses letzte Ausstreichen läßt den Oberkörper entspannen und stellt die Verbindung zu den Armen her.

Mit der Armmassage beschließen Sie die Behandlung des Oberkörpers. Kreislauf, Bewegung und Energie verbessern sich, wenn Brust und Schultern entspannt sind. Im Idealfall schwingen die Arme in natürlicher Weise und fühlen sich wie eine Verlängerung des oberen Rückens an. Auch hier konzentrieren wir uns wieder auf gelöste Gelenke und ziehen die Aufmerksamkeit durch die Arme auf die Finger. Bringen Sie sich in eine bequeme Position. Sie können während der Arbeit die Arme der Partnerin auf die Ellbogen stützen oder in Ihren Händen halten. Achten Sie auf Unterschiede zwischen dem rechten und dem linken Arm – es erinnert etwas an das Zusammensetzen eines Puzzles.

1. Schritt

Schaukeln Sie den Arm, um jegliche Verkrampfung zu lösen. Ist er besonders schwer, stützen Sie ihn mit gewölbten Händen von unten. Es ist zunächst immer etwas befremdlich, einer anderen Person das Gewicht einer Gliedmaße buchstäblich in die Hände zu legen. Warten Sie geduldig, lassen Sie die Partnerin entspannen und sich an den Gedanken gewöhnen.

2

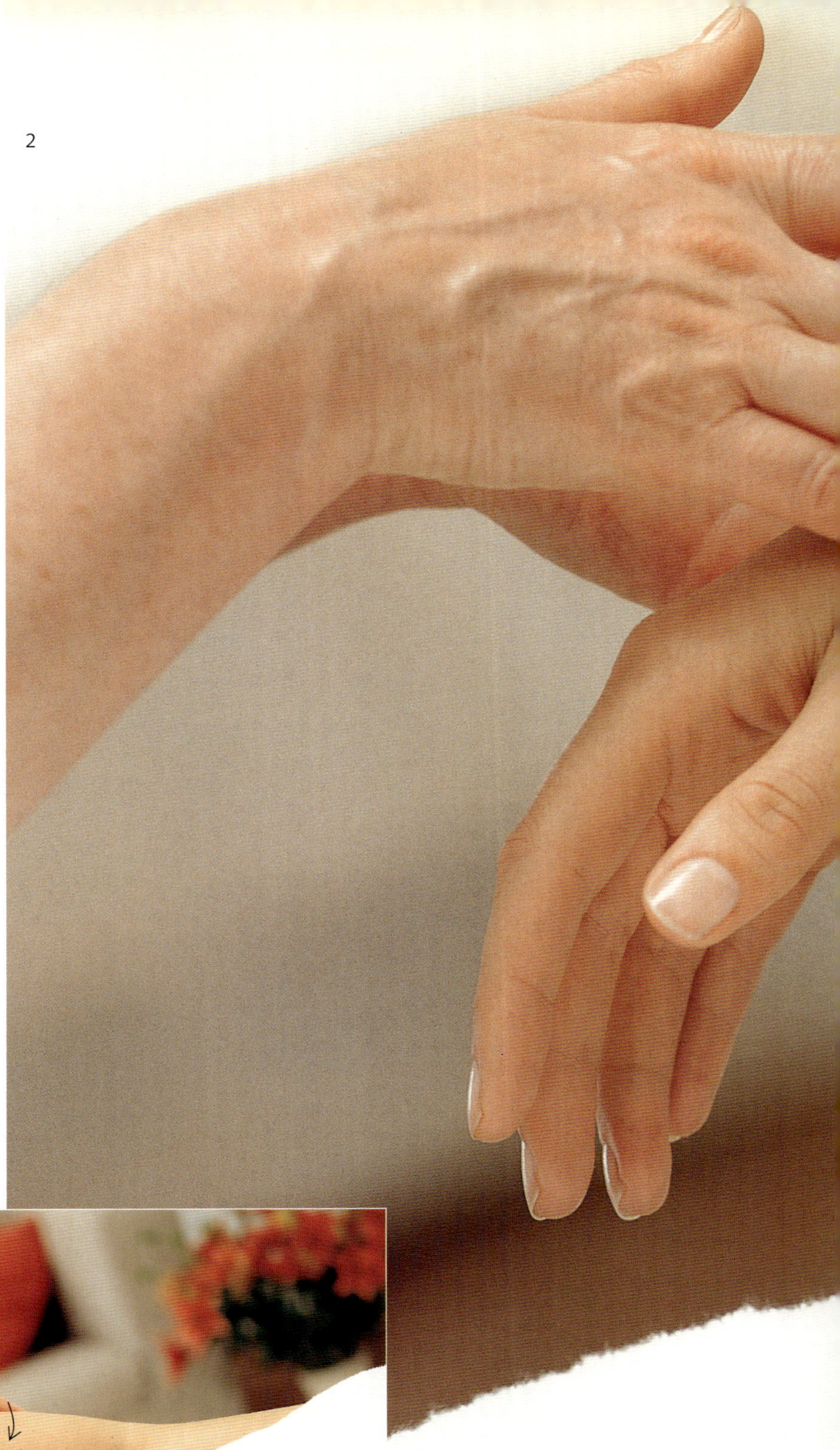

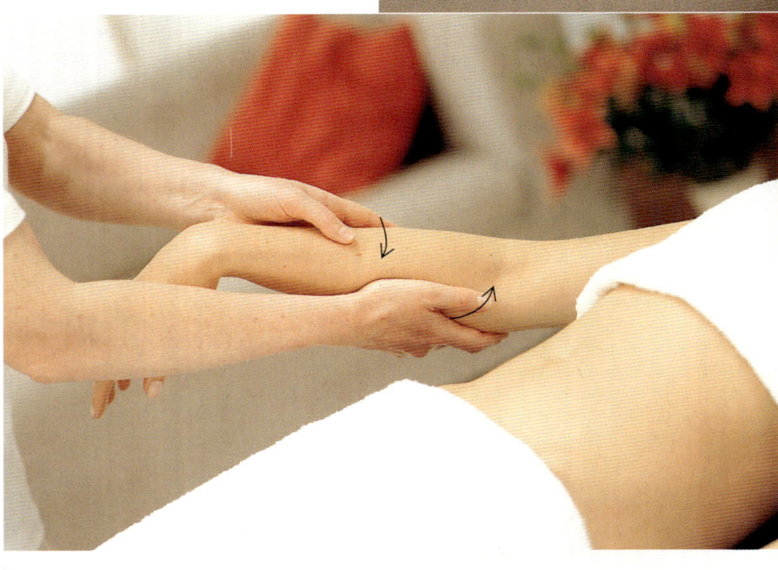

1

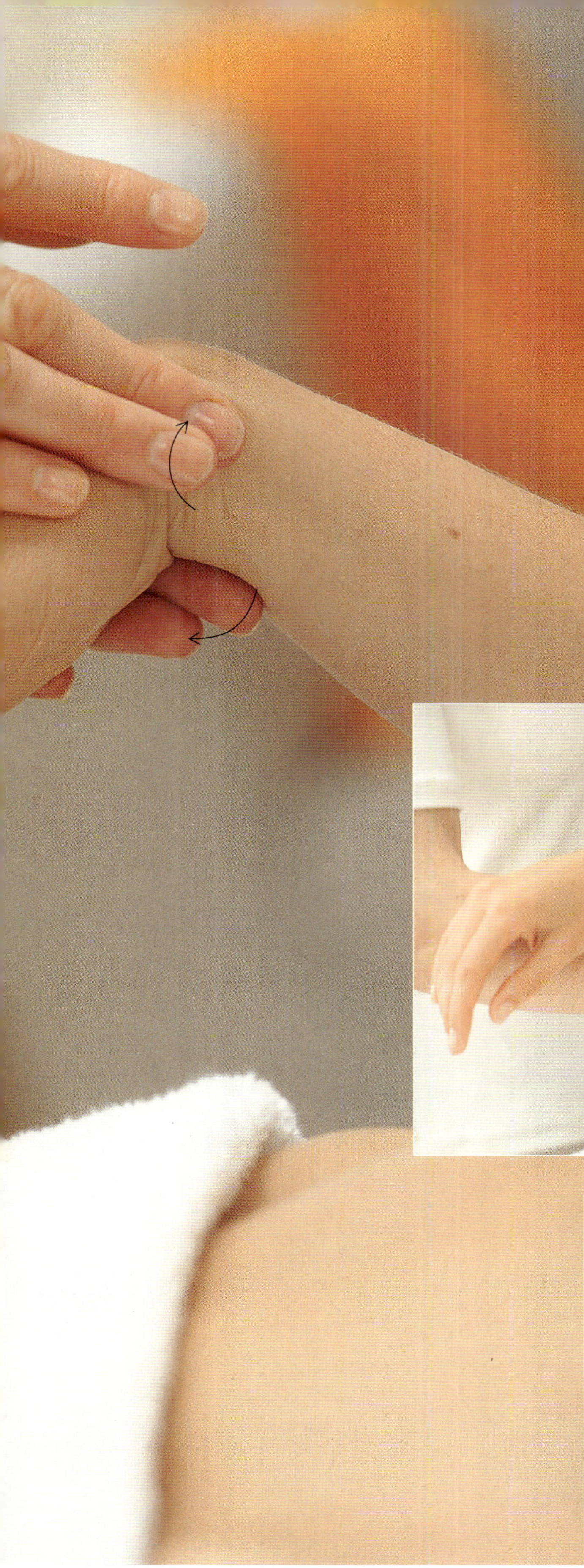

2. Schritt

Setzen Sie nun das Schaukeln von der Schulter aus behutsam über den Oberarm bis zum Handgelenk fort. Verändern Sie gegebenenfalls Ihre Position. Wiederholen Sie dies mehrmals.

3. Schritt

Bei gestütztem Arm werden die Daumen über die Ellenbeuge nach außen gezogen. Anschließend schaukeln Sie das Handgelenk recht kräftig; der Arm muß aber entspannt bleiben.

4. Schritt

Arbeiten Sie mit den Fingern oder dem Daumen oben auf dem Handgelenk. Führen Sie zudem die nächsten Schritte aus (Seite 90/91), bevor Sie zum anderen Arm übergehen.

3

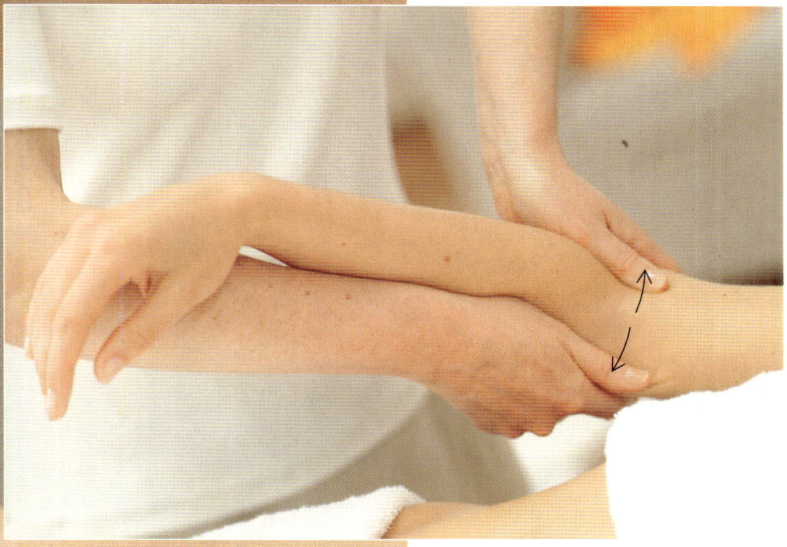

4

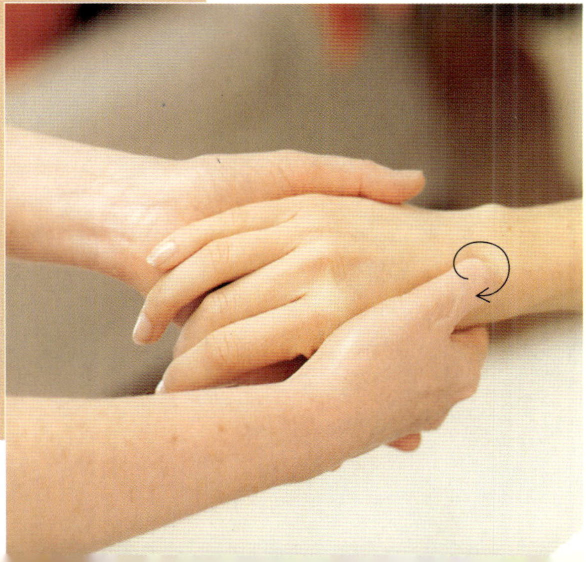

2

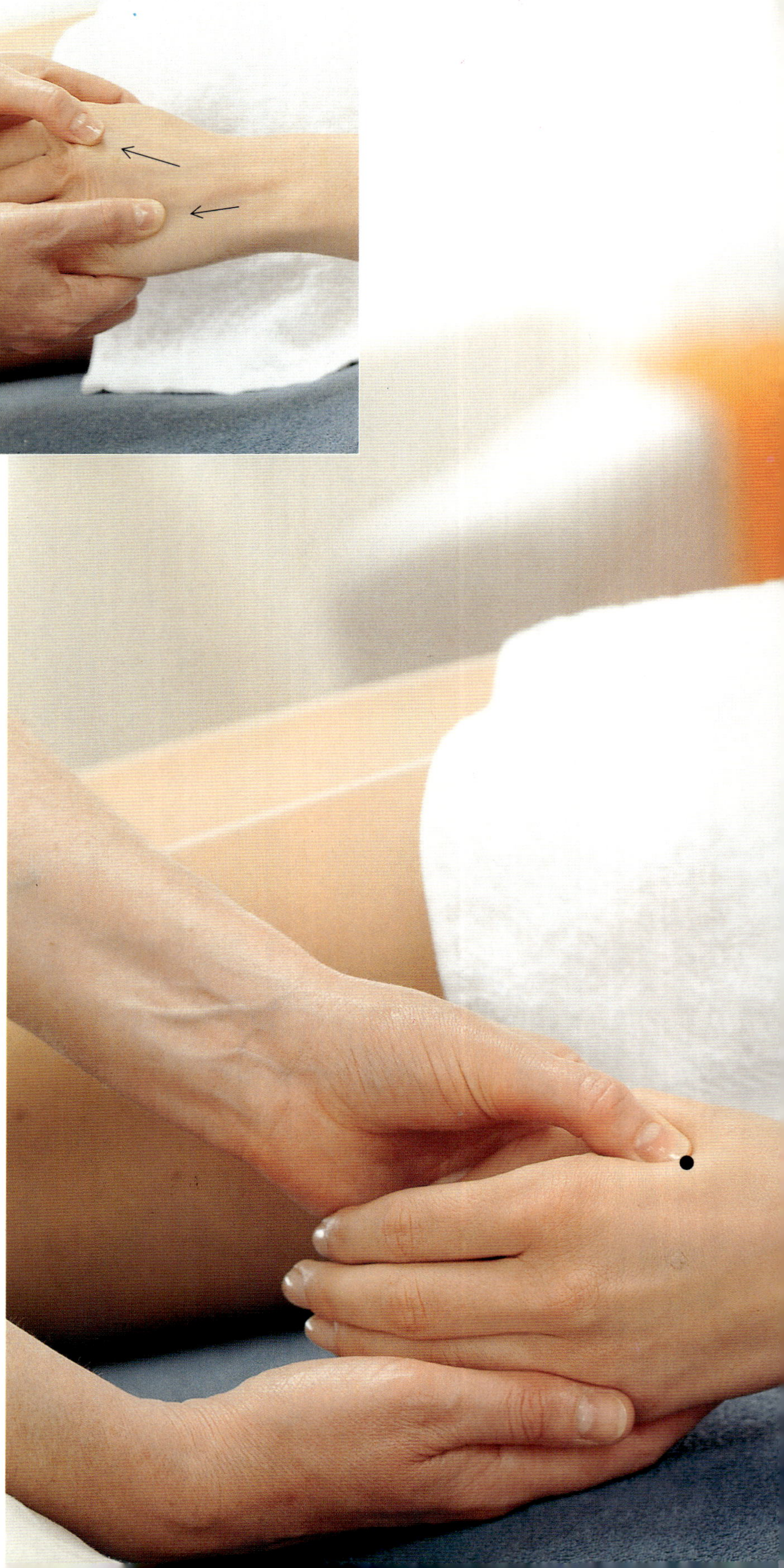

1

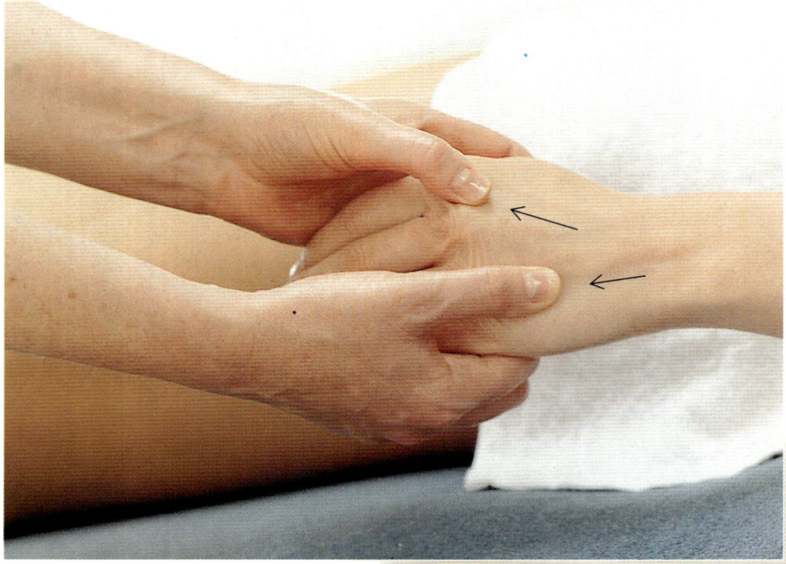

Eine Handmassage beruhigt und wirkt lösend. Selbst eine schnelle Massage dieser stark beanspruchten Gliedmaßen wirkt wundervoll energetisierend. Wie bereits erwähnt, befinden sich hier sensible Energiezentren. Ihre Werkzeuge beim Massieren sind die Hände, lernen Sie also, auf sie zu achten. Wer sie sorgsam behandelt, wird dies auch anderen Händen angedeihen lassen. Verreiben Sie etwas Öl zwischen Ihren Fingern und bei trockener Haut auf der Hand der Partnerin.

1. Schritt
Stützen Sie den Arm der Partnerin, und nehmen Sie die Hand in die Ihre. Ziehen Sie nun die Daumen zwischen den Sehnen des Handrückens hinunter und auf der Daumenseite nach außen. Dies ist ein langsamer Massagegriff, der ein Gefühl der Entlastung bringt und mehrmals wiederholt werden kann.

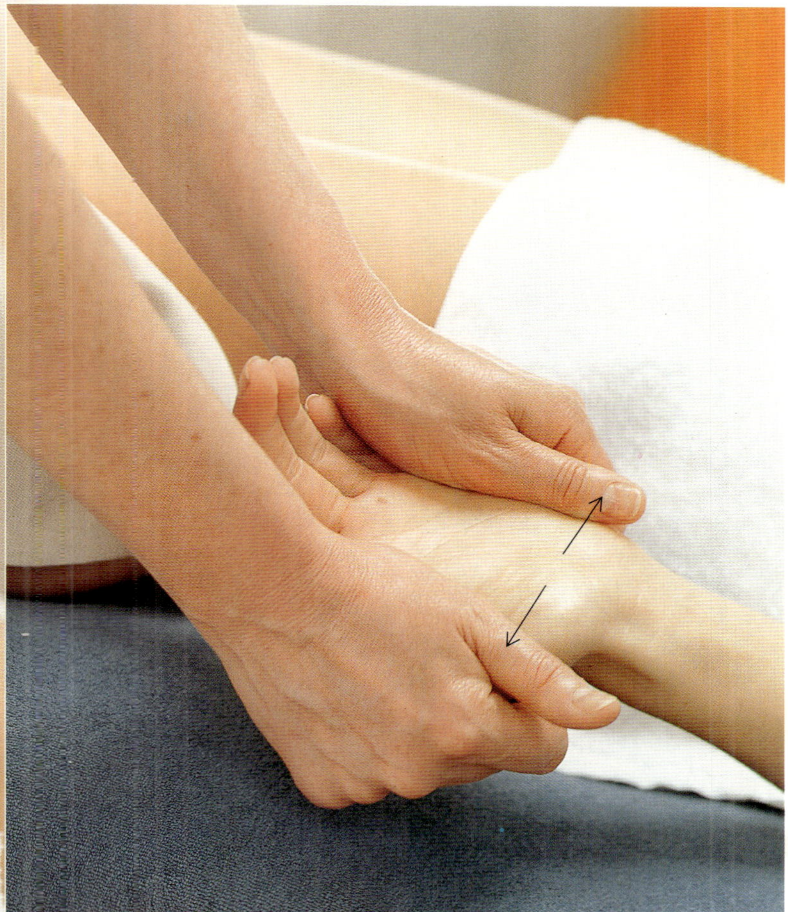

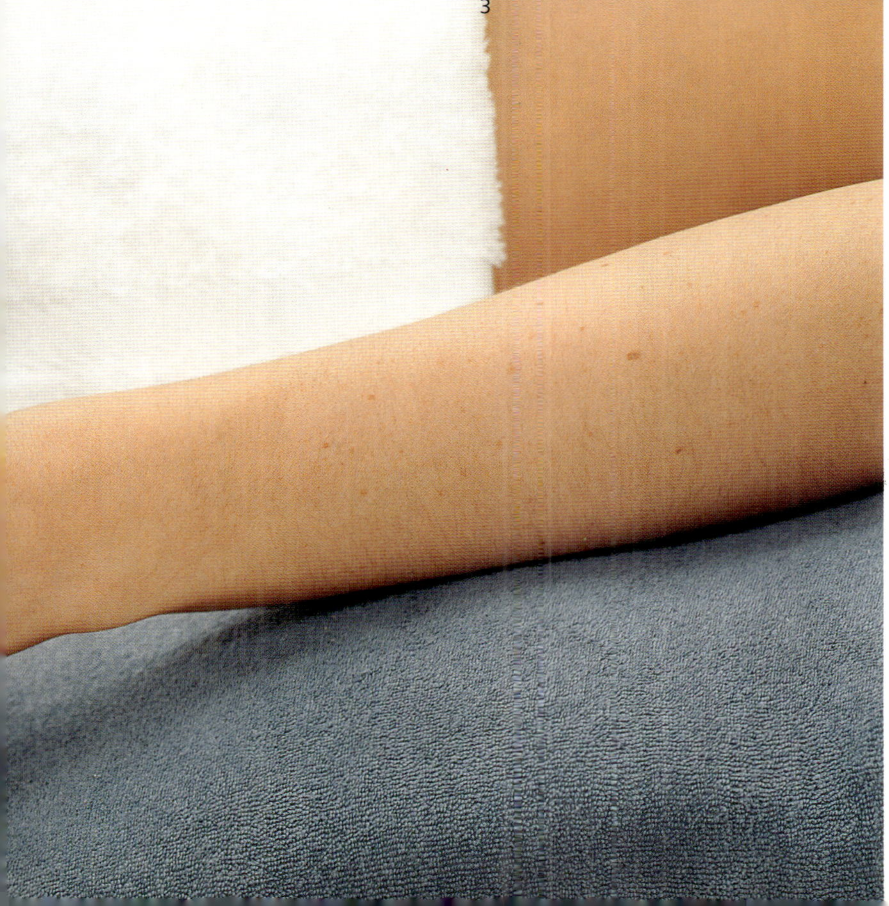

3

2. Schritt

Drücken oder pressen Sie einen Moment langsam in das Gewebe zwischen Zeigefinger und Daumen; lassen Sie dann los. Dies hilft bei Kopfschmerzen und unterstützt die Verdauung. Der Griff darf bei Schwangeren nicht angewendet werden, da der Punkt zu stark stimuliert. Auch während der Menstruation sollte er nach Möglichkeit vermieden werden. Sie können dann noch Handrücken und Finger durch Streichen entspannen.

3. Schritt

Drehen Sie die Hand um, und ziehen Sie die Daumen über die Innenfläche. Dann rasch über den gesamten Arm und die Hand streichen, um Verspannungen freizusetzen und Energie fließen zu lassen. Mit einigen sanften Strichen abschließen und zum anderen Arm übergehen.

Der Bauch ist ein besonders wichtiger und sensibler Körperbereich. Wenn wir von »zentrieren« sprechen, dann ist physisch die Stelle direkt unter dem Nabel gemeint. Sie sollte sich entspannt und »voll« anfühlen und sich im Atemrhythmus bewegen. Der Bauch darf, unter Beachtung der Reaktionen der Partnerin, nur leicht bearbeitet werden. Massieren Sie mit flachen Händen, ohne sich mit den Fingern einzugraben.
Während der ersten vier Schwangerschaftsmonate den Bauch nicht massieren. Legen Sie die Hände nur auf. Später können Effleurage und ganz sanft kreisende Bewegungen hinzukommen.

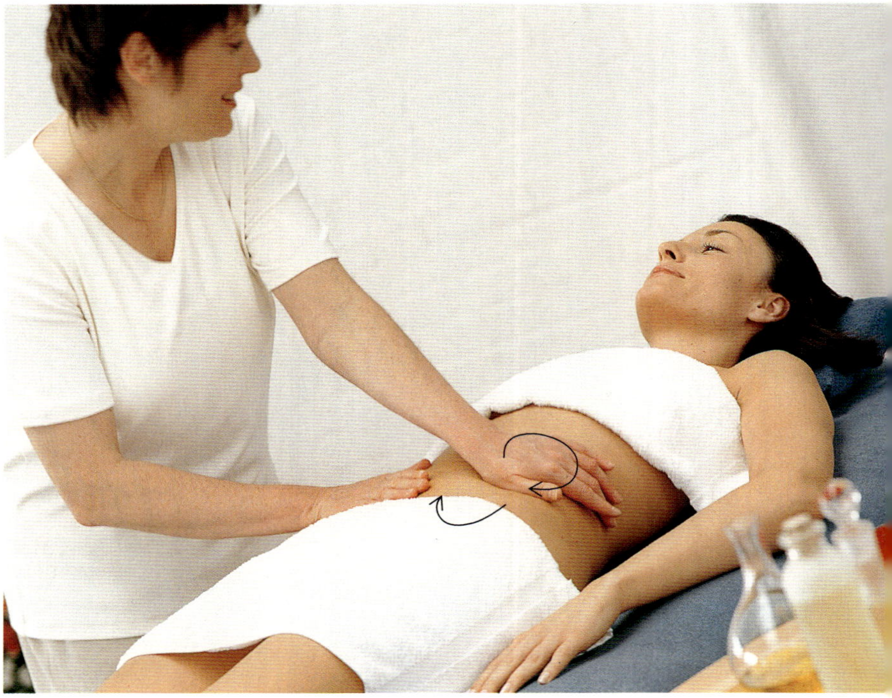

1

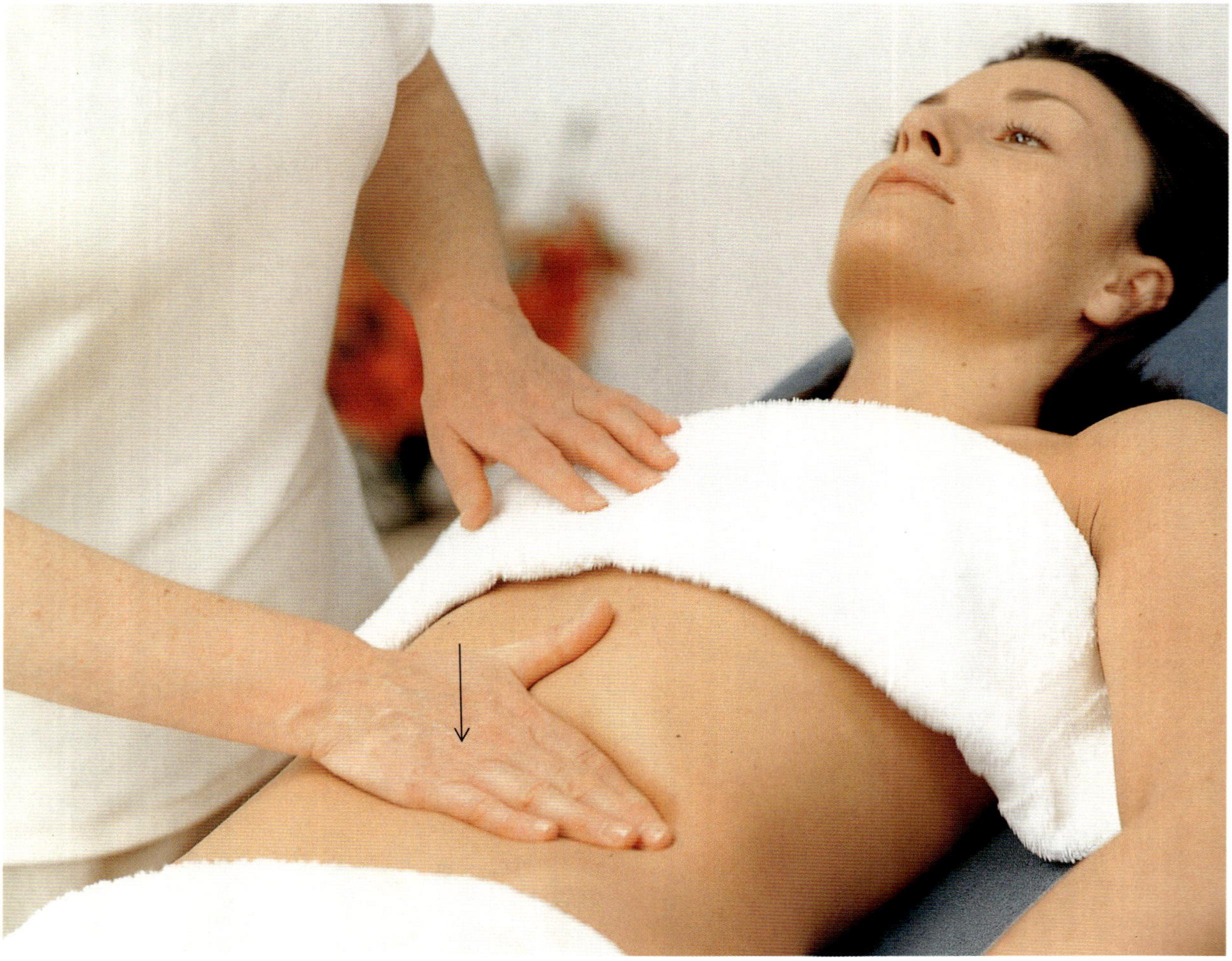

2

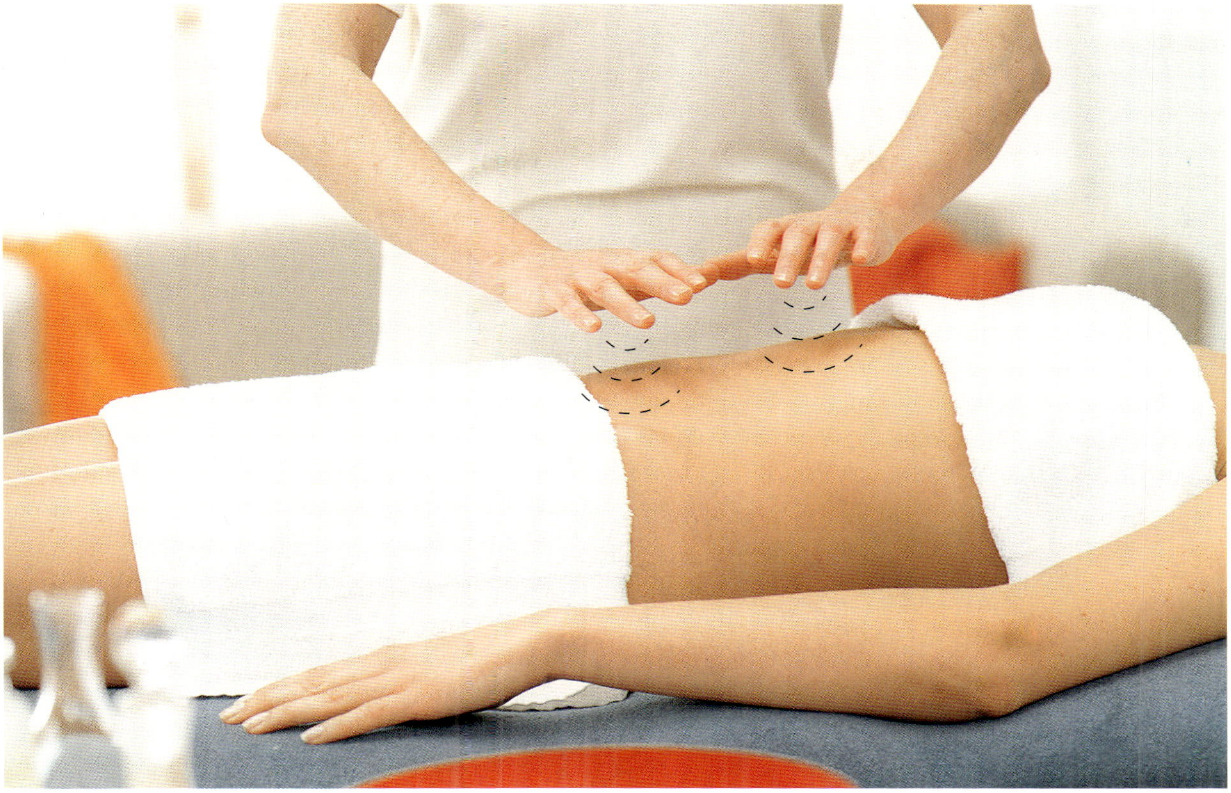

3

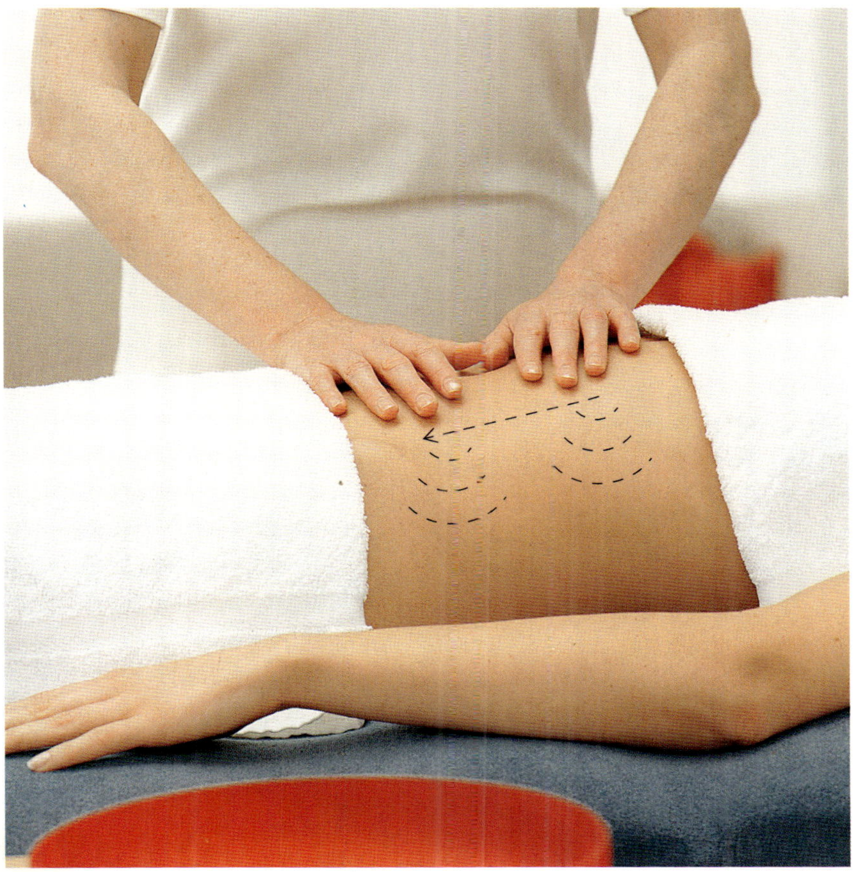

4

1. Schritt

Verreiben Sie etwas Öl zwischen den Händen, und massieren Sie den Bauch in Effleuragetechnik: mit flachen Händen langsam kreisende Bewegungen im Uhrzeigersinn. Mit einer Hand immer Kontakt zum Körper halten. Achten Sie auf Merkmale wie Wärme, Kälte, Verspannungen oder Blähungen und die Bauchbewegung bei der Atmung.

2. Schritt

Legen Sie eine oder beide Hände unter den Rippenbogen, lassen Sie die Partnerin ausatmen. Dann sanft, aber fest nach unten drücken – nicht in den Solarplexus. Wiederholen; arbeiten Sie zu sich her. Zweimal auf der anderen Körperseite ausführen.

3. Schritt

Zentrieren Sie sich, und halten Sie die Hände über den Bauch.

4. Schritt

Senken Sie die Hände langsam – eine unterhalb des Solarplexus, die andere unter dem Nabel. Stellen Sie sich vor, wie die untere Hand »voll« wird; dann die obere Hand wegheben.

Abschließend werden die Beine und zuletzt die Füße behandelt. Die getrennte Betrachtungsweise der verschiedenen Körperteile ist zwar gebräuchlich, aber völlig unnatürlich. Jetzt ist es wichtig, ein Gefühl für die körperliche Ganzheit zu vermitteln. Der Beckenbereich, die Stärke und Stellung des unteren Rückens sowie die Muskulatur um das Gesäß und die Hüften haben direkten Einfluß auf die Beine. Wenn diese Muskulatur entspannt ist, verbessern sich Kreislauf und Beweglichkeit. Allgemein gilt, daß die meisten Menschen das angenehme Gefühl, mit der Erde verbunden zu sein, sowie die Fähigkeit, durch den Körper nach unten zu entspannen, erst wiedererlangen müssen.

1. Schritt
Bevor Sie mit der Massage fortfahren, lassen Sie die Partnerin die Verbindung zwischen Bauch und Beinen erfahren; streichen Sie über beide Beine. Achten Sie darauf, daß Sie zentriert sind und bequem überall hinreichen. Beachten Sie alle auffallenden Besonderheiten bei Ihrer Partnerin.

2. Schritt
Schaukeln und schütteln Sie das Bein zur Muskelentspannung, beginnen Sie dabei möglichst weit oben an den Hüften. Wiederholen Sie dies mehrmals.

3. Schritt
Ziehen Sie die Daumen zunächst sanft rund um die Kniescheibe. Besteht keine Empfindlichkeit, wiederholen Sie den Griff fester und drücken leicht in das Knie hinein.

4. Schritt
Streichen Sie behutsam am Bein nach unten; ziehen Sie dann langsam beide Daumen rund um das Fußgelenk.

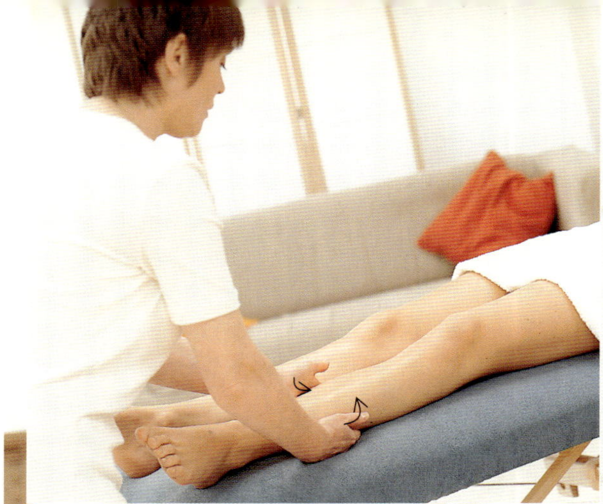
2

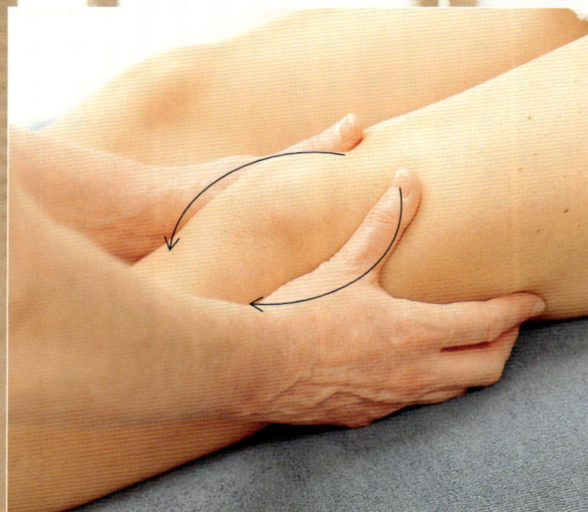
3

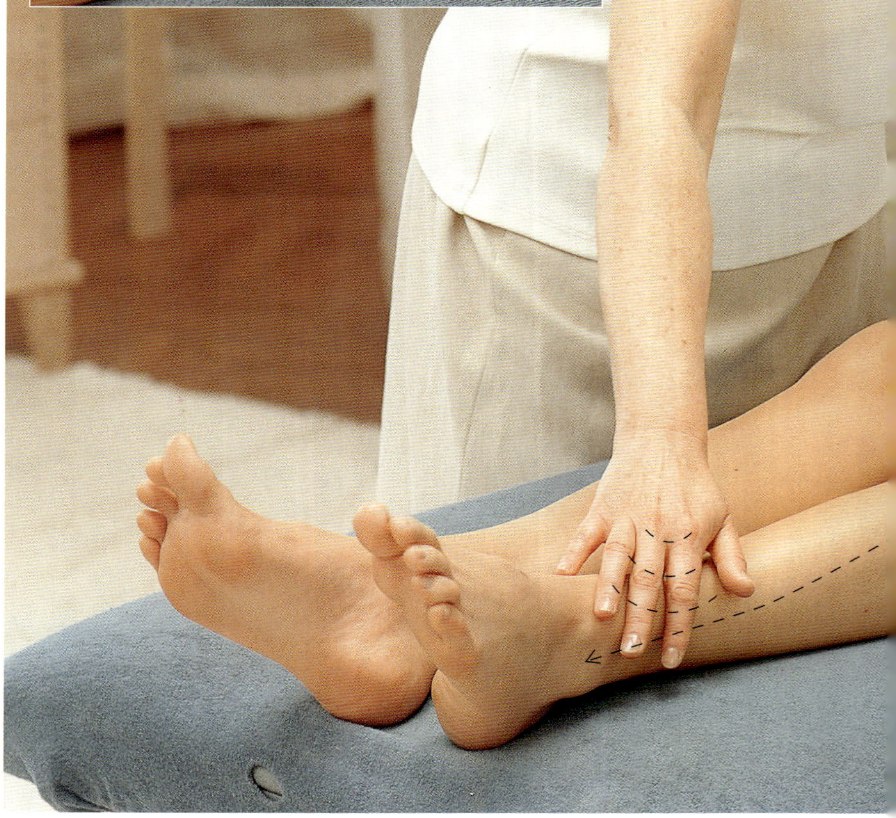
1

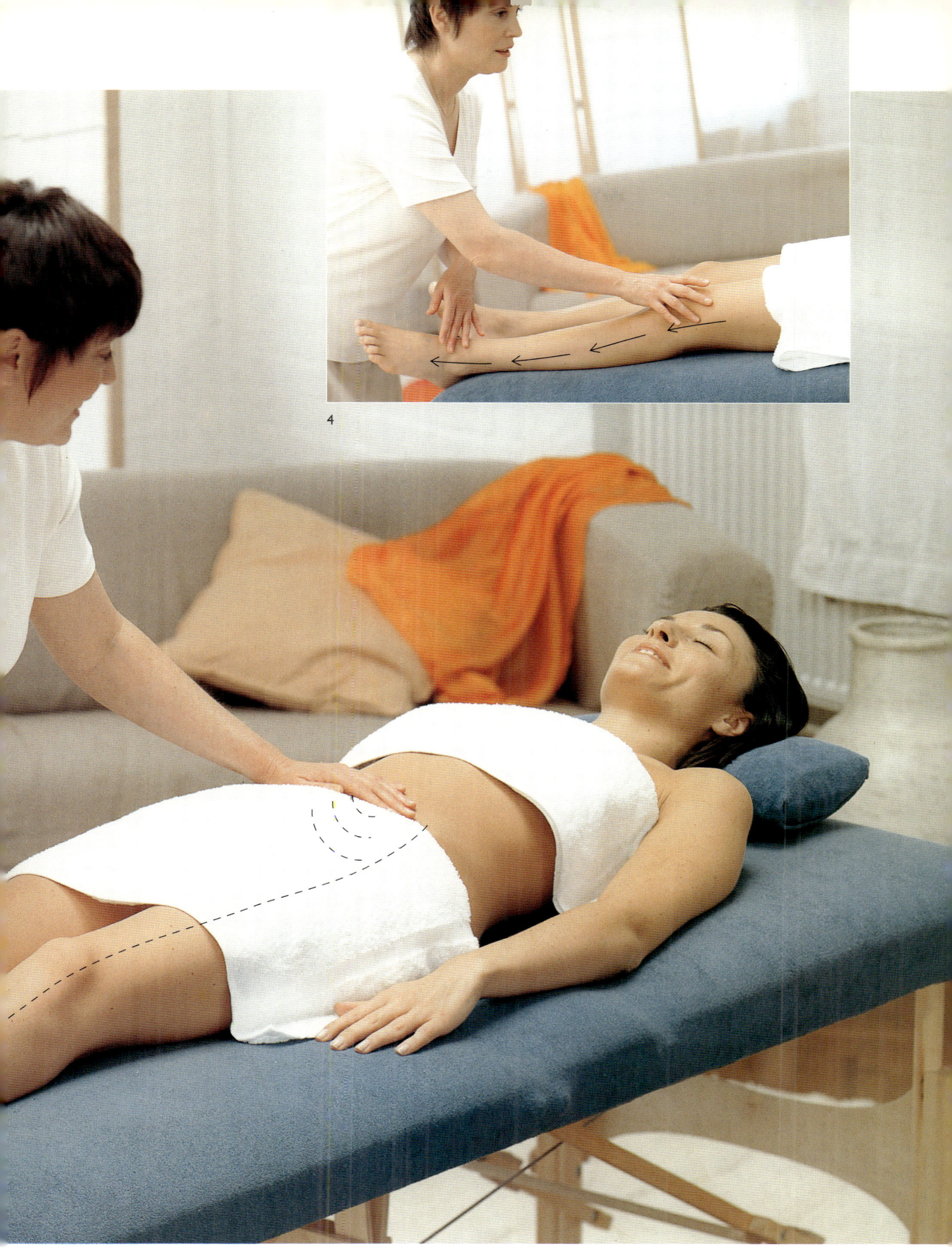

4

Die Füße verfügen über Energiezentren, die den Kontakt zur Erde herstellen. Es ist also wichtig, die Muskeln und Gelenke der Füße zu entspannen. An diesem Punkt der Massage sollte die Partnerin ihren Körper als zusammenhängende Einheit erfahren. Das Ende der Massage ist ebenso wichtig wie der Anfang. Durch die Körperarbeit ist zwischen Ihnen beiden eine körperliche und seelische Nähe entstanden. Sie haben Schranken überwunden, sind offener geworden – ein Teil des Heilprozesses. Damit sich die Partnerin aber nicht verlassen fühlt, vollziehen Sie nun ein formelles Ende; Sie reduzieren die Sensibilität und ziehen eine klare Grenze zwischen sich und der Partnerin.

1. Schritt
Legen Sie eine Hand auf die Fußsohle, und beugen Sie das Fußgelenk in Richtung Bein.

2. Schritt
Legen Sie beide Hände auf den Fuß, und ziehen Sie die Daumen nach außen.

1

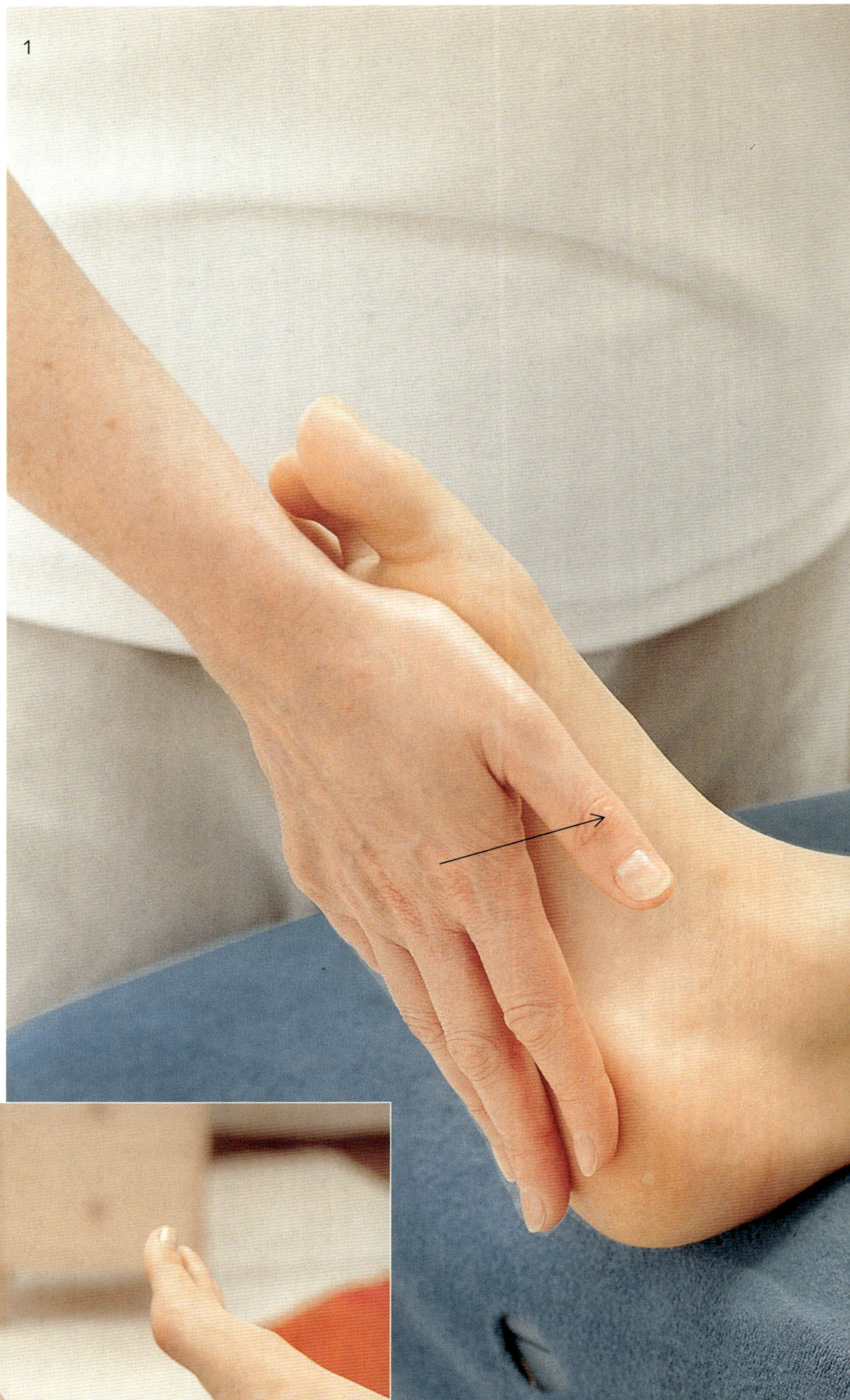

2

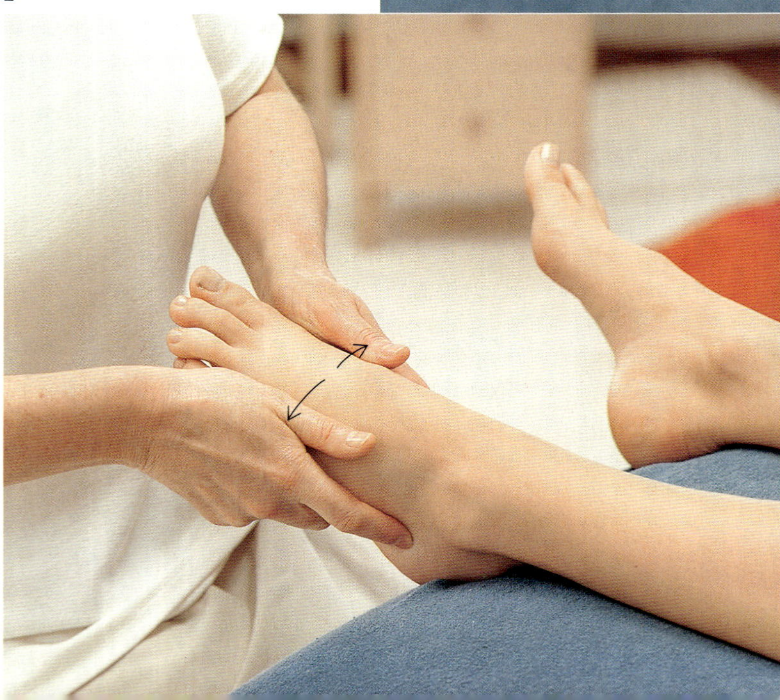

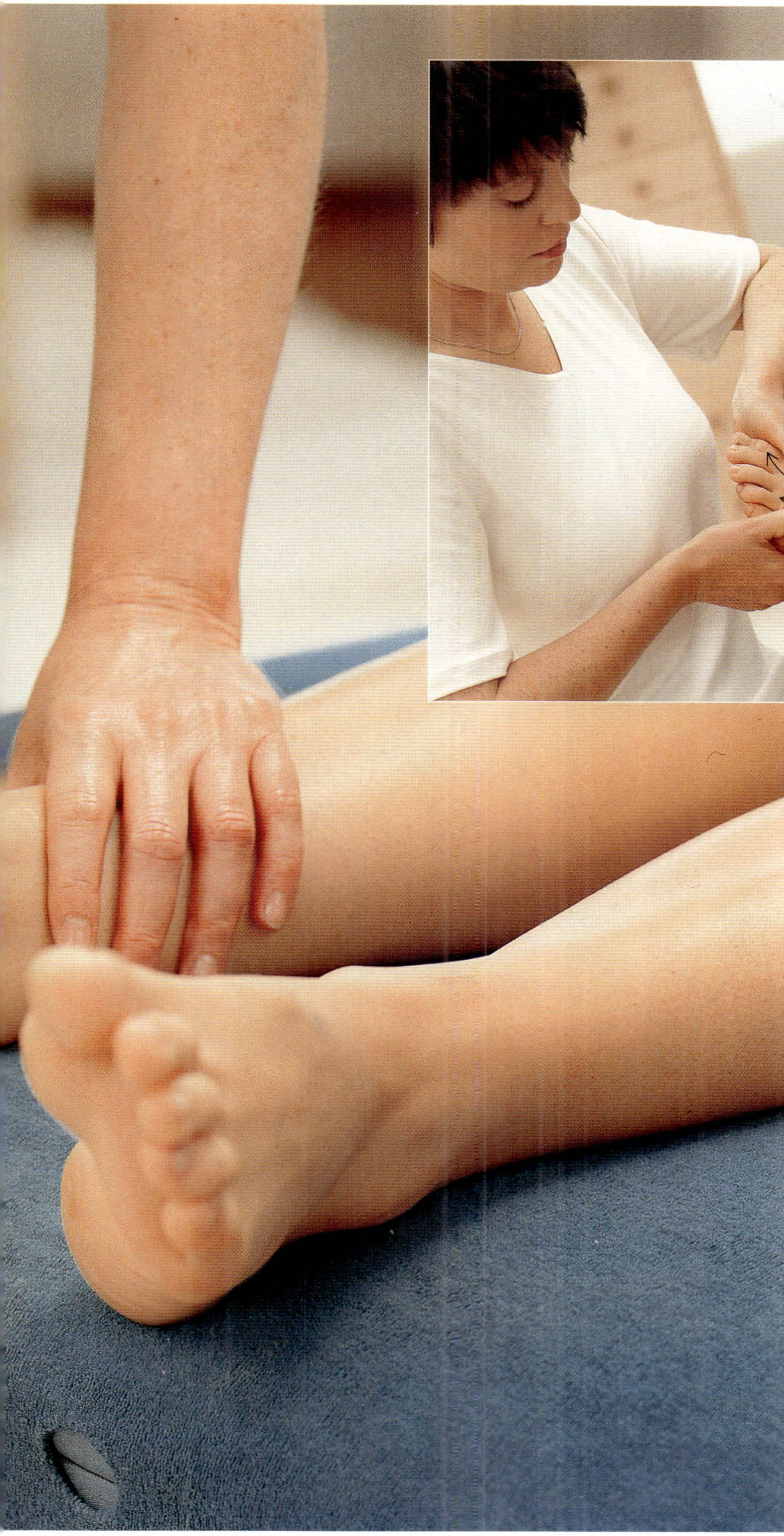

3

3. Schritt

Gleichen Sie Spannungen aus, indem Sie die Daumen zwischen den Mittelfußknochen zu den Zehen nach unten ziehen und dann über das gesamte Bein streichen. Lassen Sie abschließend die Finger über die Zehen gleiten. Wiederholen Sie alles am anderen Bein.

4. Schritt
(siehe dazu Seite 98/99)

Der letzte, verbindende Griff konzentriert sich auf den gesamten Körper. Während der Massage wurden die einzelnen Körperbereiche entspannt und behandelt; nun folgt die Rückverbindung aller miteinander. Diese Technik – das Ausgleichen – kann auch dazu dienen, Sensibilität zu reduzieren oder aufzugeben. Legen Sie die Hände leicht auf die Stirnmitte der Partnerin. Streichen Sie um den Kopf und die Körpermitte hinunter zum Bauch. Führen Sie diese Bewegung über beide Beine fort, und legen Sie schließlich die Hände auf die Fußsohlen. Stellen Sie sich vor, daß Energie durch Ihre Hände fließt. Nehmen Sie sie dann nach einer Weile weg.

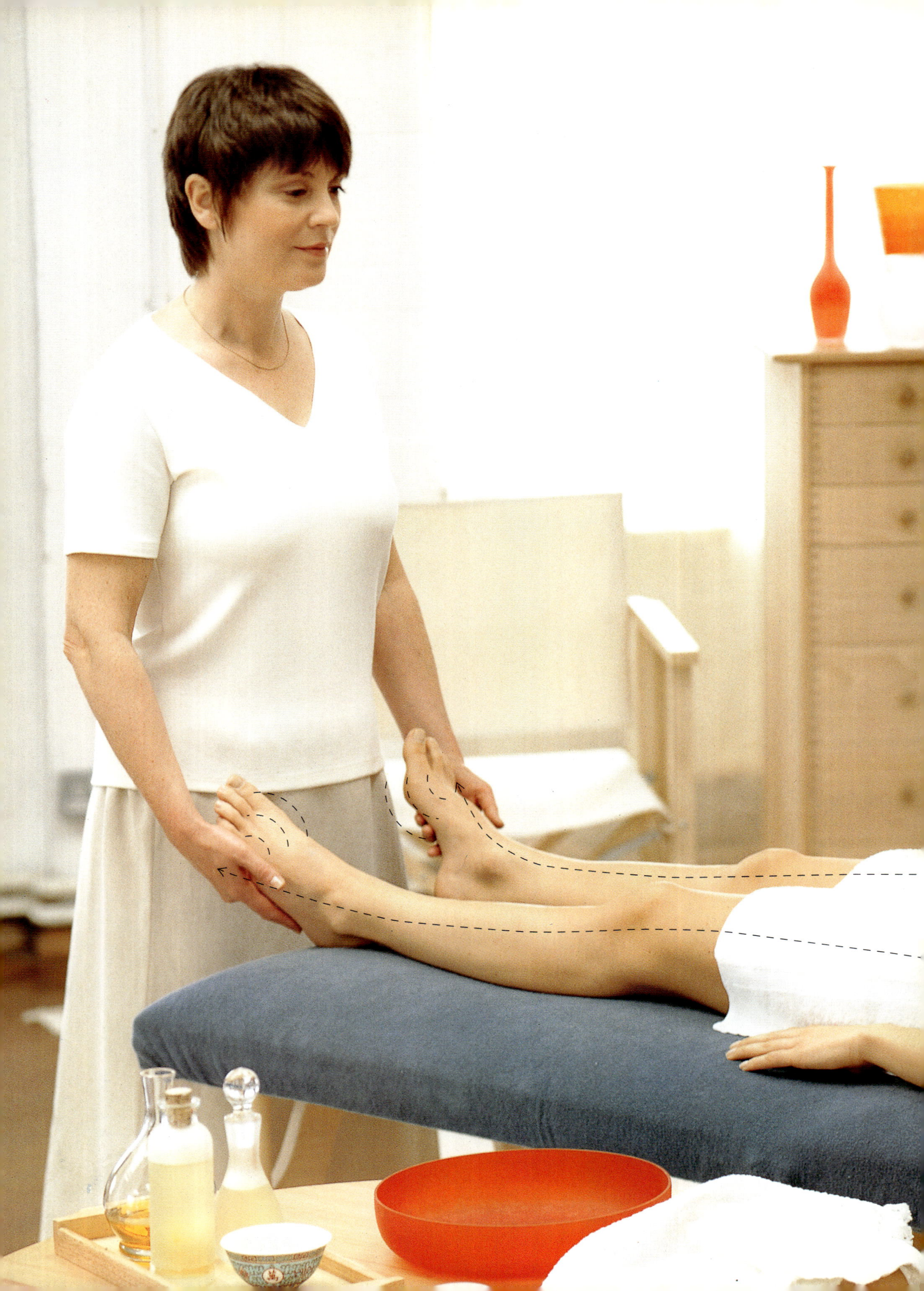

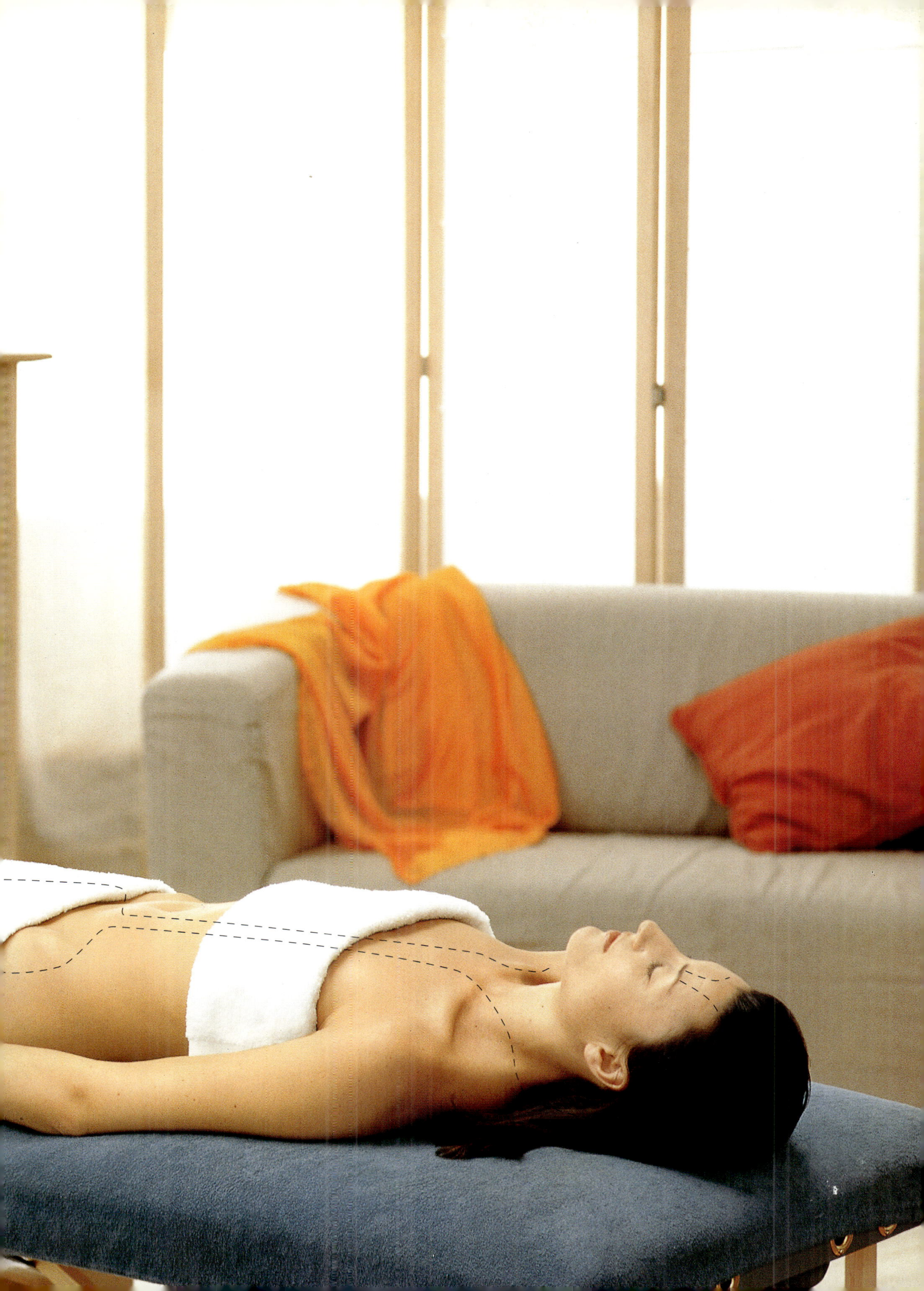

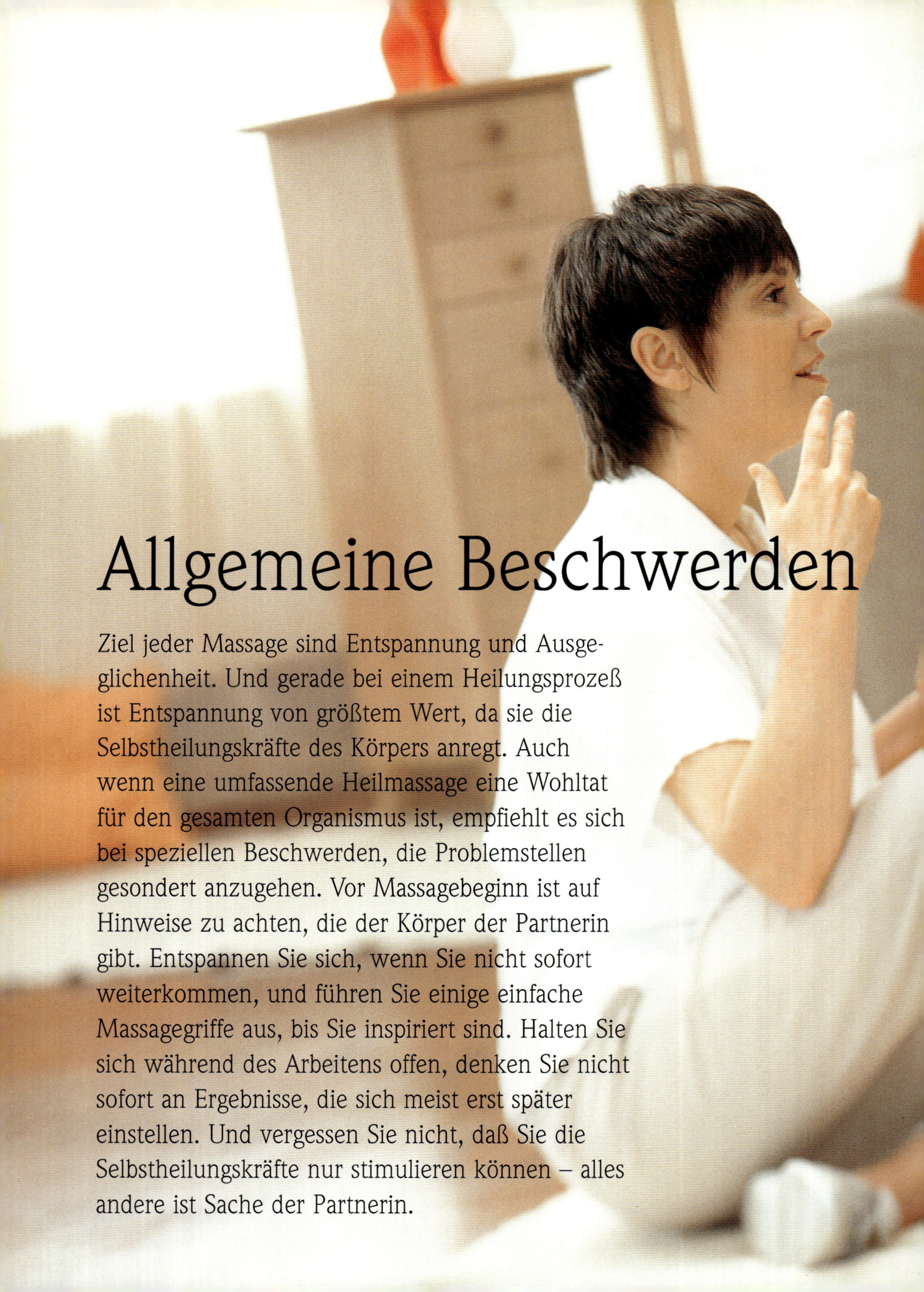

Allgemeine Beschwerden

Ziel jeder Massage sind Entspannung und Ausgeglichenheit. Und gerade bei einem Heilungsprozeß ist Entspannung von größtem Wert, da sie die Selbstheilungskräfte des Körpers anregt. Auch wenn eine umfassende Heilmassage eine Wohltat für den gesamten Organismus ist, empfiehlt es sich bei speziellen Beschwerden, die Problemstellen gesondert anzugehen. Vor Massagebeginn ist auf Hinweise zu achten, die der Körper der Partnerin gibt. Entspannen Sie sich, wenn Sie nicht sofort weiterkommen, und führen Sie einige einfache Massagegriffe aus, bis Sie inspiriert sind. Halten Sie sich während des Arbeitens offen, denken Sie nicht sofort an Ergebnisse, die sich meist erst später einstellen. Und vergessen Sie nicht, daß Sie die Selbstheilungskräfte nur stimulieren können – alles andere ist Sache der Partnerin.

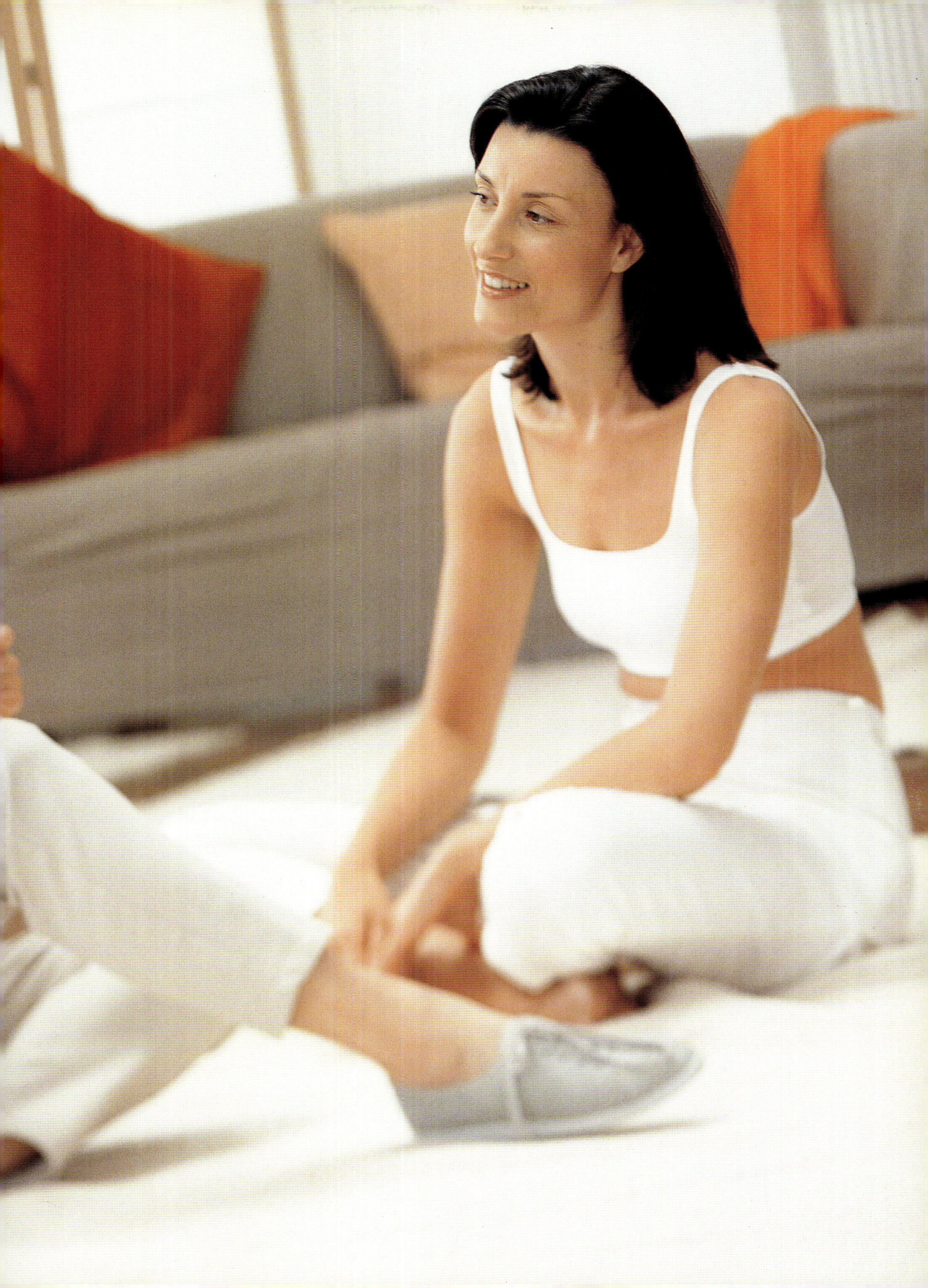

Kopf und Gehirn 1

Das Nervensystem ist verantwortlich dafür, wie wir auf unsere Umwelt reagieren, das heißt, Reize und Informationen werden verarbeitet und bestimmen unsere Reaktionen. Zudem steuert es auch Vorgänge wie Verdauung, Herzschlag und Atmung. Bei Überreizung schaltet das Nervensystem einfach ab und verhindert damit eine Überforderung – eine Schutzreaktion, keinesfalls aber eine Krankheit. Dieser Vorgang ist eine Antwort auf das, was wir Streß nennen. Streß verursacht eine Reihe von Zuständen – z. B. Angst, Lethargie, Depression, Verlust an Selbstachtung – und kann sich in Muskelverspannungen, Kopfschmerzen und Überempfindlichkeit ausdrücken.

Streß

Techniken siehe Seite 103.

Libidoverlust

Techniken:

- Kreisende Massage zur Entspannung des unteren Bauchraums.
- Den Bauch diagonal ausstreichen, um Entspannung und Empfindungsfähigkeit zu steigern.
- Kreisen mit den Handballen auf Oberschenkel und Hüften, um Verspannungen zu lösen und Gefühle zuzulassen.
- Über den Brustkorb fächern, um Herz und Emotionen zu beruhigen.

Schlaflosigkeit

Techniken:

- Kneten des oberen Rückens und der Schultern zum Abbau von Spannungen und Ängsten.
- Kreisen mit den Daumen auf den Fußsohlen zur Beruhigung.

Depressionen

Techniken:

- Kleine Kreise in einer Linie von der Stirn bis zum Scheitelpunkt ziehen, um die Stimmung zu heben.
- Großes Kreisen über dem oberen Rücken zur Tröstung.
- Hände über den Bauch halten und positiv denken, um mentalen Streß zu reduzieren.

»Die meisten Menschen, die zur Massage kommen, leiden unter irgendeiner Form von Streß. ›Streß‹ ist allerdings ein überstrapaziertes Wort, und ›Entspannung‹ klingt so simpel, daß beide meiner Meinung nach über die Verzweiflung der Menschen wenig aussagen können. Entspannen zu lernen, ist alles andere als leicht. Ich erinnere mich an eine Frau, die sehr gerne zur Massage kam und sie sehr genoß. Und doch kam sie zu dem Schluß, daß sie letztlich keine gute Sache sei: ›Sie macht süchtig, man will immer mehr!‹«

Streß

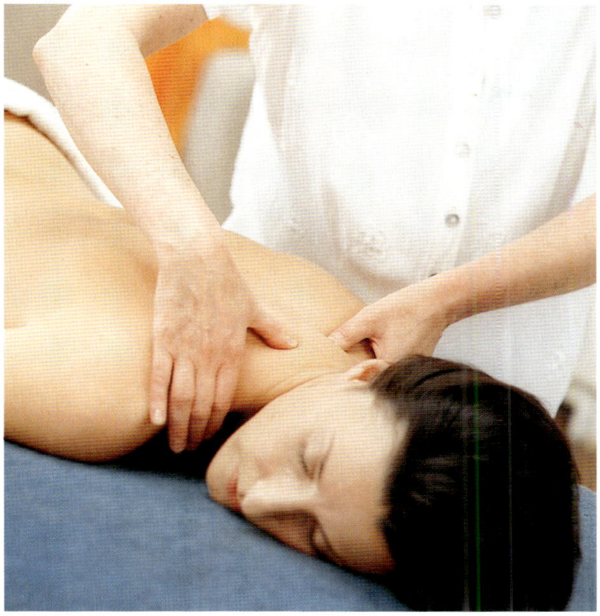

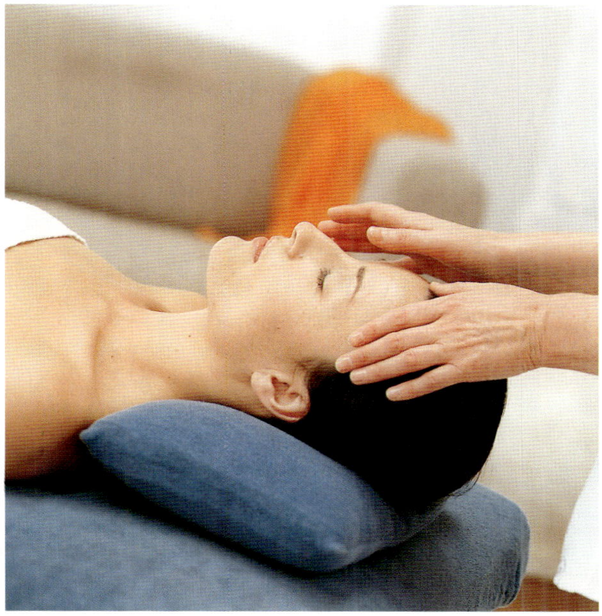

Die Schultern kneten
Mit den Daumen die obere Rückenmuskulatur drücken, kreisen und pressen. Die Muskulatur seitlich der Wirbelsäule nach oben und unten bearbeiten, um das Druckgefühl zu mindern.

Die Stirn streichen
Zur Entstressung und Entspannung von Augen und Stirn die Stirnmitte mit den Daumen sanft nach oben ausstreichen. Dies sollte sich wie kräuselndes Wasser anfühlen.

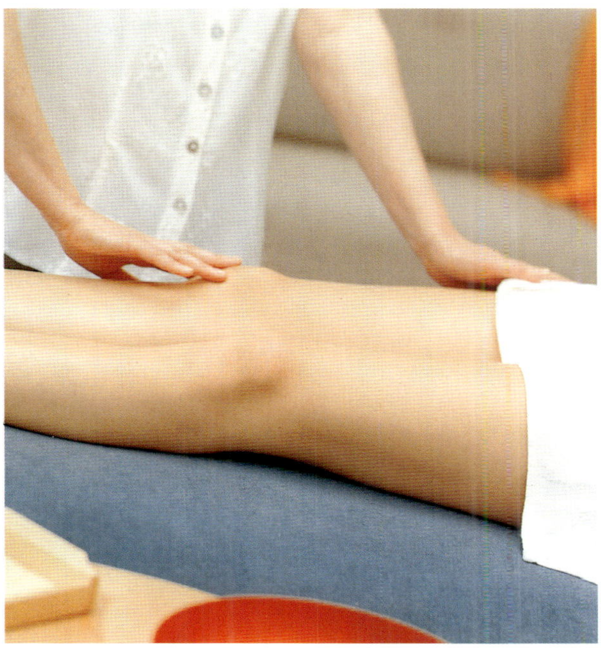

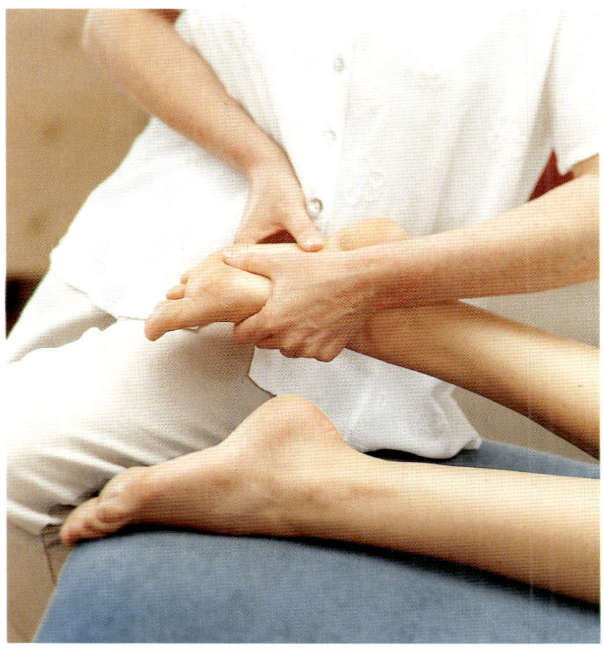

Die Beine streichen
Streichen Sie zur Entspannung des Unterkörpers über die gesamte Länge der Beine. Beginnen Sie an der Hüfte, und enden Sie an den Zehen. Mehrmals wiederholen.

Die Füße streichen
Drücken und kreisen Sie auf der Fußsohle. Streichen Sie den Fuß anschließend von der Ferse bis zu den Zehen aus. Dies entspannt und beruhigt.

Kopf und Gehirn 2

Kopfschmerzen

Techniken siehe Seite 105.

Überanstrengung der Augen

Techniken:

- Fest über die Augenbrauen ziehen, um Spannungen über den Augen abzubauen.
- Zur Entspannung fest am unteren Rand der Augenhöhle entlang drücken.
- Die Hände zur Beruhigung über die Augen halten.

Migräne

Techniken vor oder nach dem Einsetzen der Migräne:

- Zur Entspannung oberen Schulter- und unteren Nackenbereich kneten.
- Zum Abbau von Druck sanft mit dem Daumen entlang der Schädelbasis drücken.
- Zur Kreislaufanregung mit den Fingern sanft auf der Kopfhaut rotieren.

Schmerzen der Kopfvorderseite

Techniken:

- Zur Linderung die Schläfen kreisen.
- Zur Entspannung mit den Fingern kleine, leichte Kreise über die Stirn ziehen.
- Fest die Stirn drücken, um Anspannung zu lösen.
- Zur Entstauung das Gewebe zwischen Zeigefinger und Daumen drücken.

Schmerzen der Kopfrückseite (Hinterkopf)

Techniken:

- Zur Entspannung vom unteren Nacken bis zum Schädel kreisen.
- Zur Kreislaufanregung fest über den Kopf rotieren.
- Zur Schmerzlinderung von der Mitte des Hinterkopfes bis zum Scheitelpunkt drücken.

»Die meisten Klientinnen haben Kopfschmerzen, die durch schlechte Haltung und Streß verursacht sind. Sobald sie wissen, wie sie sich entspannen können, verschwinden die Schmerzen auch. Allerdings läßt sich das nicht verallgemeinern. Da war z. B. ein junger Mann, der an sehr starken Kopfschmerzen litt, deren Ursache in einer unheilbaren Krankheit lag, die erst im fortgeschrittenen Stadium diagnostiziert worden war. Als ich seinen Kopf behandelte, nahm er die Heilenergien der Massage sehr bewußt wahr. Und obwohl ihm in diesem Stadium nicht mehr zu helfen war, konnte sie ihn wenigstens entspannen und die Schmerzen zeitweilig lindern. Ich denke liebevoll an ihn.«

Kopfschmerzen

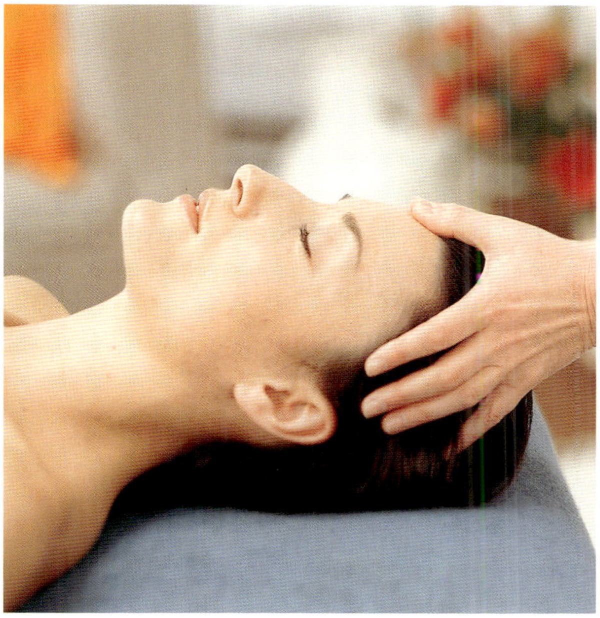

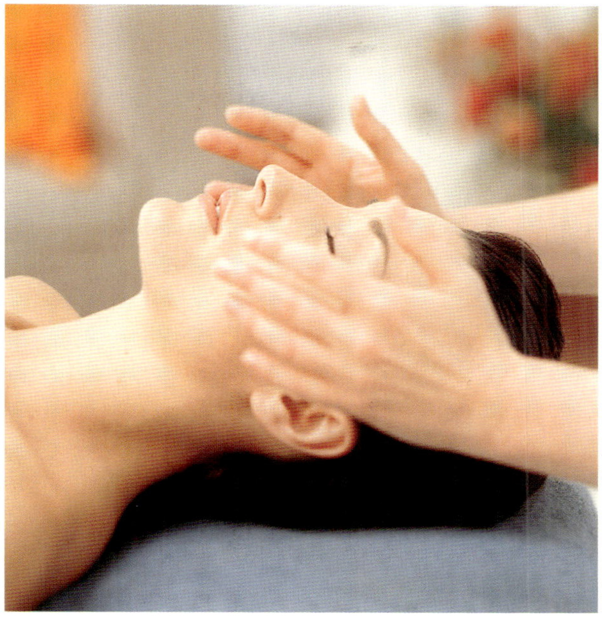

Die Stirn drücken
Beide Daumen direkt unter dem Haaransatz auf die Stirnmitte legen. Dann in einer Linie zur Kopfmitte massieren, wobei Sie die Daumen abwechselnd pressen und loslassen.

Den Kopf umkreisen
Die Hände 12–15 cm vom Kopf entfernt halten (oder bis ein Kribbeln spürbar wird). Nun langsam große Kreise zu sich her ziehen. Stellen Sie sich vor, daß der Schmerz nachläßt.

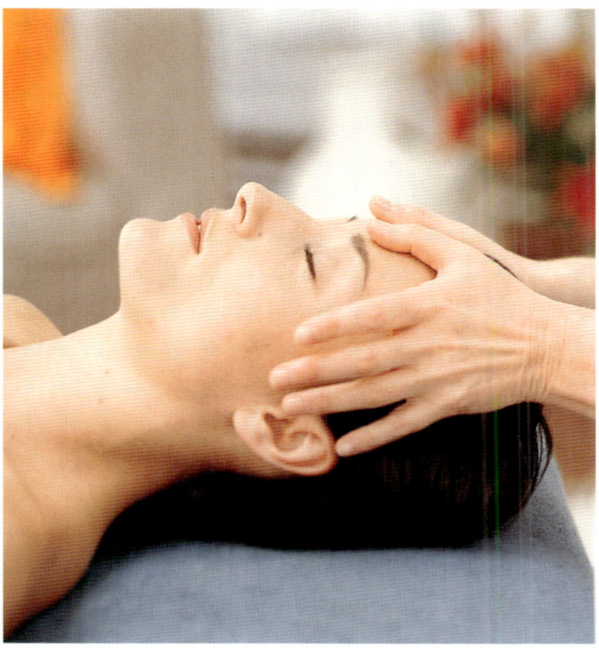

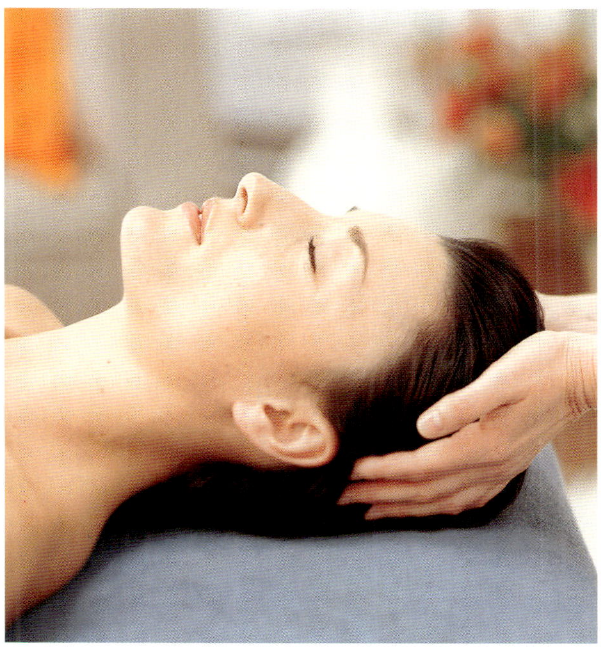

Über die Stirn gleiten
Die Daumen über die Stirn ziehen zur Beruhigung und damit sich Anspannung löst. Diese Bewegung mit den Daumen im Abstand von 5 cm über dem Kopf wiederholen.

Den Kopf halten
Die Hände um den Hinterkopf wölben. Entspannen Sie sich. Stellen Sie sich vor, daß beruhigende Energie aus Ihren Händen fließt. Verharren Sie einige Minuten so.

Atmung

Die Atmung wird vom vegetativen Nervensystem autonom gesteuert, wobei die Lungen die für den Luftaustausch wichtigsten Organe darstellen. Hier finden die Sauerstoffaufnahme, die Assimilation und Verteilung von Sauerstoff als Energiequelle statt. Die Lungen unterliegen Umwelteinflüssen genauso wie nervlichen und emotionalen Zuständen. So kommt es, daß sich bei Gefahr unsere Atemfrequenz erhöht. Tiefenatmung – sie bezieht Zwerchfell und Unterbauch ein – ist korrektes Atmen, da sie den größten Teil der Lungen erfaßt. Husten, Erkältungen, Asthma, Heuschnupfen und Bronchitis sind einige Streßsymptome im Atmungsbereich.

Flache Atmung

Techniken siehe Seite 107.

Nebenhöhlen

Techniken:

- Zur Druckerleichterung unter den Wangenknochen drücken.
- Seitlich der Nase drücken, um Verstopfung zu lösen.
- Die Stirnmitte drücken, um Spannungen zu lösen.

Husten

Techniken:

- Wölben Sie die Hände über dem oberen Rücken, um Stauungen zu lösen.
- Zur Beruhigung die Daumen zwischen die oberen Rippen drücken.

Schnupfen

Techniken:

- Zur Entstauung das Gewebe zwischen Zeigefinger und Daumen drücken.
- Zur Druckerleichterung zwischen die Augenbrauen drücken.
- Zur Entspannung in die Muskulatur des oberen Rückens seitlich der Wirbelsäule drücken.

»In der Art unserer Atmung drückt sich aus, wie entspannt wir sind. Manchmal ist etwas Übung nötig. Kürzlich hatte ich eine Klientin, die an Angstzuständen litt, eine negative Lebenseinstellung und schlechte Träume hatte. Ihre Atmung war selbst beim Liegen angespannt, ja, sie schien den Atem fast anzuhalten. Ich riet ihr, morgens und abends einige einfache Übungen zu machen, und nun fühlt sie sich allmählich besser.«

Flache Atmung

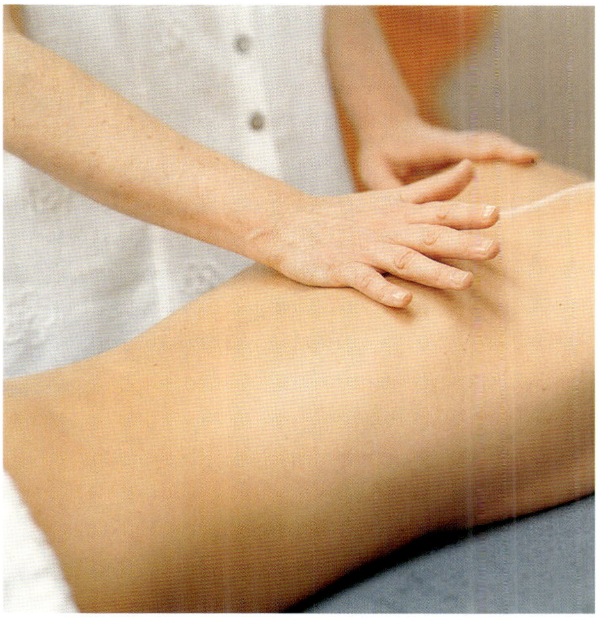

Kreisen auf dem Rücken

Legen Sie die Hand zwischen die Schulterblätter, und beschreiben Sie entgegen dem Uhrzeigersinn langsam große Kreise auf dem oberen Rücken. Dies beruhigt und entspannt.

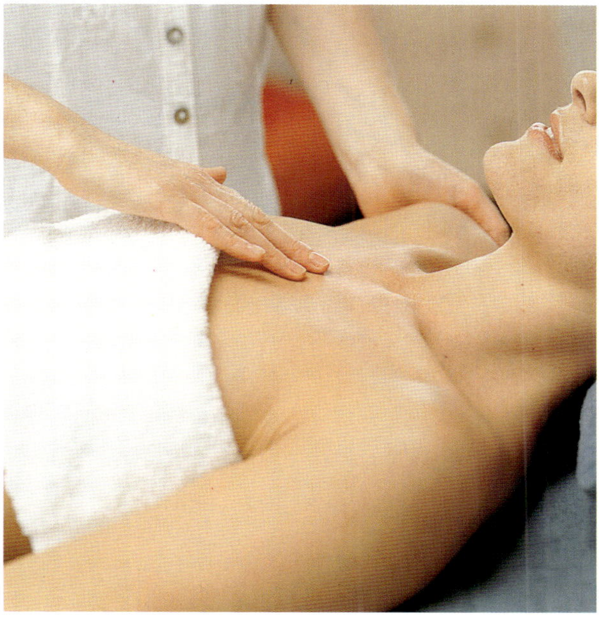

Den Brustkorb streichen

Zur Entspannung des oberen Brustbereichs mit Fingern und Daumen sanft nach unten streichen. Stellen Sie sich vor, daß Ruhe und Entspannung den Körper durchströmen.

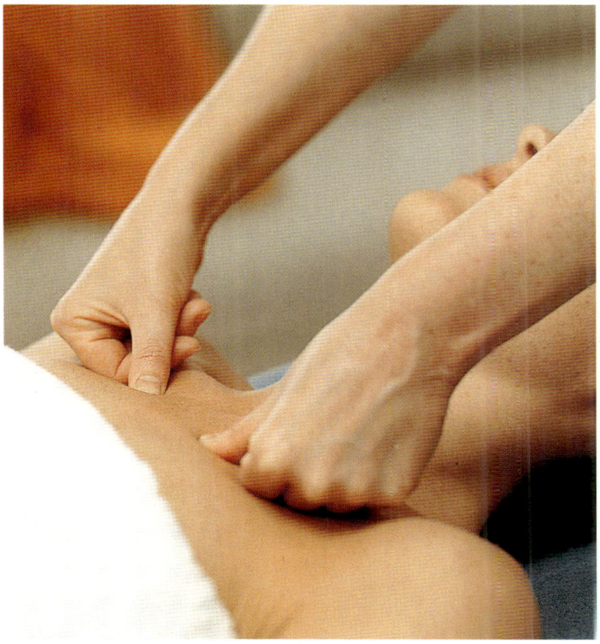

Drücken zwischen den Rippen

Über die Partnerin gebeugt, die Daumen beiderseits des oberen Brustbeins in den Rippenzwischenraum legen. Gleichmäßig drücken und nachlassen, um Spannung abzubauen.

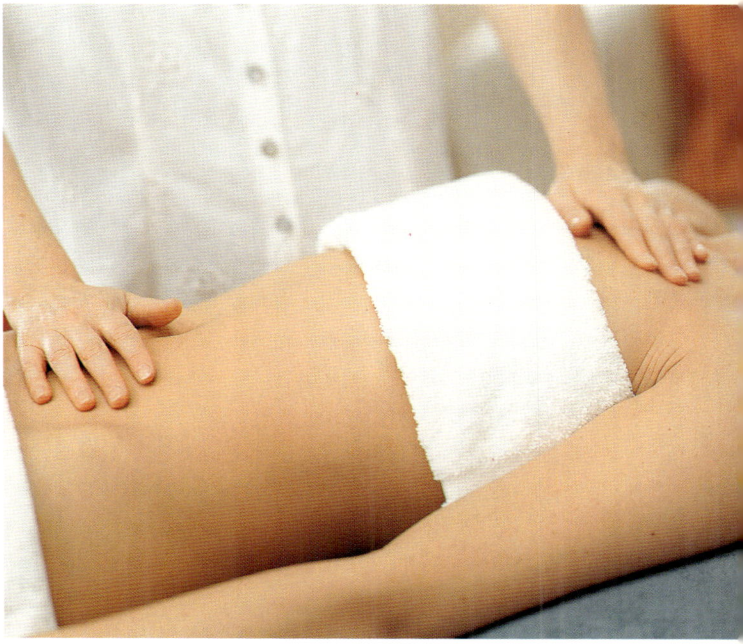

Ausgleichen des Ober-/Unterkörpers

Eine Hand sanft auf den oberen Brustbereich, die andere auf den Unterbauch legen. Verharren Sie so, während sich der Körper entspannt und die Atmung tiefer wird.

Kreislaufsystem

Auch das Kreislaufsystem wird vom vegetativen Nervensystem autonom gesteuert. Ein Teil davon ist das sympathische Nervensystem, das, wie bei der Erhöhung der Atemfrequenz, für den Anstieg des Herzschlags verantwortlich ist bei Aktivität, Streß usw. Das Lymphsystem, Teil des Gefäßsystems, spielt in der körperlichen Immunantwort eine große Rolle. Massage unterstützt den Kreislauf, das Muskelgewebe wird drainiert und das Herz besser mit Blut versorgt. Ein schwacher Kreislauf, hoher und niedriger Blutdruck, Herzklopfen und Krampfadern sind mögliche Folgen einer schlechten Versorgungslage. Massage kann dazu beitragen, Bluthochdruck oder Herzleiden durch Streß zu reduzieren, doch muß zuerst ärztlicher Rat eingeholt werden.

Kreislaufprobleme

Techniken siehe Seite 109.

Bluthochdruck

Techniken:
- Leichte Effleurage über den gesamten Körper zur Entspannung.
- Leichtes Kreisen der Schläfen zum Streßabbau.

Geschwollene Knöchel

Techniken:
- Kreisen um die betroffenen Stellen zur Kreislaufanregung.
- Druck nach oben bis über die Wade ausüben zur Förderung der Drainage.

Herzklopfen

Techniken:
- Die Körpervorderseite hinunterstreichen zur Beruhigung des Organismus.
- Über die Stirn streichen, um Angst zu reduzieren.

»Bei Personen mit Herzleiden arbeite ich immer sehr vorsichtig. Wenn der Arzt oder die Ärztin zustimmt, erweist sich Massage immer als hilfreich. Sie kann den Streß vor einer Operation lindern und den Genesungsprozeß unterstützen. Einer meiner Klientinnen wurde im Krankenhaus gesagt, daß alle Patienten Massage erhalten sollten. Für eine andere Klientin war Massage Teil eines Programms zur Senkung ihres Blutdrucks – der sich nach einigen Wochen auch normalisierte.«

Kreislaufprobleme

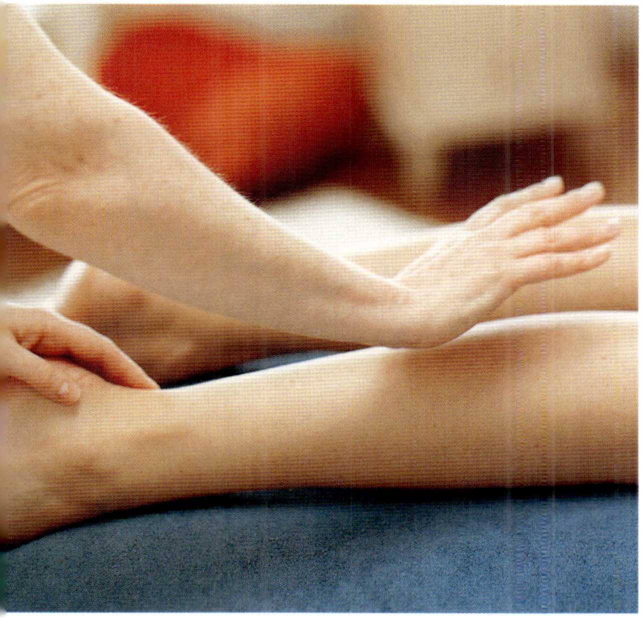

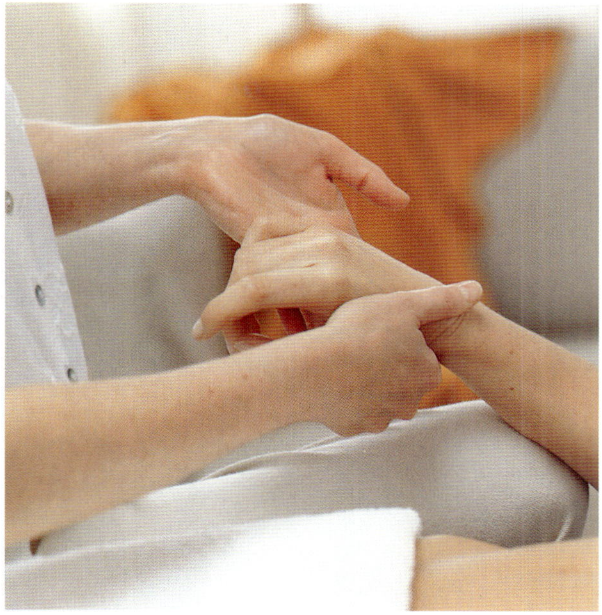

Krampfadern »wischen«

Direkten Druck auf Krampfadern vermeiden. Die Hände 5 cm über das Bein halten und dann nach oben »wischen«. Wiederholen Sie dies mehrmals in Herzrichtung.

Kalte Hände drainieren

Zum Aufwärmen reiben und schütteln Sie die Hände und pressen die Finger. Dann zur Kreislaufanregung jede Hand nach oben drainieren – immer in Richtung Handgelenk.

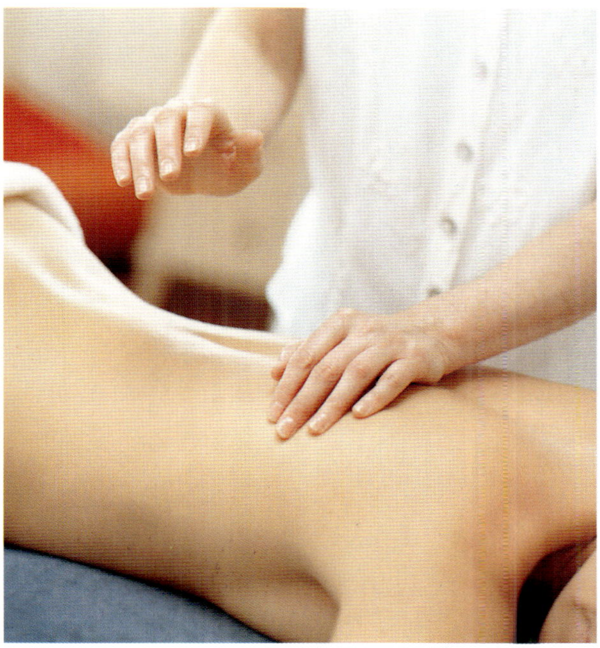

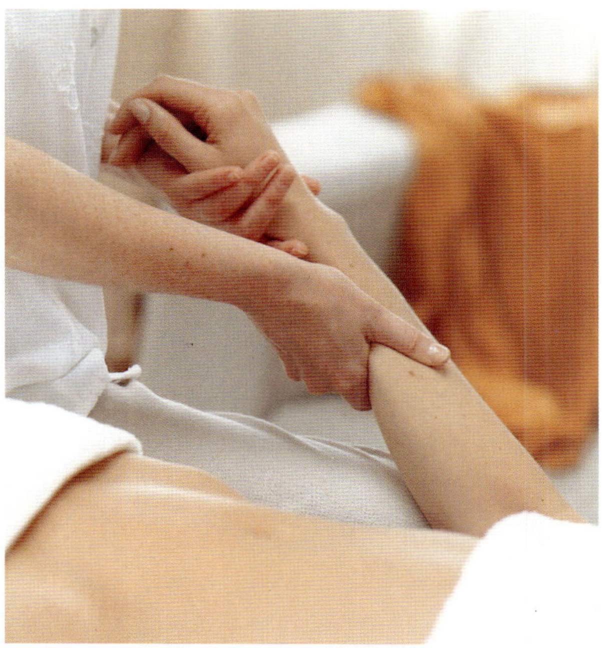

Gewölbte Hände auf dem Rücken

Der Kreislauf des Rückens kann wie folgt angeregt werden: Sie wölben die Hände und klopfen damit leicht und rasch darüber. Sparen Sie dabei die Wirbelsäule aus.

Den Arm drainieren

Den Arm mit einer Hand stützen, mit der anderen die Muskeln Richtung Ellbogen (in Herzrichtung) pressen. Mit Fingern und Daumen Druck ausüben zur Anregung der Muskeldrainage.

Verdauungssystem

Das ebenfalls vom vegetativen Nervensystem autonom gesteuerte Verdauungssystem funktioniert nur bei entspanntem Körper korrekt. Unter Streß reduziert sich die Blutversorgung der Bauchorgane. Damit wird die Verdauung beeinträchtigt, und Spannungsgefühl, Empfindlichkeit sowie brennende Schmerzen rund um den Solarplexus sind zu spüren. Verdauung schließt die Aufnahme und Verteilung von Nährstoffen ein. Können diese nicht assimiliert werden, kommt es zu Durchfall oder Verstopfung. Auch Sodbrennen, Blähungen, Geschwüre, Müdigkeit und Reizdarmsymptome sind eine Folge. Ideal ist, den Bauch natürlich zu entspannen und ihn nicht einzuziehen, wie wir dies in bezug auf unsere Körperhaltung meist gelernt haben.

Verdauungsprobleme

Techniken siehe Seite 111.

Magenschmerzen

Techniken:

- Zur Schmerzerlinderung die Hand 5 cm über den Magen halten.
- Kreisende Massage des Bauchs zum Abbau von Verspannungen.

Blähungen

Techniken:

- Diagonales Ausstreichen lindert Beschwerden.
- Zur Unterstützung der Verdauung mit der Hand leicht unter die Rippen drücken.
- Sanfte Effleurage über dem Magen zur Beruhigung und Linderung.

Verstopfung

Techniken:

- Druck auf das Gewebe zwischen Zeigefinger und Daumen regt die Darmentleerung an.
- Feste Effleurage und kleine Kreise mit den Fingerspitzen auf dem Unterbauch fördern die Entspannung.

»Die Sinne können seltsame Streiche spielen. Eines Tages massierte ich eine Klientin. Nachdem ich die Arbeit an Kopf und Gesicht beendet hatte, erschien sie mir wohlig entspannt. Als ich mich neben sie stellte, bemerkte ich jedoch, daß sie mich aus den Augenwinkeln anblinzelte. Ich fragte sie, ob alles in Ordnung sei, was sie bejahte, nur sei sie etwas verwirrt, da sie meine Hände immer noch an ihrem Kopf fühle.«

Verdauungsprobleme

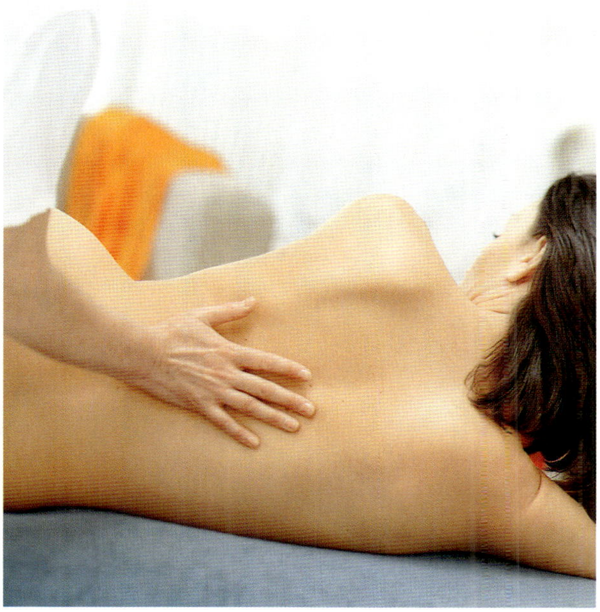

Kreisen auf dem Rücken

Kreisen Sie mit den Handflächen entgegen dem Uhrzeigersinn in großen Bewegungen auf dem mittleren Rücken. Die Massage sollte möglichst beruhigend sein.

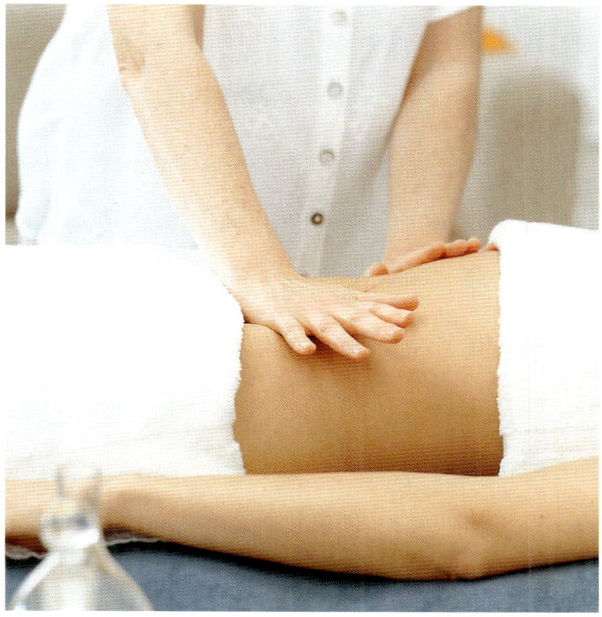

Den Bauch diagonal ausstreichen

Beide Hände auf den Bauch legen und diagonal in Richtung Brustkorb und Hüfte ziehen. Mit flachen Händen und mehr Druck wiederholen. Nun in der anderen Richtung streichen.

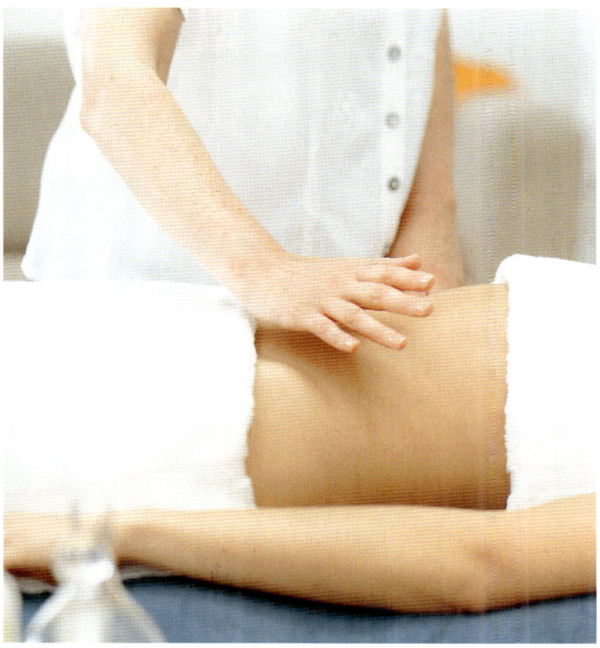

Die Hand über den Bauch halten

Zur Schmerzlinderung die Hand 5 cm über den Unterbauch halten. Stellen Sie sich vor, daß Stauungen und Streß nachlassen. Sobald eine Veränderung eintritt, beenden.

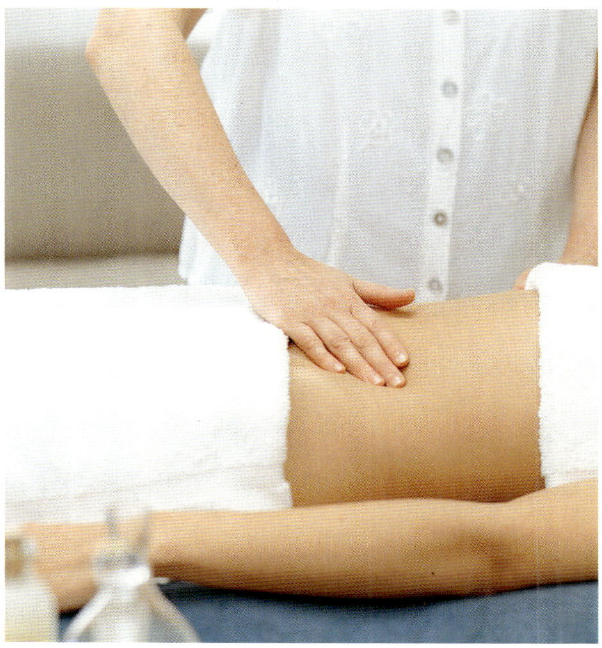

Kleine Kreise auf dem Bauch

Beschreiben Sie mit den Fingern eine Reihe kleiner Kreise im Uhrzeigersinn. Wiederholen Sie dieses Kreisen über besonders angespannten Stellen.

Fortpflanzungssystem

Auch das Fortpflanzungssystem leidet bei Streß unter reduzierter Blutversorgung. Die Gesundheit dieses ebenfalls vom vegetativen Nervensystem gesteuerten Bereichs hängt von emotionaler Stabilität und physischem Wohlbefinden ab. Menstruationsschmerzen, ausbleibende Regel, prämenstruelles Syndrom (PMS), mangelnder Geschlechtstrieb und klimakterielle Beschwerden gehören hier zu den häufigsten Problemen. Massage vor und während der Schwangerschaft ist absolut risikolos und kann Wasserretention und spätere Beschwerden reduzieren helfen. Vermeiden Sie allerdings stimulierende Griffe unbedingt, und sparen Sie während der ersten vier Monate den Bauchbereich aus!

Menstruationsschmerzen und PMS

Techniken siehe Seite 113.

Schwangerschaft

Techniken:
- Sanfte Effleurage auf dem gesamten Rücken zur Linderung von Spannungen und Beschwerden.
- Daumen auf der Fußoberseite nach außen ziehen, um Schmerzen zu lindern.
- Streichen der Hände und Schläfen zur Beruhigung und Entspannung.
- Hände leicht auf dem Bauch ruhen lassen, um Beistand zu gewähren.

Klimakterielle Beschwerden

Techniken:
- Drainieren der Waden und Oberschenkel zur Reduktion von Flüssigkeitsansammlungen.
- Kneten der Hüften und Oberschenkel zur Muskeldrainage.
- Effleurage auf der eingeölten Haut gegen Trockenheit.

Wasserretention

Techniken:
- Zur Linderung von Blähungen im Uhrzeigersinn auf dem Bauch kreisen.
- Zur Stimulierung der Ausscheidung gegen den Uhrzeigersinn auf dem unteren Rücken kreisen.

»Not macht erfinderisch! Die Schwester einer Freundin lag mit der heißen Wärmflasche auf dem Sofa, sie litt unter starken Menstruationsschmerzen. Kreisende Massage des unteren Rückens brachte allmählich Erleichterung – und wurde zur Standardbehandlung. Während der Schwangerschaft ist alles ein wenig anders. Eine Freundin konnte keine bequeme Stellung finden. Erst Einfallsreichtum und eine große Menge Kissen verschafften ihr auf dem Boden die angenehmste Position.«

Menstruationsschmerzen und PMS

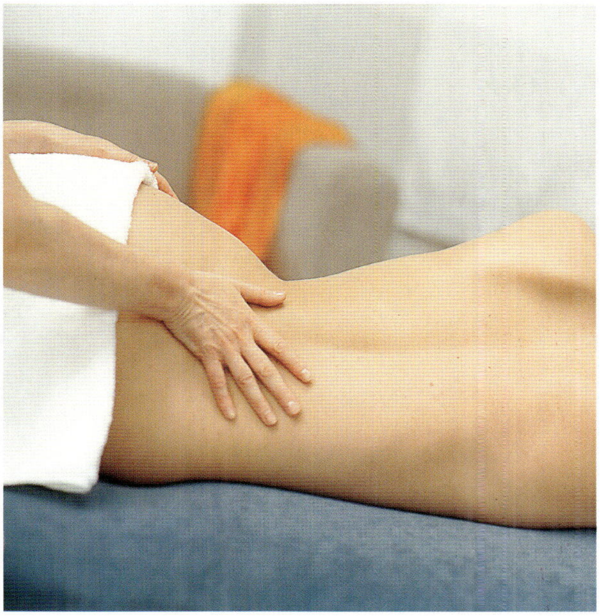

Kreisen auf dem Rücken

Bei Periodenschmerzen gegen den Uhrzeigersinn mit den Händen auf dem unteren Rücken und Kreuzbein kreisen. Die Wärme der Hände fördert den Entspannungsprozeß.

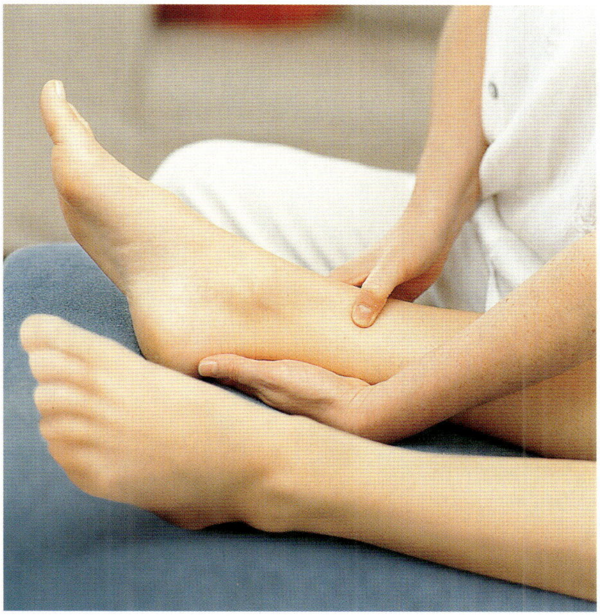

Drücken der Fußknöchel

Zur Erleichterung von PMS und Periodenschmerzen den Daumen etwa drei Finger breit oberhalb des Knöchels anlegen und auf den Knochen drücken. *Nicht bei Schwangerschaft!*

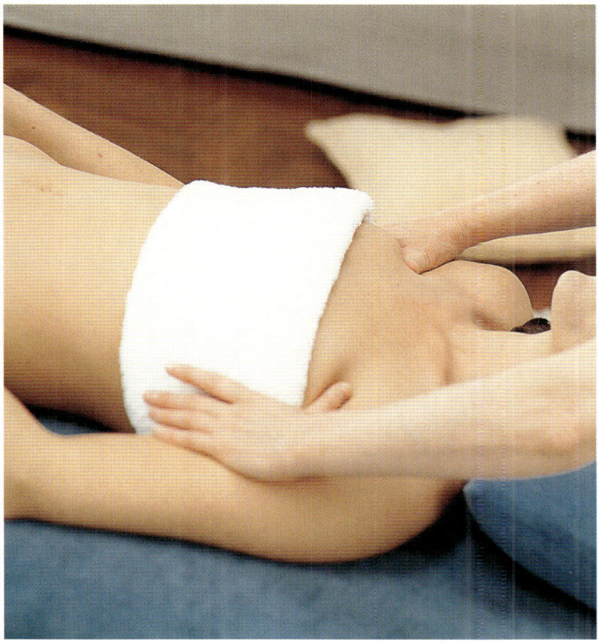

Drainage über den Brustkorb

Bei gespannten und schmerzenden Brüsten die Daumen über den oberen Brustkorb nach unten zu den Achselhöhlen ziehen. Alle Bereiche mit zartem Brustgewebe meiden.

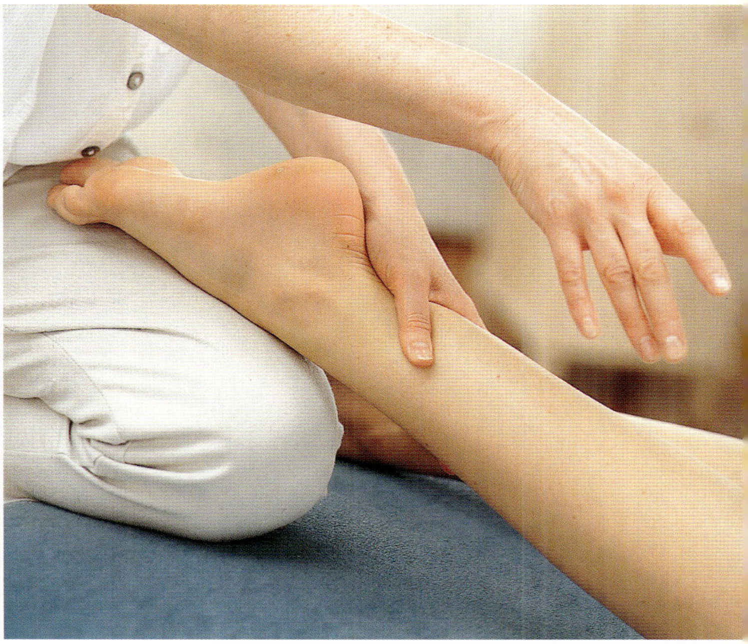

Drainage der Beine

Pressen Sie zur Anregung der Muskeldrainage vom Knöchel aus über die Wade, um die Wasserretention zu verringern. Der Druck wird zwischen den Fingern und dem Daumen ausgeübt.

Muskelschmerzen 1

Die willentlich beeinflußbare Skelettmuskulatur wird vom Zentralnervensystem gesteuert. Während Reize zum Rückenmark und Gehirn geleitet werden, laufen Impulse zur Bewegung und Aktivität über die peripheren Nerven. Das Venen- und Lymphsystem transportieren Abfallprodukte ab. Eine verlängerte Muskelkontraktion beeinträchtigt die Drainage und reduziert die Gelenkbeweglichkeit. Unter Streß können lokal Taubheit oder Verlust des Empfindungsvermögens auftreten. Unsere Körperform, also unsere Muskulatur, spiegelt den ständigen Stoffwechselvorgang. Rückenschmerzen, Schäden durch wiederholte Überbelastungen, steife Schultern, schmerzende Gelenke, Ischias und Kopfschmerzen sind einige der möglichen Beschwerden.

Nacken und Schultern

Techniken siehe Seite 115.

Dauerbelastungen im unteren Rücken

Techniken:

- Die Muskeln diagonal ausstreichen, um sie zu dehnen.
- Zur Anregung der Entspannung den unteren Rücken kreisen.
- Zur Entspannung die Muskeln beiderseits der Wirbelsäule drücken.

Leichte Ischiasschmerzen

Techniken:

- Zur Entspannung das Kreuzbein kreisen.
- Zur Schmerzlinderung über dem Kreuzbein mit den Daumen drücken und kleine Kreise ausführen.
- Zur Kreislaufanregung das Gesäß behutsam kneten.

»Viele Leute ziehen es vor, die Massage auf den Abend oder das Wochenende zu verlegen, weil sie danach Zeit zum Entspannen haben. Menschen, die viel Zeit im Büro verbringen, haben oft das Gefühl, keine Zeit zum Entspannen zu haben. Eine spezielle Dame, sie leitet ein Unternehmen, schätzt es besonders, regelmäßig in der Mittagspause zu einer Massage hereinzuspringen, um für die Besprechungen am Nachmittag fit zu sein.«

Nacken und Schultern

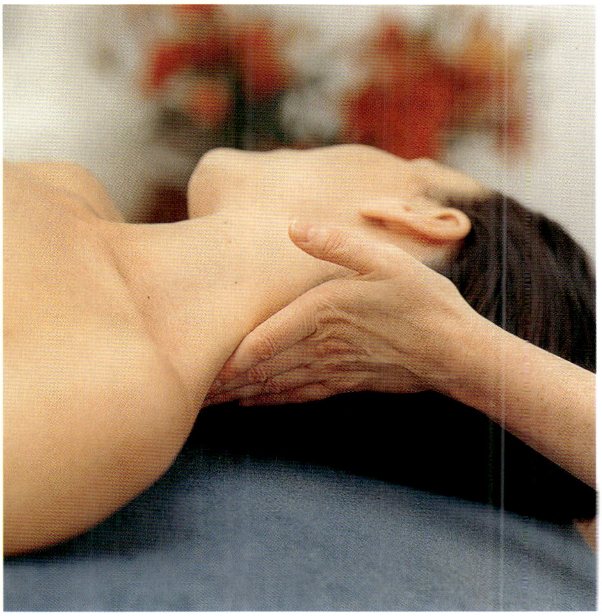

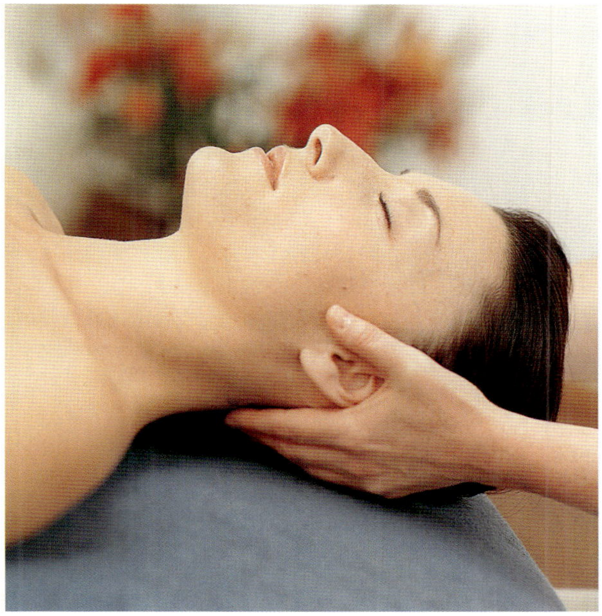

Den Nacken entspannen

Den Kopf zur Seite drehen und mit der anderen Hand unter die Schulter greifen. Dann die Finger an der Wirbelsäule entlang bis zur Schädelbasis ziehen.

Den Nacken ziehen

Beide Hände fest unter den Nacken legen. Den Kopf leicht anheben, sanft zu sich her ziehen und die Hände zur Schädelbasis gleiten lassen.

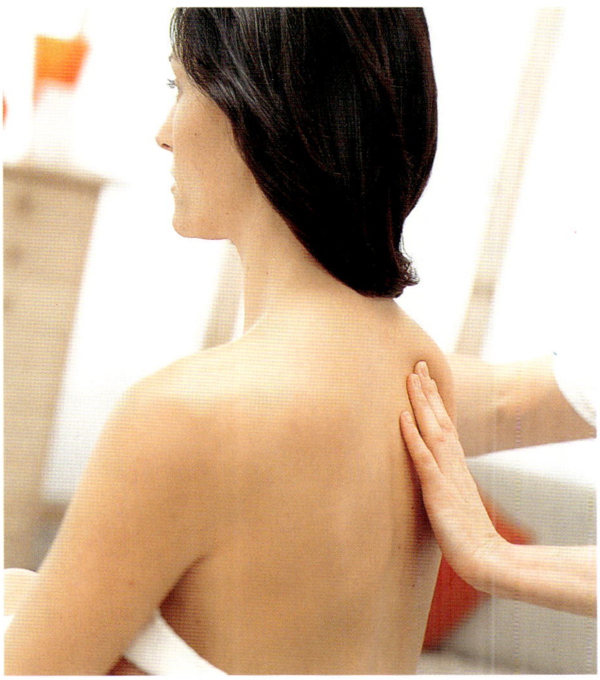

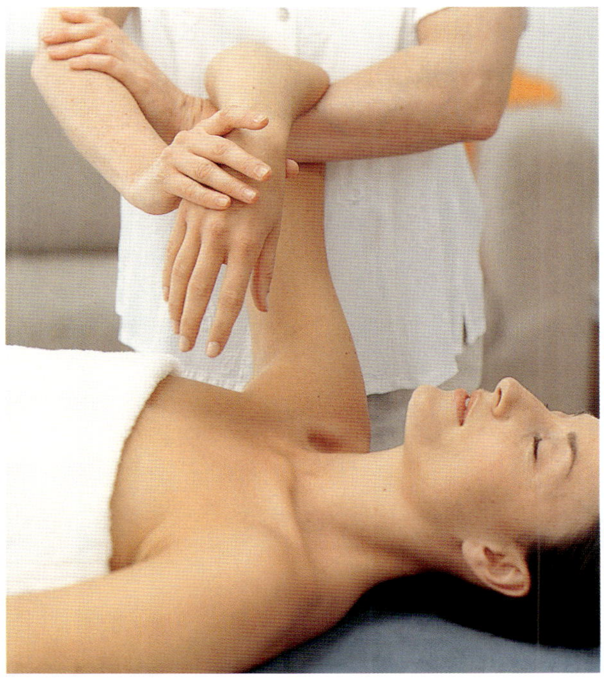

Die Schulter drücken

Die Schultervorderseite mit einer Hand stützen und mit den Fingern und Daumen der anderen Hand rund um das Schulterblatt drücken. Fest zum Schulterblatt hin pressen.

Den Arm heben und ziehen

Den Arm der Partnerin über den eigenen hängen und mit der freien Hand das Handgelenk greifen. Den Arm zunächst sanft zu sich her und dann nach oben ziehen. Langsam wiederholen.

Muskelschmerzen 2

Verstauchter Knöchel

Techniken siehe Seite 117.

Schäden durch Dauerbelastung

Techniken:

- Effleurage und Kneten rund um die Schulter zur Muskelentspannung.
- Daumen sanft über den Unterarm nach außen ziehen zum Abbau von Verspannungen.
- Über die Hand drücken und zwischen den Fingern ziehen zur Verbesserung der Muskelkontraktion.

Gesichtsverspannung

Techniken:

- Zwischen den Augenbrauen streichen, um das Aussehen zu verbessern.
- Ziehen über die Wangen, um Entspannung herbeizuführen.
- Kreisen der Schläfen, um vorhandene Reizbarkeit zu reduzieren.

Schmerzende Füße

Techniken:

- Daumen auf dem Fuß nach außen ziehen zur Muskelentspannung.
- Umkreisen der Fußknöchel regt die Blutzirkulation an.
- Drücken über die Fußsohlen vertreibt Müdigkeit.

Krämpfe

Techniken:

- Kneten der Wadenmuskulatur erleichtert die Kontraktion.
- Festes Drücken über die Fußsohle reduziert den Spasmus.

Steife Hüften

Techniken:

- Kneten der Hüfte und des Gesäßes regt die Blutzirkulation an.
- Drücken rund um das Hüftgelenk entspannt die Muskeln.

»Eine Frau hatte sich im Skiurlaub den Fußknöchel gebrochen. Nach etlichen Wochen Gips und anschließender Physiotherapie hatte sie das Gefühl, daß mehr getan werden müsse. Also erhielt sie zunächst eine Behandlung über dem Knöchel und, als eine Kräftigung eintrat, um und auf dem Knöchel. Dabei trat ein intensives Kribbeln auf, und auch der Schmerz war teilweise wieder zu spüren. Sie erlebt regelmäßig ›Heilreize‹ und gewinnt an Beweglichkeit und Empfindungen.«

Verstauchter Knöchel

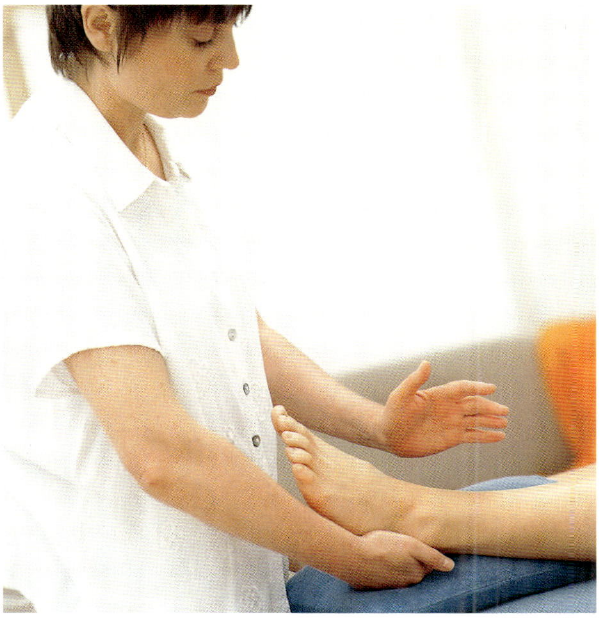

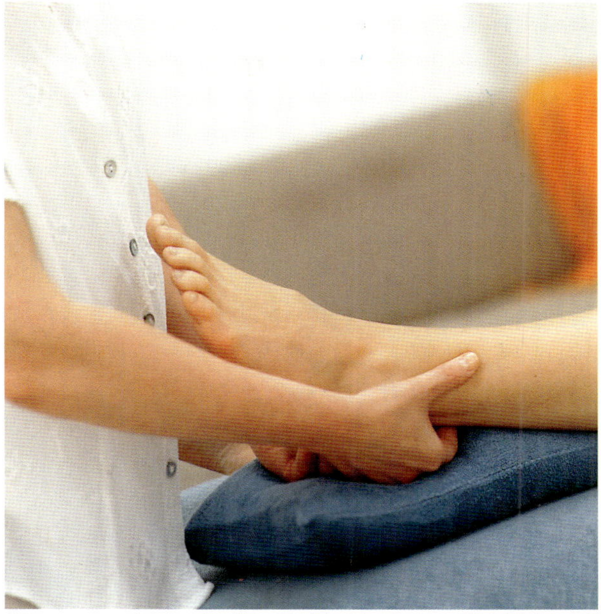

Den Fußknöchel kreisen
Die Hand über den Knöchel halten, Wahrnehmungen spüren, dann wegziehen. Oberhalb der betroffenen Stelle kleine Kreise ausführen. In etwas größerer Entfernung wiederholen.

Das Bein drainieren
Den Fuß abstützen und zur Anregung der Drainage das Bein nach oben drücken. Immer behutsam und oberhalb der Schwellung arbeiten. Bei Hautrötung weiter oben beginnen.

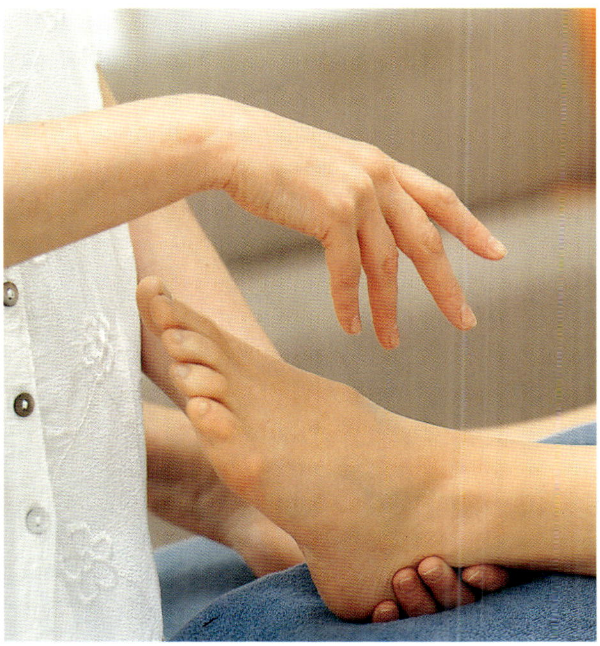

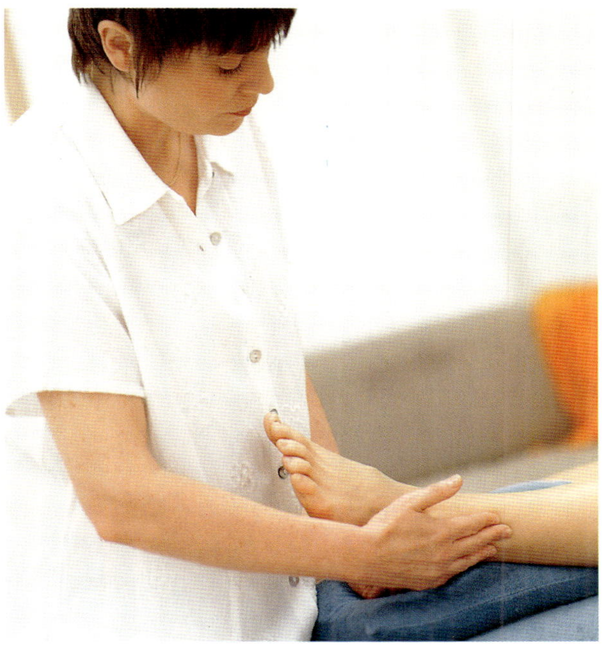

Den Fußknöchel streichen
Halten Sie die Hand etwa 5 cm über den Knöchel. Sanft zum Fuß und über die Zehen streichen. Stellen Sie sich vor, daß die Entzündung sich bessert.

Den Fußknöchel drücken
Den Fuß abstützen und kleine, kreisende Bewegungen um – nicht auf – den Bereich der Schwellung ausführen. Dies lindert Schmerzen und leitet Gewebsflüssigkeit ab.

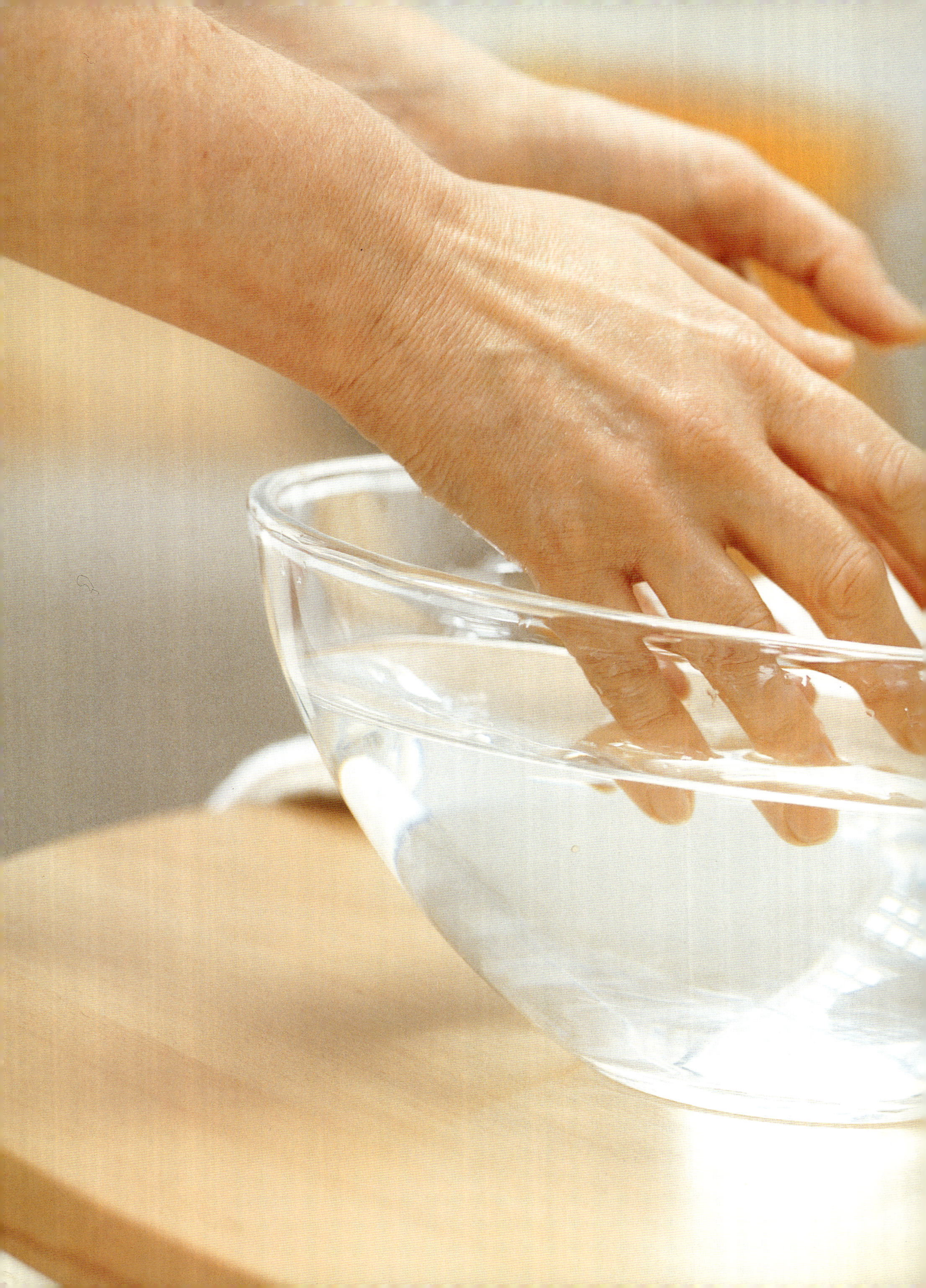

Selbstheilung

Ein wichtiger Teil des Heilungsprozesses ist die Selbstheilung. Sie kann durchaus zur täglichen Routine werden und der Entspannung, Gesunderhaltung wie auch der Behandlung kleinerer Beschwerden dienen. Selbstheilung bietet Gelegenheit zum Experimentieren, Entdecken und Gewinnen praktischer Sicherheit. Wichtig ist immer, auf Körpersignale zu achten und herauszufinden, was gut für uns ist. Wir schaffen die Basis für Gesundheit und Glück, wenn wir Körper, Seele und Geist entspannen, Interessen entwickeln und Verantwortung übernehmen für uns selbst und das, was mit uns geschieht.

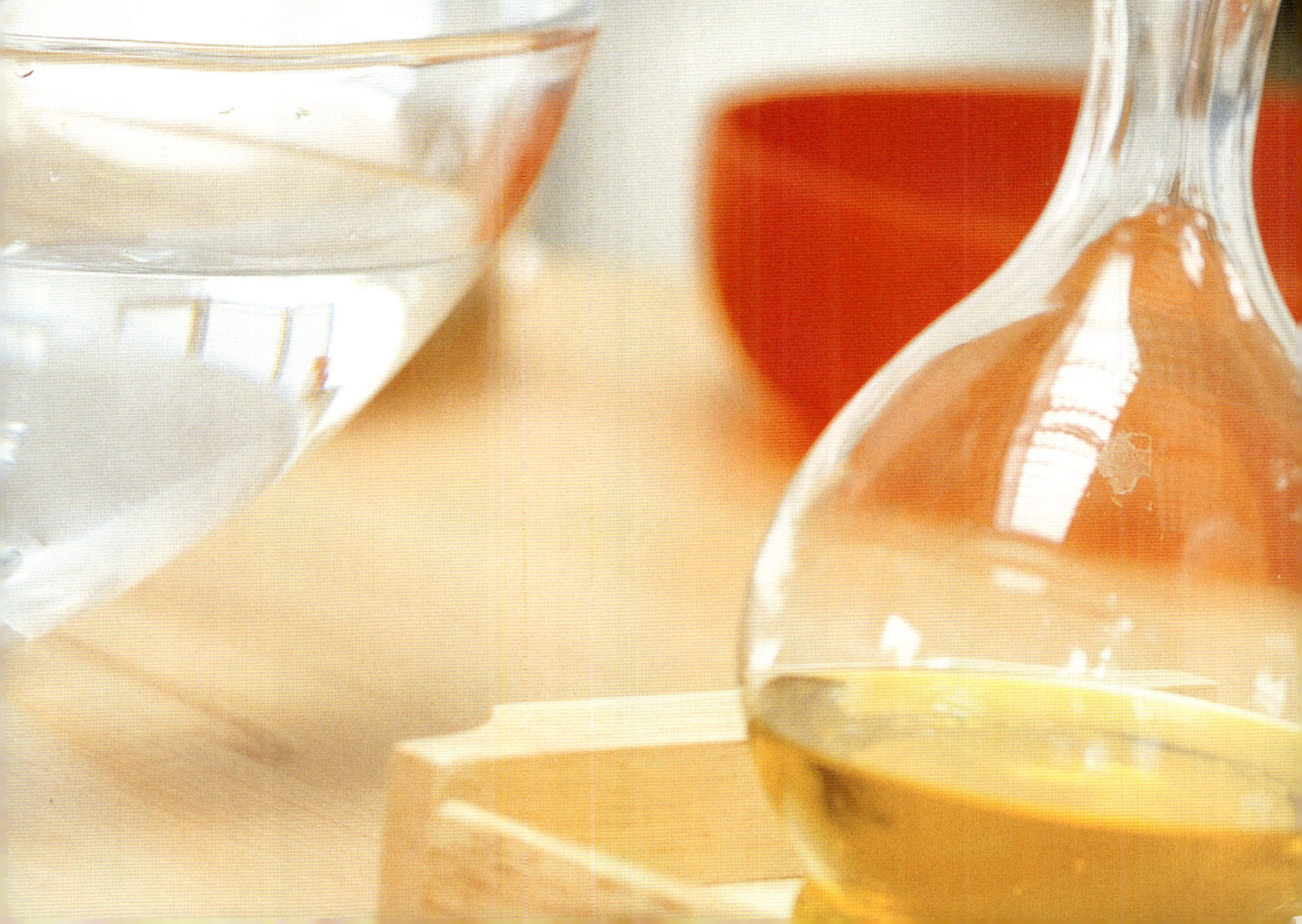

Alle Menschen verfügen über Selbstheilungskräfte. Wenn wir in unserer Not fremde Hilfe in Anspruch nehmen, sind wir meist erschöpft oder unschlüssig, was richtig oder falsch ist. Die Behandlung durch eine andere Person stärkt unser Selbstvertrauen und aktiviert unsere Fähigkeit zur Selbstheilung. Wir profitieren also durch Hilfe und Wissen von außen und gewinnen im Krankheitsfall oder, wenn wir uns im Kreis drehen, mehr Klarheit. Jede Heilung ist letztlich Selbstheilung, die, von einigen Ausnahmen abgesehen, niemand für uns übernehmen kann. Ob es sich nun um die Arbeit an anderen Menschen handelt oder um unsere eigene Gesunderhaltung, wir müssen uns selbst besser kennenlernen und öfter um uns selbst kümmern. Dazu ist es nötig, mehr auf die Sprache des Körpers zu achten und mit Ruhe in sich hineinzuhören, statt sich von der Hektik des Alltags überrollen zu lassen. Durch die Auseinandersetzung mit sich selbst lernt man die geeigneten Techniken kennen und praktizieren. Ein auf diese Weise erworbenes Wissen läßt sich gut in die Arbeit an anderen Menschen einbringen.
Die Abbildungen zeigen einige sehr einfache, energetisch stimulierende oder sedierende Techniken für die Arbeit am vitalen Energiefeld. Spannungskopfschmerz – den meisten von uns bekannt – kann zum Beispiel durch sanfte Massage abgebaut und durch nachfolgende, den Schmerz aus dem Körper ziehende Auflösungstechniken beseitigt werden. Dies verändert unsere Stimmungslage.

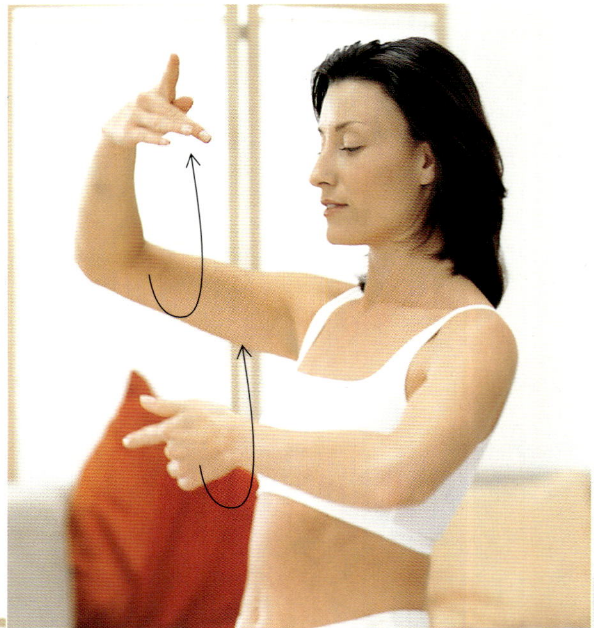

1

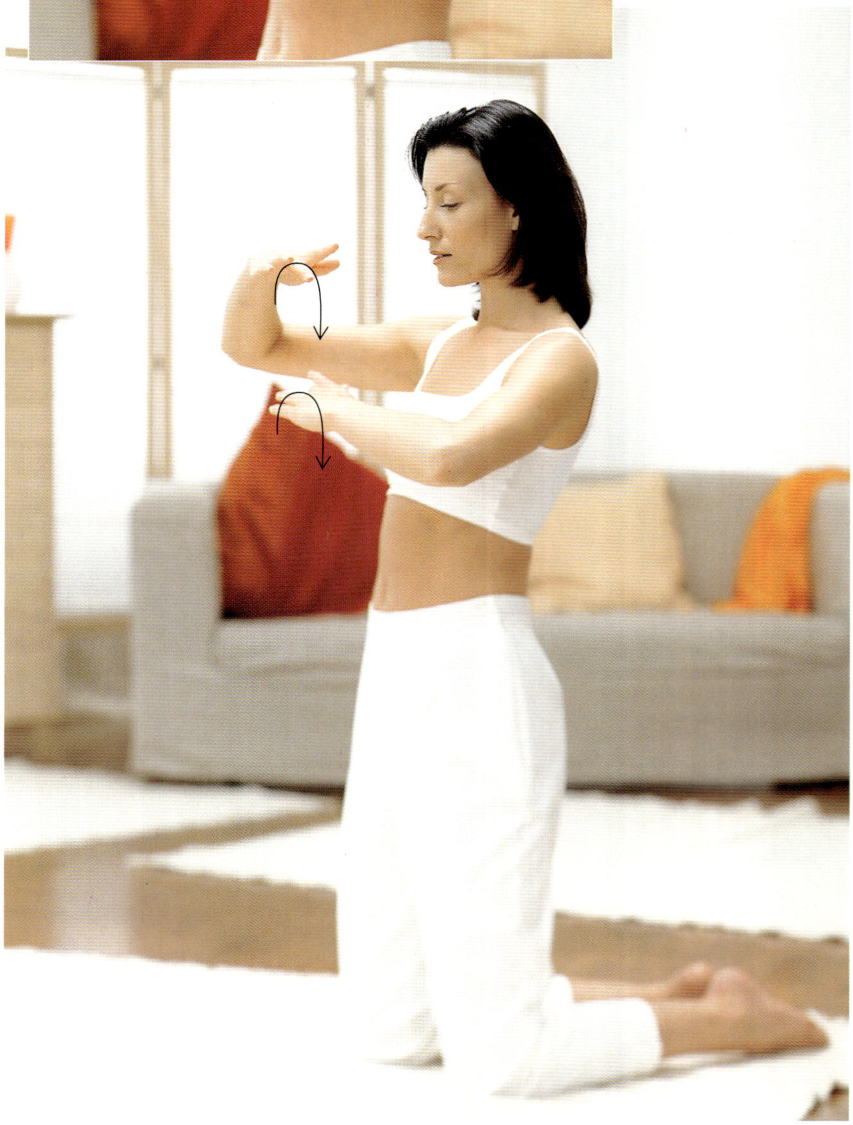

2

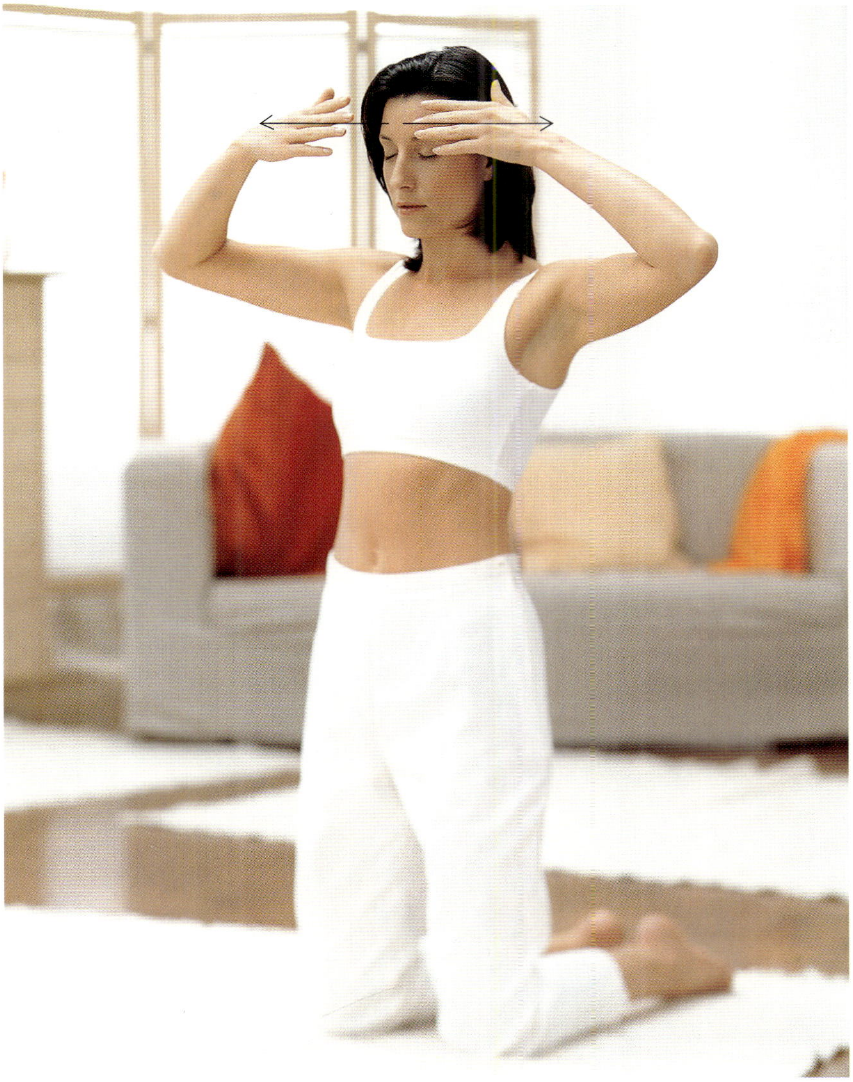

3

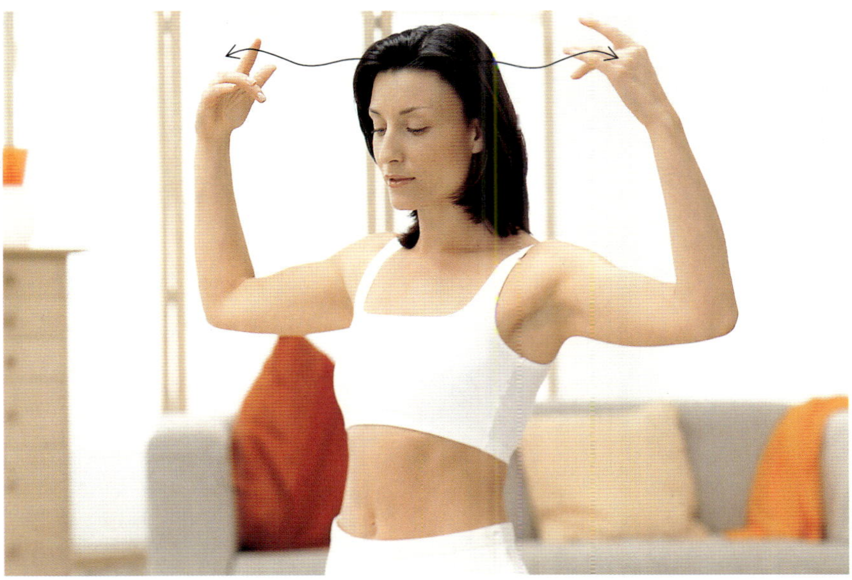

4

1. Aufwärts »wischen«

Energetisierung und Stimmungsbelebung: Die Hände etwa 20–25 cm vom Körper entfernt halten und nun vom oberen Brustkorbbereich nach oben über Gesicht und Kopf wischen. Die Hände bewegen sich in rascher, leichter Folge.

2. Abwärts »wischen«

Entspannung und Sedierung: Die Hände bewegen sich jetzt schwerer und langsamer in umgekehrter Richtung. Es wird am Kopf begonnen und nach unten gewischt. Wiederholen Sie die Bewegungen rhythmisch vom Gesicht bis zum oberen Brustkorbbereich, wobei die Hände immer im gleichen Abstand zu halten sind.

3. Über die Stirn ziehen

Auflösung von Spannungskopfschmerz und Entspannung: Zunächst die Stirn mit Berührungen ausstreichen. Dann die Hände etwa 10–12 cm entfernt halten. Achten Sie auf die Empfindungen in den Händen und wie der Kopfschmerz reagiert. Versuchen Sie, ein Gespür für das Binden von Schmerz zu erhalten.

4. Auseinanderziehen

Jetzt die Hände langsam vor der Stirn auseinanderziehen und weiter über den Kopf hinaus. Die Bewegung der Kopfform anpassen und dabei geistig entspannen. Stellen Sie sich vor, Sie lösen alle Verspannungen und alle vorhandenen Schmerzen auf. Wiederholen Sie dies gegebenenfalls.

Es ist unbedingt notwendig, sich täglich Zeit zu nehmen und in Ruhe zu zentrieren oder »einzustimmen«. Natürlich bedarf dies einiger Übung, wird jedoch bald zur Routine. Das heißt nicht, daß wir ständig nach innen gekehrt sein müssen und uns selbst beobachten. Aber es ist unerläßlich, daß wir uns mit unserem Inneren befassen, sonst befaßt es sich eines Tages mit uns. Täglich einige Minuten Atempause gehören grundsätzlich zu unserer Gesundheit. Zusätzliche Massage- und Heiltechniken sowie ruhiges Atmen in Streßsituationen entspannen Körper, Seele und Geist. Wenn wir unseren Geist beruhigen, reduziert sich mentaler Streß; wir können klarer denken und viel Energie für endlose Gedankengänge sparen. Konzentrieren Sie sich bei der Anwendung von Techniken auf Ihre Empfindungen, und beachten Sie alles, was anders ist. Fangen Sie mit dem Versuch an, Ihren Atem zu beruhigen. Beachten Sie dabei, wie Sie sich verhalten – die meisten Menschen sind im oberen Brustbereich verspannt. Konzentrieren Sie sich dann weiter nach unten, wenn sich etwas verändern soll. Sehr oft sind unsere Energien nicht gebündelt oder werden falsch eingesetzt, was den Heilprozeß sehr beeinträchtigt. Ob Sie nun an sich oder an anderen Personen arbeiten, unerläßlich ist die Vorstellung, daß wir uns wohl fühlen. Diese Art der Visualisierung bewährt sich nicht nur im Sport und Geschäftsleben. Wenn wir uns nicht vorstellen können, wie wir etwas erreichen, wie sollen wir es dann je erreichen?

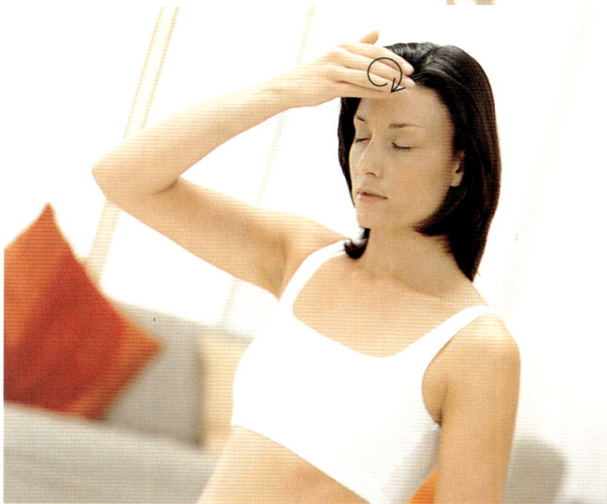

1

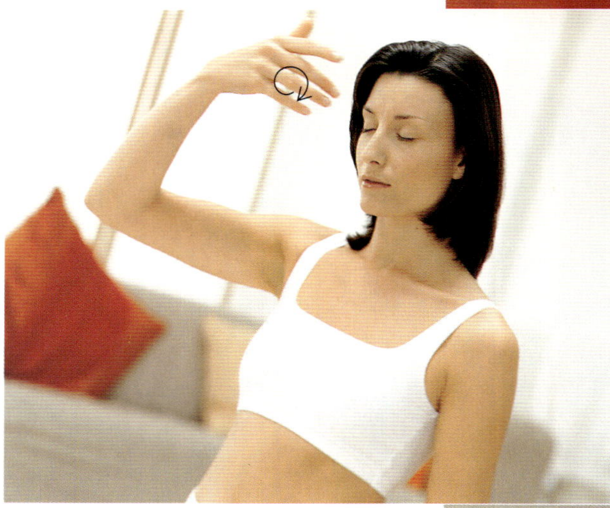

2

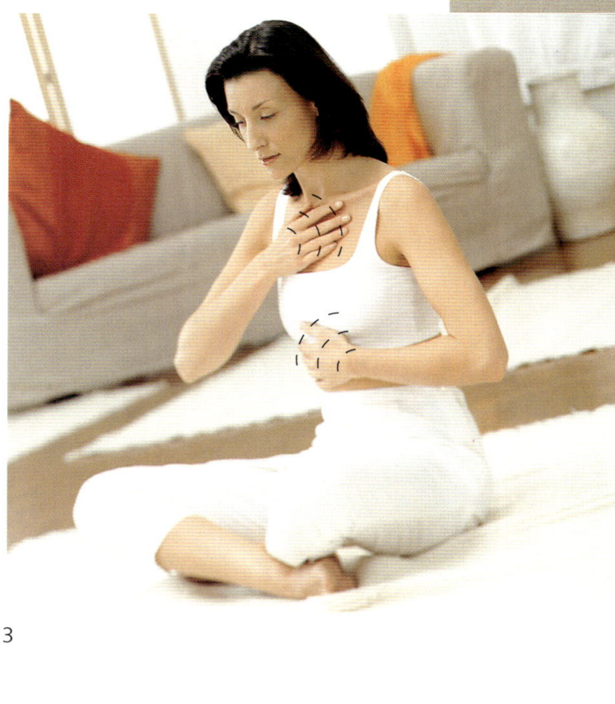

3

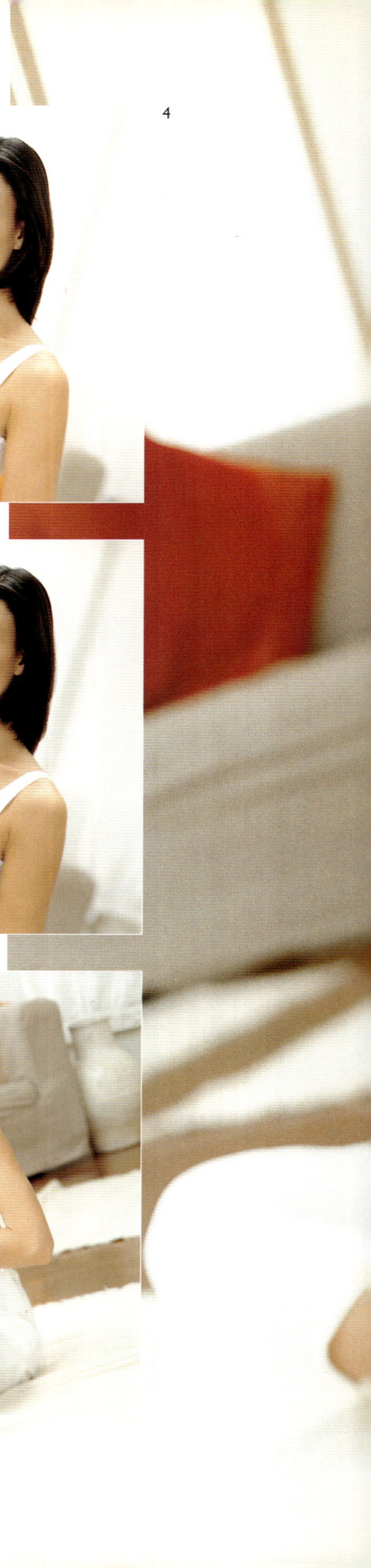

4

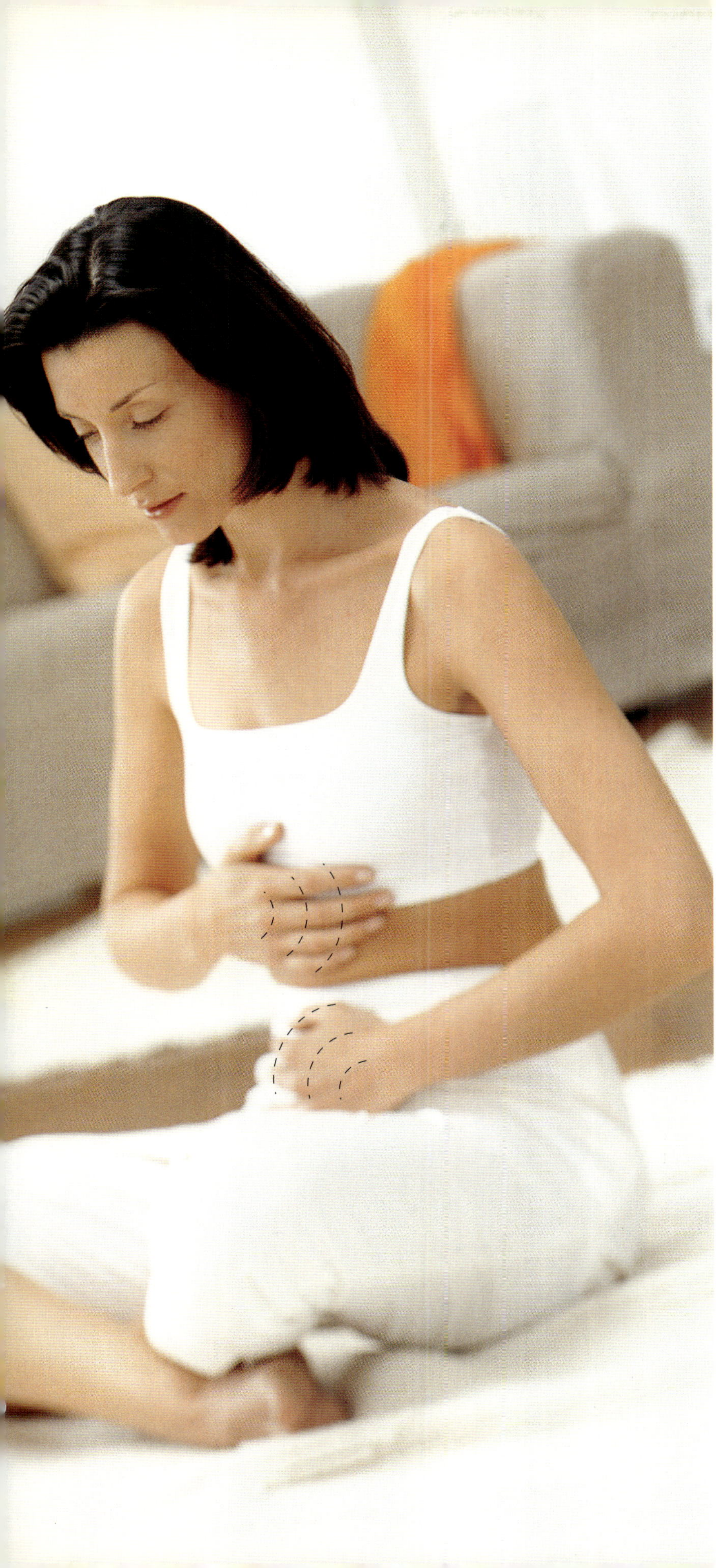

1. Die Stirn kreisen

Bei pochenden Kopfschmerzen zunächst die Muskeln direkt am Kopf mit kleinen kreisenden Bewegungen entspannen. Dann die Hände 10–13 cm von der Stirnmitte entfernt halten und wiederholen. Versuchen Sie, den Schmerz gedanklich zu binden. Anschließend kleine Kreisbewegungen von sich weg ausführen.

2. Wegziehen

Bei gleicher Handposition stellen Sie sich vor, den Schmerz wegzuziehen. Dann die Hand weitere 5 cm entfernt halten und die Kreisbewegungen wiederholen. Achten Sie auf den Unterschied. Jetzt abwechselnd die Hand so lange heranziehen und wieder entfernen, bis sich der Schmerz aufgelöst hat.

3. Entspanntes Atmen (1)

In angenehmer Position stehen, sitzen oder liegen. Eine Hand auf den oberen Brustbereich legen, die andere auf den Solarplexus. Jetzt natürlich atmen und auf die Bewegungen der Brust achten. Bei Anspannung etwas mehr loslassen. Sonst nichts tun, einfach die Hände ruhen lassen und achtsam sein.

4. Entspanntes Atmen (2)

Nun eine Hand auf den Bauch legen, die andere bleibt auf dem Solarplexus. Den Atem natürlich fließen lassen und sich auf die Wärme aus den Händen konzentrieren. Ansonsten nichts weiter tun. Achten Sie nur darauf, ob sich dies anders anfühlt. Auf die Hände und den sanften Atemrhythmus konzentrieren.

Auf sich selbst achten

Es ist anzunehmen, daß Sie als Massagepraktizierende die einzige Person sind, um die Sie sich nicht kümmern. Gerade bei Menschen, die anderen helfen, fällt dies besonders auf. Wenn Sie regelmäßig Massage geben, ist das absoluter Leichtsinn, denn Sie sind alles, was Sie haben! Es geht also darum, auf sich zu achten, sich fit und gesund zu halten und an der eigenen Fortbildung und Weiterentwicklung zu arbeiten. Regelmäßige Entspannung, Meditation und körperliches Training wie Yoga oder Kampfsportarten sind dringend geboten. Das hält den Geist und die Seele frei und macht die Massagearbeit effektvoll. Nach jeder geleisteten Massage müssen Sie auch etwas für sich selbst tun. Das Händewaschen ist nicht nur ein Gebot der Hygiene, es verhindert auch die Aufnahme von Streß. Zudem empfiehlt es sich, gewisse Reinigungstechniken anzuwenden und sich Zeit zum Zentrieren zu nehmen, um ein Erschöpfungssyndrom zu vermeiden. Äußerst wichtig ist auch, daß Sie selbst regelmäßig massiert werden. So wird Ihnen bewußt, wie wundervoll Massage sich anfühlt, und Sie erhalten auch neue Impulse. Massage ist eine Köperarbeit, bei der Sie sich sehr intensiv und auf feinen energetischen Ebenen mit einer anderen Person befassen. Dies erfordert Selbstdisziplin und volle Konzentration. Massage ist eine wundervolle Kunst, und damit sie es bleibt, sollten Sie oft entspannen, abschalten und sich selbst eine Freude machen!

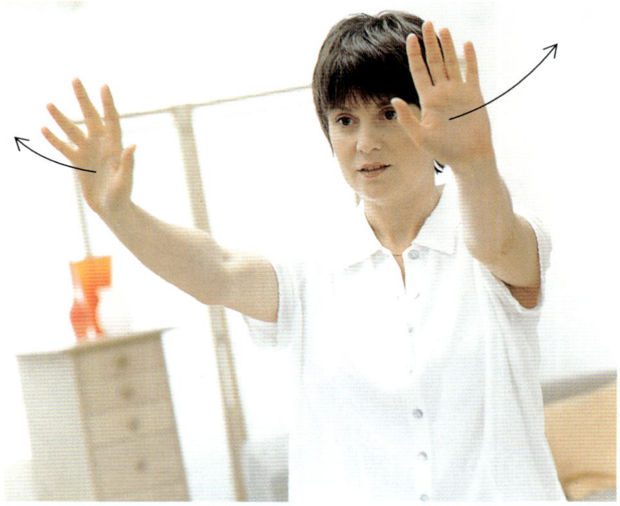

1

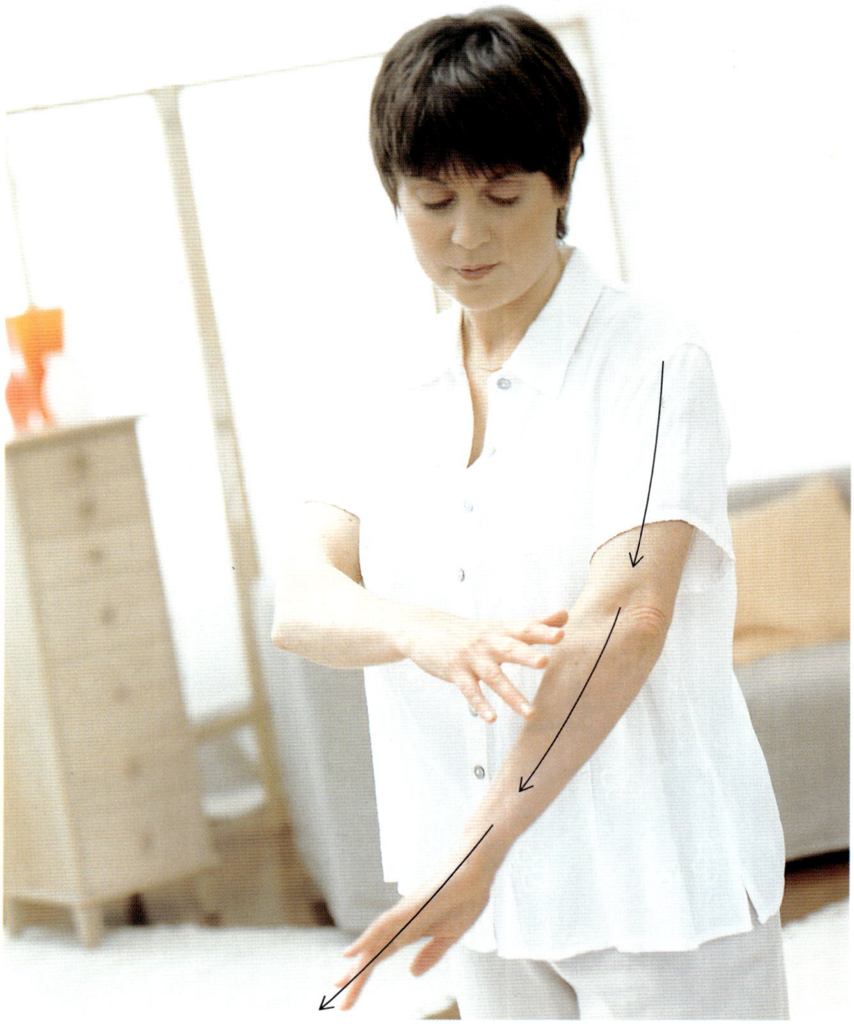

2

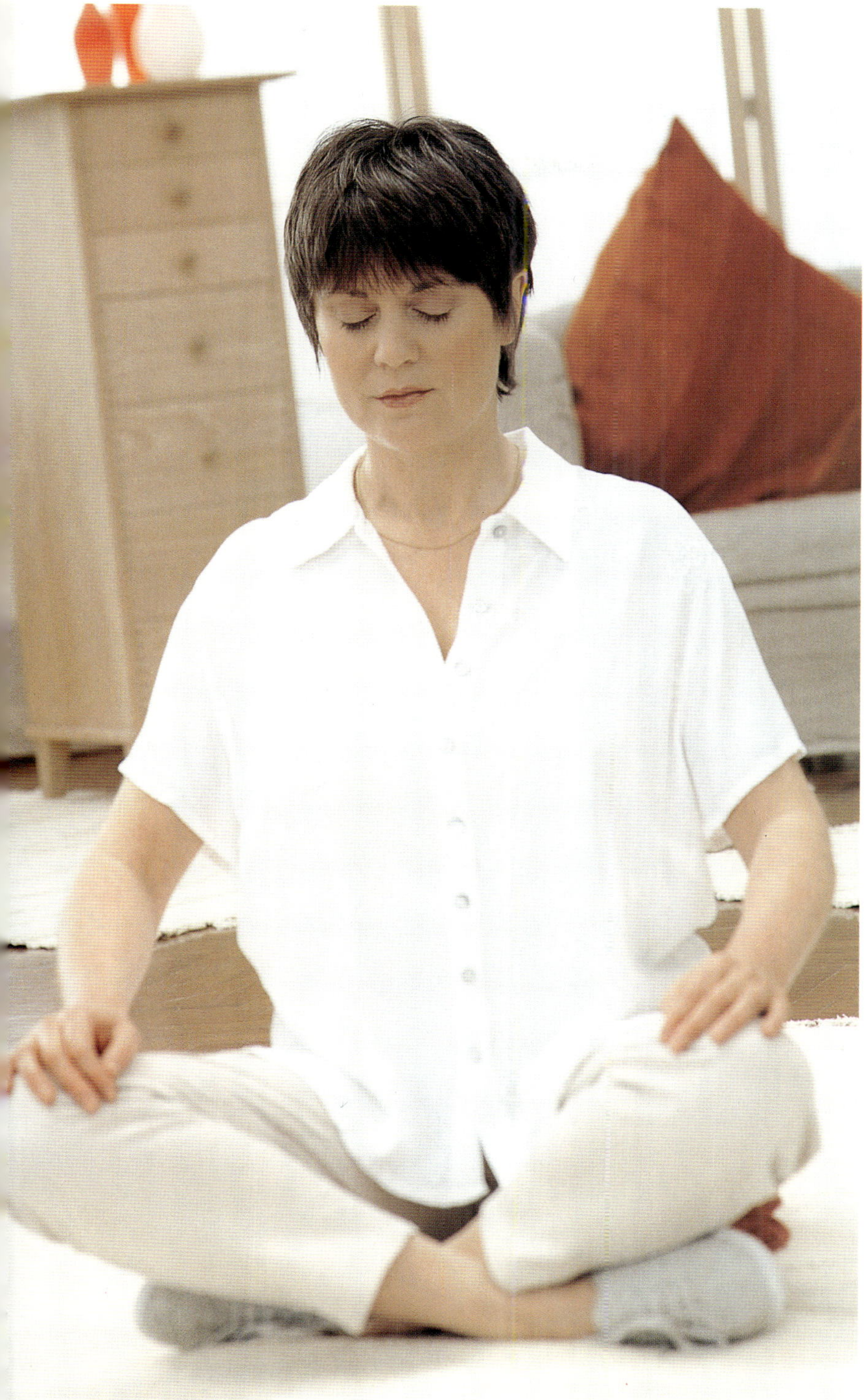

3

1. Reinigung um den Kopf

Waschen Sie sich nach jeder Massage die Hände. Auch das vitale Energiefeld bedarf einer Reinigung, um eventuell übernommenen Streß zu beseitigen. Dazu mit ausgestreckten Armen die Hände rund um Gesicht, Kopf und Schultern auseinanderziehen. Mehrmals wiederholen. Es sollte sich wie ein frischer Atemzug anfühlen.

2. Reinigung der Arme

Mit 5 cm vom Körper entfernten Händen zunächst kraftvoll über beide Arme und dann über die Körpervorderseite abwärts streichen. Zu den Schulterblättern reichen und die Rückseite bis zum Boden ausstreichen. Die Bewegungen so lange ausführen, bis Sie sich leichter fühlen und Gefühl/Stimmung sich verändern.

3. Zentrieren

Entspannte Position – die Schultern sind locker, die Füße fest auf dem Boden. Stellen Sie sich vor, daß Sie von Kopf bis Fuß entspannen. Fühlen Sie dies intensiv. Jede nervöse Energie aus den Füßen entweichen lassen. Konzentrieren Sie sich auf den Kontakt mit dem Boden.

Massage ist eine unermeßliche Wohltat. Allein schon die gemeinsame Konzentration auf dieselbe Erfahrung ist etwas Besonderes. Vertrauen Sie darauf, daß Sie Ihr Bestes geben und die Partnerin davon profitiert. Gibt es Zweifel, lehnen Sie ab. Gestreßte oder kranke Menschen können schwierig sein – nehmen Sie die Dinge also nicht persönlich. Eine behutsam und sensibel ausgeführte Massage kann echte Veränderung bewirken. Heilung kann inspirieren und Haltungen verändern, Menschen durch Krisen helfen und Entwicklungen fördern. Ab einem bestimmten Punkt fühlen Sie etwas durch sich hindurch fließen – lassen Sie es zu, damit der Prozeß stattfinden kann.

Register

Danksagungen

Der Verlag bedankt sich bei Virgo Bodywork Tables, PO Box 13835, London, N15 3WD für die leihweise Überlassung des Massagetisches und bei Tavy Covers für die Bezüge. Ebenfalls ein Dankeschön an die folgenden Personen und Organisationen für die freundliche Genehmigung des Abdrucks von Fotoaufnahmen in diesem Buch:

AKG London 17
Reed International Books Ltd./Peter Myers 1, 2/3, 4/5, 8/9, 18/19, 20/21, 22 o + lu, 23 o + u, 24 o + u, 25 o + u, 26 o + u, 27 o + u, 28 o + u, 29 o + u, 30, 31 o + u, 32/33, 33 ru, 34, 35, 36 u, 36/37, 37 o + u, 38 o + u, 39 o + u, 40 o + u, 41 o + u, 42 o + u, 43 o + u, 44/45, 45 Nebenbild, 46/47, 46 lu + ru, 46 o, 47 o, 48 o, 49, 50 o + u, 51 o + m + u, 52, 53, 54, 55, 56, 57 o + u, 58 o, 60, 61, 62/63, 64/65 (1), 64 Nebenbild oben (2), 65 Nebenbild oben (3), Nebenbild Mitte (4), 66 o + m + u, 67 o + m + u, 68 o + u, 68/69, 69 o + u, 70/71, 70 u, 71 o + u, 72/73, 73 o + u, 74 o + u, 75 o + u, 76 o + u, 77 o + m + u, 78 u, 78/79, 79 lo + ro, 80 o + m + u, 81 o + u, 82 o + m + u, 83 o + u, 84 u, 84/85, 85 o, 86 o + u, 86/87, 87 o, 88 u, 88/89, 89 o + u, 90 o, 90/91, 91 o, 92 o + u, 93 o + u, 94 o + u, 94/95, 95 o, 96 u, 96/97, 97 o, 98/99, 100/101, 103 lo + ro, 103 lu + ru, 105 lo + lu + ro + ru, 107 lo + lu + ro + ru, 109 lo + lu + ro + ru, 111 lo + lu + ro + ru, 113 lo + lu + ro + ru, 115 lo + lu + ro + ru, 117 lo + lu + ro + ru, 118/119, 120 o + u, 121 o + u, 122 o + m + u, 123, 124 o + u, 125

Science Photo Library/G. Hadjo, CNRI 11

Danksagung der Autorin

Herzlichen Dank an Jane McIntosh, Louise Griffiths, Catharine Davey und Keith Martin von Reed International Books Limited.
Ebenfalls besten Dank an meine Agentin Mandy Little.
Ein Dankeschön an den Fotografen Peter Myers und seinen Assistenten Sean Myers; an Andrea Black für das Make-up und an Danielle Walsh, das Model.
Mein Dank geht auch an W. Llewellyn McKone, DO, MRO, Lehrbeauftragter für osteopathische Sportmedizin, sowie Ken Lloyd, Präsident des Registers für chinesische Pflanzenmedizin.
Auch meinen Massage-Lehrern gilt mein Dank, besonders Sara Thomas sowie Steve Bird, Barbara Simons und Eve Taylor. Und schließlich danke ich auch der National Federation of Spiritual Healers, den Lehrern der British T'ai Chi Ch'uan Association und Marpa House.

Die Deutsche Bibliothek – CIP-Einheitsaufnahme

Die **sanfte Heilmassage** : wohlfühlen, entspannen, heilen / Susan Mumford. [Übers. aus dem Engl.: Alwine H. Schuler]. – München ; Wien ; Zürich : BLV, 1998
Einheitssacht.: Healing massage <dt.>
ISBN 3-405-15488-X

BLV Verlagsgesellschaft mbH
München Wien Zürich
80798 München

Titel der englischen Originalausgabe:
HEALING MASSAGE
erschienen bei Hamlyn, einem Imprint von Reed Consumer Books Ltd., Michelin House, 81 Fulham Road, London SW3 6RB/Großbritannien

Übersetzung aus dem Englischen:
Alwine H. Schuler

Lektorat: Inken Kloppenburg
Verlags-Service, München
Herstellung: Peter Rudolph
DTP: Satz + Layout Fruth GmbH, München
Einbandgestaltung: Sander & Krause Werbeagentur, München
Einbandfoto: Peter Myers

Printed in China
ISBN 3-405-15488-X

Für Ihr Wohlbefinden

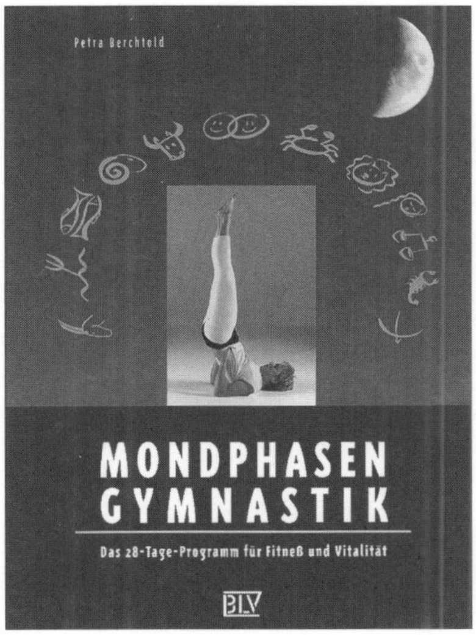

Petra Berchtold
Mondphasen-Gymnastik
Das 28-Tage-Programm für Fitneß und Vitalität

Grundkenntnisse über Mondrhythmen, Atem- und Entspannungsübungen, Gymnastik, Anleitungen zur Akupressur und zu positivem Denken – mit speziellen Trainingsprogrammen nach dem Stand des Mondes in den Tierkreiszeichen.

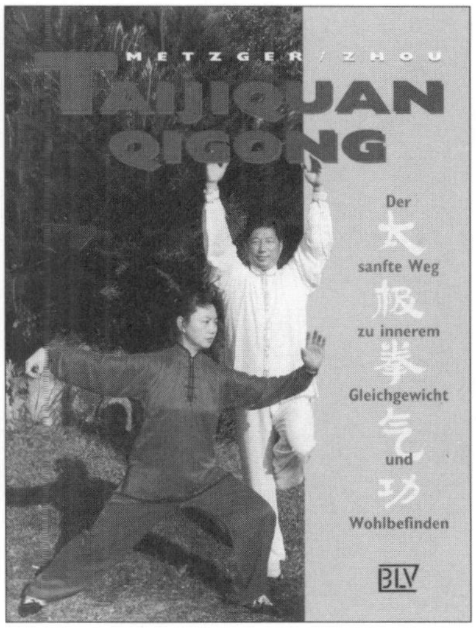

Wolfgang Metzger / Peifang Zhou
Taijiquan · Qigong
Der sanfte Weg zu innerem Gleichgewicht und Wohlbefinden Der traditionelle chinesische Weg zu Gesundheit und langem Leben: Bewegungsformen, Körperübungen und Atemtechniken, die Streß abbauen, das Wohlbefinden steigern und den gesamten Organismus positiv beeinflussen.

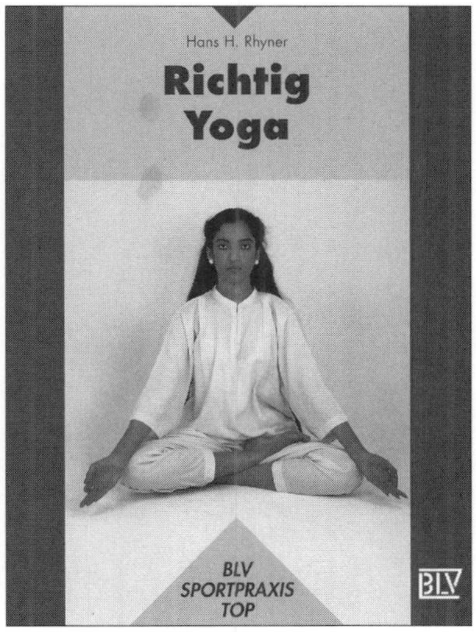

Hans H. Rhyner
Richtig Yoga
Theorie, meditative und kurative Asanas, Lebenskraft durch Yoga-Atmung, Yoga-Hygiene und -Diät, Aufbau und Durchführung von Übungsprogrammen, Yoga-Therapie.

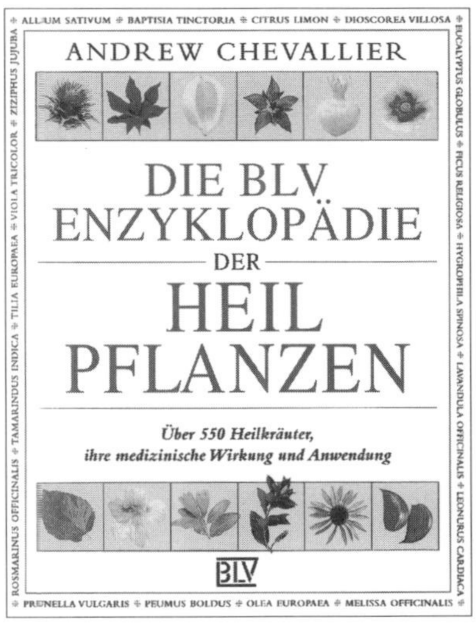

Andrew Chevallier
Die BLV Enzyklopädie der Heilpflanzen
Über 550 Heilkräuter, ihre medizinische Wirkung und Anwendung

Die 100 wichtigsten Heilpflanzen im Porträt: Aussehen, Inhaltsstoffe, Wirkung, Verwendung · 450 weitere Heilpflanzen mit therapeutischen Eigenschaften und Verwendung · Großer Praxisteil: schrittweise Anleitung zur Herstellung wirksamer Kräuterarzneien für die Behandlung alltäglicher Beschwerden.

Im BLV Verlag finden Sie Bücher zu folgenden Themen: Garten und Zimmerpflanzen • Wohnen und Gestalten • Natur • Heimtiere • Jagd • Angeln • Pferde und Reiten • Sport und Fitneß • Tauchen • Reise • Wandern, Alpinismus, Abenteuer • Essen und Trinken • Gesundheit und Wohlbefinden

BLV

Wenn Sie ausführliche Informationen wünschen, schreiben Sie bitte an:
BLV Verlagsgesellschaft mbH • Postfach 40 03 20 • 80703 München
Telefon 089/127 05-0 • Telefax 089/127 05-543